TRAITÉ THÉRAPEUTIQUE

DU QUINQUINA

ET DE SES PRÉPARATIONS.

Paris. — Imprimerie de L. MARTINET, rue Mignon, 2.

TRAITÉ THÉRAPEUTIQUE

DU QUINQUINA

ET DE SES PRÉPARATIONS

PAR

P. BRIQUET,

Médecin de l'hôpital de la Charité,
Agrégé honoraire de la Faculté de médecine de Paris, membre de la Société
de médecine de Paris, chevalier de la Légion d'honneur.

PARIS,

LIBRAIRIE DE VICTOR MASSON,

PLACE DE L'ÉCOLE-DE-MÉDECINE.

1853.

PRÉFACE.

L'ouvrage que j'offre aux médecins n'est pas seulement l'étude du sulfate de quinine à haute dose, mais bien un traité complet, tant physiologique que thérapeutique, sur l'action de l'écorce du Pérou et de ses préparations, administrées à toutes les doses. C'est un traité dans lequel tout ce qui a rapport à ces médicaments a été expérimenté, analysé, réglé, d'une manière aussi précise que le peuvent être la théorie de physique la plus accréditée et l'opération chirurgicale la mieux réglée; traité dans lequel je me suis efforcé de faire du quinquina, et surtout de ses alcaloïdes, un véritable instrument dont la portée et le mécanisme pussent être déterminés d'une manière en quelque sorte mathématique.

Après avoir constaté avec tout le soin dont je suis capable les effets du quinquina et de ses préparations sur les divers organes et sur les divers appareils de l'économie, je suis arrivé à établir la nature de leur influence sur l'organisation. Cette influence bien démontrée, j'en ai pu faire une application rationnelle aux maladies dans lesquelles on les avait employés de prime abord, en déduire des rapports physiologiques entre l'action du quinquina et le phénomène de l'intermittence, et construire une théorie qui rend raison de la spécificité de cette substance. J'ai la confiance d'avoir ainsi substitué, dans la thérapeutique des maladies intermittentes, une marche rationnelle aux tâtonnements aveugles de l'empirisme, et d'avoir fourni aux médecins un guide, véritable fil d'Ariane, destiné à les conduire à travers les difficultés d'un traitement dans lequel ont régné jusqu'à présent tant d'arbitraire et tant d'obscurité.

Ce pas fait, il m'a été facile d'expliquer d'une manière physiologique l'utilité du quinquina dans les maladies dans lesquelles on le donnait autrefois, c'est-à-dire dans les fièvres graves, et dans la nombreuse série d'affections auxquelles son usage s'est depuis quelques années étendu avec succès; j'espère avoir démontré que cet emploi, loin d'être un contre-sens, est une application très physiologique de principes bien établis.

Enfin je me suis efforcé d'appliquer la même marche expérimentale à toutes les circonstances relatives à l'administration pharmaceutique de ces médicaments, mettant ainsi le praticien à même de calculer avec exactitude la force de la puissance qu'il met en action.

Ce travail, basé sur de très nombreuses expériences

faites sur les animaux et sur l'observation plus étendue
encore de tout ce qui s'est passé chez les malades traités
par les préparations du quinquina, a été commencé
en 1842, lors de mes premières recherches sur l'emploi
du sulfate de quinine à haute dose dans le rhumatisme.
Ces recherches m'ayant jeté dans une voie nouvelle
alors, il a fallu recourir à l'expérimentation sur les
animaux vivants. Les expériences furent très nombreuses
et m'occupèrent durant les années 1843 et 1844. Je
dois à ce propos faire des remercîments à MM. les doc-
teurs Desayres et Leroy, le premier, médecin à Cha-
tellerault, le second, professeur à l'école préparatoire
de Caen, pour le zèle et l'intelligence qu'ils ont mis à
me seconder dans ce travail. L'étude sur les malades a
continué jusqu'en 1846, et je saisis avec empresse-
ment l'occasion de publier les obligations que j'ai à
MM. Grandhomme, Béclère, Richard, mes élèves internes de cette époque, qui m'ont aidé puissamment dans
la recherche et dans la rédaction des faits nombreux que
j'ai dû recueillir.

Les résultats auxquels ces travaux m'avaient conduit,
tenant un peu du paradoxe (car alors les phénomènes
particuliers dus à l'éther et au chloroforme n'avaient
pas encore conduit à une théorie générale, l'anesthé-
siation), j'ai dû les beaucoup mûrir avant de les exposer. Ce ne fut qu'en 1848, que je les présentai à l'Académie des sciences sous forme d'un mémoire qui contenait
tous les faits et toutes les déductions principales renfer-
mées dans le présent traité. Seulement j'ai dû, dans ce dernier, développer ce qui n'était qu'indiqué dans le mémoire
primitif, continuer mes études cliniques sur les points

non complétement éclaircis, et me tenir au courant des
travaux, bien peu nombreux à la vérité, qui ont depuis
été faits sur la matière. Heureux si mon labeur atteint le
but que je me suis proposé, celui d'apporter ma faible
part à l'édifice de la science, et d'être, pour si peu que
ce soit, utile à l'humanité.

RECHERCHES EXPÉRIMENTALES

SUR LES PROPRIÉTÉS

DU QUINQUINA

ET DE SES COMPOSÉS

Le quinquina, ce médicament dont les effets thérapeutiques sont si tranchés qu'ils semblent être au-dessus de toute contestation, n'en a pas moins été l'une des substances médicamenteuses destinées à fournir le plus matière à la controverse.

Lors de son introduction dans la matière médicale comme moyen de combattre les fièvres intermittentes, alors qu'on ne le donnait qu'à de faibles doses, il a fait naître les discussions les plus vives.

D'un côté se trouvaient la plupart des médecins des grands hôpitaux de l'Italie et les meilleurs praticiens de l'Espagne, lesquels, étonnés de voir cette substance arrêter comme par enchantement les fièvres qu'on ne guérissait point auparavant, ou qu'on ne guérissait, en quelque sorte, que par hasard, ne savaient comment proclamer assez haut des vertus si remarquables, et devenaient nécessairement les partisans du nouveau remède.

De l'autre côté se voyaient de nombreux contradicteurs. Les uns, protestants enthousiastes (et c'était le plus grand nombre des médecins anglais), ne voulaient pas croire qu'une poudre propagée, disaient-ils, par l'art infernal des jésuites, fût autre chose qu'une préparation diabolique destinée à faire périr les gens du peuple, sous prétexte de les guérir. Il est vrai que Morton prétend tenir de bonne source qu'il entrait un peu d'intérêt dans ce beau zèle contre la poudre des révérends pères (1) : ces messieurs de l'Angleterre trouvaient que les malades guérissaient trop vite.

Les autres, classiques opiniâtres, partisans obstinés des doctrines de Galien, croyant aux quatre humeurs comme en Hippocrate, ne pouvaient pas admettre que le quinquina, que l'École avait déclaré sans action sur les humeurs, pût guérir une maladie reconnue humorale par Galien, et ils prétendaient que, s'il arrêtait les accès de fièvre, cela venait de sa nature, qui tenait du vénéneux et de la malignité.

Tous ces adversaires appuyaient leur opposition sur des raisons théoriques et sur des faits de pratique. Ils prétendaient que le quinquina, substance chaude et sèche, dissipait la partie la plus subtile des humeurs et pétrifiait le reste, de sorte que le sang et les autres liquides se trouvaient cuits et indurés. Selon eux, l'humeur de la fièvre était bien, elle aussi, prise dans cet *infaretus*, mais bien tôt elle s'en dégageait, et les malades, minés par la double action du remède et de cette humeur perfide, mouraient dans la cachexie, dans la phthisie et dans l'hydropisie. On avait même, disaient-ils, vu des morts ; et comme, par une sorte de vengeance céleste, les événe-

(1) « Ne scilicet hac succincta methodo febres obtruncandi, ægrotantium crumenase emulgendi occasio tolleretur ». (Morton, *De morbi unversalibus acutis*, cap. 8, p. 122.—1692.)

ments les plus fâcheux s'étaient, disait-on, passés précisément dans les demeures des personnages qui avaient le plus contribué à la propagation du nouveau remède. Enfin on assurait que ceux qui ne périssaient pas dans l'année devaient succomber avant la fin de la période septennale.

On peut lire dans les écrits de Chiflet (1) et de Plempius (2), deux grands ennemis des nouveautés, toutes ces belles choses, terminées par la prophétie en termes emphatiques de la mort prochaine du quinquina et de sa malédiction inévitable par les races futures.

Il est très probable que, soit par défaut d'expérience de la part des médecins, soit par la nature même de la maladie, des accès de fièvre avaient reparu après avoir été arrêtés ; que des fièvres d'accès, accompagnées de lésions organiques, s'étaient, comme cela a le plus souvent lieu, terminées d'une manière fâcheuse ; et qu'enfin il était survenu quelques uns de ces incidents inévitables toutes les fois qu'une médication devient l'objet de l'intérêt général.

Baldus (3), qui, en fin politique, mit sous la protection de la sainte Trinité et de la Reine des cieux son écrit en faveur de la poudre des pères, eut beau chercher à faire sentir le vide de toutes les objections qu'on opposait à l'usage du quinquina et présenter un chiffre de plus de douze cents guérisons obtenues à l'aide de ce remède par les médecins les plus recommandables des hôpitaux de l'Italie, les adversaires de l'écorce du Pérou étaient loin de se tenir pour battus.

(1) *Pulvis febrifugus, urbis americani ventilatio.* Paris, 1653.
(2) *Peruviani cortices defensor repulsus.* Romæ, 1656.
(3) *Cortex peruvianus redivivus, profligator febrium.* Genuæ, 1556.

On voyait encore en 1662 l'obstiné Guy Patin, écrire à son ami Falconnet : « Le quinquina ne guérit pas la fièvre intermittente, et nous l'avons abandonné. *Jacet ignotus sine nomine pulvis*, » disait-il.

Vingt ans après, en 1692, Morton (1) se crut obligé de faire une réfutation dans toutes les formes des arguments creux qu'on avait jusqu'alors opposés à ce médicament.

Il faut croire qu'enfin le temps avait fini par user les résistances, puisque, à dater de cette époque, à part quelques réclamations de Bonet, de Baglivi et de Ramazzini, toute opposition paraît avoir cessé, et malgré les sinistres prédictions des Chiflet et des Plempius, le quinquina est resté l'un des médicaments les plus héroïques et le remède le plus sûr contre les maladies intermittentes.

Mais la controverse n'en devait pas rester là. Quelques années après (puisque Robert Brady, dans une lettre à Sydenham en 1700, et Ramazzini en 1714, en font mention), quelques années après, dis-je, on reconnut qu'il y avait un bon nombre de maladies autres que les fièvres intermittentes ordinaires dans lesquelles le quinquina pouvait être donné avec beaucoup de succès ; seulement, dans ces cas, les doses faibles n'étant plus suffisantes, il fallait recourir à des doses plus fortes que celles qu'on administrait habituellement. Ces maladies étaient : 1° les unes des affections fébriles d'apparence continue, mais qui cependant participaient du génie des fièvres intermittentes et offraient un grand danger si elles n'étaient pas rapidement arrêtées ; 2° les autres des états fébriles dans lesquels la forme continue était encore plus pronon-

____

(1) *De universalibus morbis acutis : De cortice peruviano*, p. 127-188.—1692.

cée que dans les précédentes, mais où l'on retrouvait encore des rémissions et des exacerbations évidentes ; 3° les
dernières, des maladies dans lesquelles il n'y avait plus
de rémission, mais où l'on rencontrait un surcroît considérable d'activité dans la circulation et dans l'innervation ; 4° enfin on peut joindre à cette énumération
certaines affections périodiques du système nerveux.

Des observateurs distingués tels que Morton (1), Torti (2), Wherloff (3), pour les fièvres pernicieuses graves;
Lafuente (4), Cassan (5), Pugnet (6), Valentin (7), Lefort (8), Audouard (9), Bailly (10), pour la fièvre jaune ;
Lieutaud (11), Desbois de Rochefort (12), Fordice (13),
Sydenham (14), Murray (15), Lind (16), Véryst (17),
Pringle (18), Tralles (19), Rosenstein (20), Vanden-

---

(1) *De morbis universalibus acutis : De cortice peruviáno.*

(2) *Therapeutice specialis.*

(3) *Observationes de febribus præcipue intermittentibus.*

(4) Barbier, *Traité de thérapeutique*, t. I, p. 173.

(5) Alibert, *Nouveaux éléments de thérapeutique*, t. I, p. 189.

(6) *Compendium de médecine pratique*, t. I, p. 503.

(7) *Ibidem*, t. V, p. 503.

(8) *Ibidem*, t. V, p. 503.

(9) *Relation de la fièvre jaune de Barcelone*, p. 301.

(10) *Traité de la fièvre jaune d'Amérique.*

(11) *Matière médicale*, t. I, p. 112.

(12) *Matière médicale*, t. I, p. 154.

(13) *Medical observations and inquiries*, t. I, p. 181.

(14) Murray, p. 159.

(15) *Apparatus medicaminum*, t. I, p. 859 et suiv.

(16) *Ibidem.*

(17) *Ibidem.*

(18) *Diseases of the armies*, p. 16.

(19) Murray, p. 859.

(20) *Ibidem.*

bosch (1), Small (2), Cullen (3), Giacomini (4), Bailly (5),
pour les fièvres graves; Fothergill (6), Held (7), Saunders (8), Haygarth (9), Tavarès (10), Giannini (11),
Leroy (12), Audouard (13), pour la goutte et le rhumatisme; MM. Bretonneau (14), Maillot (15), Worms (16),
Gassaud (17), Herpin (18), Souriguires (19), Antonini (20),
et la plupart des médecins militaires, pour les fièvres
paludéennes graves de notre pays et pour celles d'Afrique ;
MM. Piorrry (21), Hermel (22), pour les névralgies, etc.,
avaient constaté ces faits et avaient donné avec succès,
dans ces divers cas, soit le quinquina lui-même à des
doses de 16 à 64 grammes, et au delà, par jour, soit le

(1) **Murray, p. 859.**

(2) *Medical observations and inquiries, t. VI, p. 193.*

(3) *Éléments de médecine pratique,* traduct. de 1829, t. I, p. 171.

(4) *Traité de thérapeutique et de matière médicale,* art. QUINQUINA.

(5) *Journal général de médecine.*

(6) *Medical observations and inquiries, t. VI, p. 1.*

(7) *Ephemerides curios. naturæ.*

(8) *Lessons academic.*

(9) *A clinical theatry of the rhumatism acut.*

(10) *Manuel des goutteux.*

(11) *Traité de la goutte et du rhumatisme,* 1810.

(12) *Manuel des goutteux.*

(13) *Journal de la Société de médecine de Montpellier,* 1818.

(14) *Journal des connaissances médico-chirurgicales,* 1re année,
t. I, p. 136.

(15) *Traité des fièvres intermittentes d'Afrique.*

(16) *Journal de médecine militaire, t. L.*

(17) *Ibidem.*

(18) *Ibidem.*

(19) *Journal de médecine militaire, t. L.*

(20) *Ibidem.*

(21) *Traité de médecine pratique, t. VI, p. 80 et suiv.*

(22) *Gazette médicale,* 1846, p. 148-186.

sulfate de quinine à des doses de 1 à 3 et 4 grammes. Cette médication, rendue pour ainsi dire nouvelle parce qu'on a beaucoup disserté sur sa valeur dans ces derniers temps, a rencontré, comme sa devancière, une vive opposition,

Dès son origine en 1714, il s'était élevé à son sujet une vive polémique entre Ramazzini et Torti : ce dernier venait de découvrir qu'en élevant les doses du quinquina et en les donnant, pour ainsi dire, d'un seul coup, on obtenait des effets non connus jusqu'alors, et qu'on arrêtait comme par enchantement les fièvres intermittentes et rémittentes pernicieuses. Ramazzini, son ancien, qui jusque-là s'était montré chaud partisan du quinquina, en devint aussitôt l'adversaire, fit l'opposition la plus décidée à la méthode de Torti, et après beaucoup d'assez mauvaises raisons, toutes sans exception renouvelées des anciens, il termina son écrit sur l'abus du quinquina, en disant de cette méthode : « *Illam existimo periculosam, omnino empiricam, et aptam ad miserum ægrum conficiendum.* » L'expérience a prononcé et sur la découverte de Torti, et sur les scrupules de Ramazzini.

La lutte s'est renouvelée à notre époque : plusieurs médecins recommandables, ayant osé employer le sulfate de quinine à dose élevée contre des maladies convulsives, des névralgies, des fièvres typhoïdes, des fièvres intermittentes graves de l'Afrique et contre le rhumatisme, ont aussi rencontré de l'opposition. Mais il faut le dire à l'honneur de notre époque : dégagée de l'esprit de secte, de l'esprit de système et de celui de jalousie, la controverse a été honorable et n'a eu pour but que le désir de connaître la vérité ; néanmoins, tout en rendant justice à la loyauté de leurs sentiments, il faut convenir que les adversaires de la médication par le quinquina à haute dose ont procédé de la même manière et suivi le même mode d'argumentation que leurs devanciers.

Ainsi ils ont eu, comme en 1650 et comme en 1714, leurs arguments théoriques fondés sur l'altération des liquides de l'économie ; seulement ils les ont établis en sens inverse. Autrefois, jusques y compris Ramazzini, on accusait le quinquina de fixer, de solidifier le sang et les humeurs ; maintenant on prétend, au contraire, qu'il les liquéfie et qu'il leur fait perdre la propriété de se coaguler. Ne pouvant, pas plus qu'autrefois, nier les effets avantageux obtenus dans les maladies traitées par cette méthode, ils ont, comme on l'avait fait jadis, invoqué l'influence des propriétés délétères, toxiques, et ils ont fini par dire, comme au xviie siècle, qu'il n'était pas nécessaire de guérir si vite.

Après les objections théoriques sont venues les objections de pratique, et, comme autrefois, sans la moindre critique des faits, on a mis sur le compte de la médication tous les accidents ordinaires et extraordinaires aux maladies ainsi traitées, qui étaient survenus après son emploi. De cette manière on a pu attribuer au quinquina, et surtout à l'un de ses principaux dérivés, au sulfate de quinine, les effets les plus opposés. Ainsi, tout en prétendant qu'il liquéfiait le sang, on a trouvé qu'il donnait naissance aux convulsions, aux tétanos, à la pneumonie et à des phlegmasies suraiguës des membranes et des parenchymes, maladies dont la condition pathologique est précisément l'élévation du chiffre de la fibrine et des matériaux coagulables de ce liquide (1).

(1) Mémoires de l'Académie de médecine, t. X, p. 730.

Sans doute que se confiant en des expériences faites par les hommes les plus habiles en ce genre, qui avaient proclamé l'innocuité des alcalis du quinquina, et se fondant sur la promptitude avec laquelle s'étaient dissipés les accidents produits par d'énormes doses de ces substances fortuitement prises, on a pu dès le principe dépasser les limites que l'observation subséquente a fait connaître, qu'il était prudent de garder; sans doute aussi que l'emploi mal réglé de cette médication, ou son administration faite dans des circonstances défavorables, ont pu provoquer des accidents : mais tout cela ne prouve rien contre son usage bien entendu et bien ordonné, et cela n'infirme pas plus la médication par les hautes doses que ne le faisaient des raisonnements semblables opposés autrefois à l'emploi du quinquina à petites doses.

Enfin, pour compléter le parallèle, il s'est trouvé des esprits moroses qui n'ont point manqué de renouveler les prédictions des Chiflet et des Plempius, et de prêcher à leur tour l'abandon à tout jamais du quinquina à dose élevée. Espérons qu'ils n'ont pas plus que ne l'ont eu leurs devanciers d'il y a deux cents ans, le privilége de la double vue, et que le quinquina à haute dose pourra, longtemps encore, fournir à la thérapeutique des ressources utiles.

S'il a existé de la divergence dans les esprits relativement à l'opportunité de l'emploi du quinquina dans les maladies, il n'en a pas été de même sous le rapport de l'action physiologique de cette substance; l'écorce du Pérou a généralement été considérée comme le type des médicaments toniques. Dans tous les traités de thérapeutique, depuis celui de Lieutaud jusqu'à celui de MM. Trousseau et Pidoux, le quinquina a constamment été présenté comme jouissant au plus haut degré de la propriété d'activer les fonctions et les actions de la vie dans les organes et dans les tissus soumis à son influence.

Cependant, vers la fin du siècle dernier, quelques circonstances particulières ayant engagé des médecins célèbres de l'Angleterre, Hulmes, Held, Fothergill, Fordyce, Saunders (1), Haygarth (2), à donner le quinquina contre la goutte et contre le rhumatisme aigu, et les ayant obligés à faire usage de doses plus élevées que de coutume, ces observateurs avaient remarqué des effets nouveaux pour eux, qui les disposèrent à reconnaître dans le quinquina des propriétés très différentes de celles qu'on lui connaissait habituellement. En ce même temps parurent les épidémies de variole confluente, de typhus, de fièvre jaune, et de peste, maladies dans lesquelles, comme on le sait, l'accélération du pouls et l'élévation de la température du corps sont considérablement augmentées, et dans lesquelles cependant le quinquina donné à des doses élevées avait obtenu de remarquables succès. Il fallut bien alors conclure de ces résultats si inattendus, mais bien constatés par A. Monro (3), Broklesby (4), Plenciz (5), Roseinstein (6), Vulpès (7), Lafuente (8), Cassan (9), etc., que ce médicament n'a-

(1) *Lessons academic.*

(2) *Dictionnaire des sciences médicales,* art. GOUTTE, par Guilbert.

(3) *Medical essays,* t. V, p. 98.

(4) *Observations,* p. 40.

(5) *Philosophical transactions,* t. XLIV, part. 2, p. 484.

(6) Murray, *Apparatus medicaminum,* t. I, p. 270.

(7) Mérat et Delens, *Dictionnaire des drogues,* t. V, p. 665.

(8) Hédoin, *Du quinquina dans la fièvre jaune,* thèse de 1808.

(9) Alibert, *Traité de thérapeutique,* t. I, p. 30.

vait pas, dans ces cas, dû se comporter comme un contact, mais bien comme un rafraîchissant et comme un calmant. Il existe même un opuscule de Weikert (1) (1768), dans lequel l'auteur se propose de prouver la vertu antiphlogistique du quinquina.

Peu d'années après, la doctrine de Rasori (2), sur le contro-stimulisme, ayant mis les médecins de l'Italie à même de se servir du quinquina, puis de la quinine à haute dose, comme remède contro-stimulant, ces substances furent administrées d'abord contre les pyrexies, puis contre les phlegmasies elles-mêmes, et l'on vit le professeur Giacomini (3), résumant tous ces travaux, se croire fondé à ranger le quinquina et ses principaux dérivés dans la classe des médicaments qui affaiblissent l'action du cœur ainsi que celle des artères, et à les appeler des hyposthénisants cardiaco-vasculaires. Dans ces derniers temps, enfin, quelques médecins français avaient émis sur le quinquina, et spécialement sur la quinine, des opinions assez en harmonie avec celles des médecins italiens : ainsi M. Bally (4), ayant employé les sels de quinquina contre les fièvres et contre beaucoup de phlegmasies, les regardait comme des calmants, et M. Delens (5) conseillait le sulfate de quinine contre les convulsions et contre les méningites (6).

Malgré cet ensemble de faits, l'opinion générale n'en

---

(1) *De virtute antiphlogistica corticis peruviani.* Weikert, thèse de Hallé.

(2) *Traité de thérapeutique et de matière médicale*, art. QUINQUINA.

(3) *Journal général de médecine*, octobre, 1829.

(4) *Loc. cit.*, art. QUININE.

(5) Séance de l'Académie de médecine du 4 octobre 1827.

(6) Idem, du 19 mars 1833.

était pas sensiblement influencée; le quinquina et les préparations qui en dérivent n'en étaient pas moins, comme auparavant, proclamés les toniques par excellence, et peu de personnes eussent songé à contester la validité de cette opinion, lorsque de nouveaux faits publiés par M. Mojon, de Gênes (1), et d'assez nombreuses tentatives provoquées par un mémoire de M. Broqua, et faites en divers hôpitaux de Paris par MM. Jadelot, Husson, Martin-Solon, Blache, Kapeler, avec le sulfate de quinine à haute dose, fixèrent de nouveau l'attention sur ce sujet.

Amené moi-même en 1842, par des circonstances que j'ai indiquées dans un autre travail, à faire usage de cette médication, j'observai à mon tour des effets qui me frappèrent. Les plus remarquables étaient une influence non douteuse sur les douleurs et sur la tuméfaction qui accompagnent le rhumatisme articulaire aigu, une sédation profonde du système nerveux et un abaissement dans l'activité de la circulation générale et dans l'élévation de la température de la peau. Je ne doutai plus que l'écorce du Pérou et les médicaments principaux qu'on en extrait ne fussent doués de propriétés bien éloignées de celles qu'on est dans l'usage d'attribuer aux substances excitantes. Comme la réalité de ces effets était mise en doute par les hommes les plus recommandables dans la science, je compris qu'ils avaient besoin d'être plus positivement constatés, et qu'ils avaient surtout besoin d'être rattachés à l'étude de l'action physiologique du quinquina administré à hautes doses, et je résolus de me livrer à ce travail. Pendant que j'étais occupé de ces recherches, et après

____

(1) *Giornale analytico di medicina*, vol. XIII, p. 28. Milan, 1830.

la publication de deux mémoires sur l'emploi du sulfate de quinine dans le rhumatisme, parut en 1844, dans les *Archives de médecine*, un écrit de M. Jacquot, médecin, qui avait bien étudié les maladies de l'Afrique, dans lequel le sulfate de quinine était décidément regardé comme un calmant. Enfin, dans ces derniers temps, en 1848, M. Favier soutint à Montpellier une thèse intitulée : *Du sulfate de quinine considéré comme antiphlogistique.* Mon travail se compose de deux sortes de recherches : les unes sont purement expérimentales; elles ont pour but d'étudier sur des animaux sains les effets directs du quinquina à hautes doses; les autres sont des déductions de circonstances pathologiques recueillies sur plus de trois cents malades affectés de rhumatismes, de fièvres typhoïdes, de fièvres intermittentes, ou d'autres maladies traitées par le sulfate de quinine à haute dose.

Cette médication constituant, en quelque sorte, un remède nouveau qu'on emploie maintenant avec succès dans les fièvres pernicieuses des pays chauds, et notamment dans celles d'Afrique, dans les affections cérébrales, dans certaines convulsions, dans la fièvre typhoïde, dans le rhumatisme articulaire, dans les névralgies, etc., les recherches faites à ce sujet auront, je l'espère, une sorte d'à-propos.

Mais là ne se borne pas la portée de cette étude ; l'analyse des phénomènes particuliers qui se produisent pendant l'administration de ces hautes doses conduit à la détermination précise de la nature de la puissance du quinquina, et donne ainsi la clef du mode d'action de cette substance dans les maladies contre lesquelles on l'administre le plus généralement. Enfin elle présente le seul moyen exact de préciser la valeur des diverses formes

médicamenteuses sous lesquelles on donne les préparations de quinquina, et la force d'absorption des diverses
surfaces du corps avec lesquelles on les met en contact.

Ainsi donc, la première partie de ce travail contiendra
les recherches sur l'action des diverses préparations de
quinquina, sur les principaux appareils et sur les principaux fluides de l'économie.

La seconde partie comprendra : 1° tout ce qui a rapport
à l'absorption de ces substances et à leur élimination de
l'économie ; 2° l'examen des différentes circonstances qui
peuvent imprimer des modifications à cette double opération ; 3° l'étude des diverses influences qui sont susceptibles d'introduire des changements dans l'action sur
nos organes, de la portion absorbée de ces substances.

Ces deux premières parties compléteront, en quelque
sorte, la physiologie de l'histoire médicale du quinquina.

La troisième partie, qui sera la portion thérapeutique
de l'ouvrage, traitera de l'emploi du quinquina dans chacune des maladies où ce médicament peut s'administrer,
et là seront étudiées la question de sa propriété antipériodique et celle de l'action du quinquina dans les fièvres graves, dans les affections de l'encéphale, dans les
rhumatismes, dans les névroses, dans les maladies avec
tendance à la suppuration et dans les phlegmasies.

Enfin, la quatrième partie, qui sera la portion pharmaceutique, contiendra tout ce qui est relatif : 1° à la valeur
médicamenteuse de chacune des diverses préparations
de quinquina ; 2° aux doses auxquelles on peut les administrer ; 3° aux formes sous lesquelles on peut les faire
pénétrer ; 4° enfin aux surfaces par lesquelles il est possible de les faire absorber.

Je pense pouvoir arriver, avec l'aide de ces recherches, à la connaissance : 1° du mode d'action de la médication par le quinquina ; 2° des cas où elle convient ;
3° des circonstances qui lui sont favorables ; 4° de celles
qui la contre-indiquent ; 5° de la manière d'en obtenir les
meilleurs effets et d'éviter ses inconvénients ; 6° de la
valeur exacte de chacune des formes médicamenteuses
sous lesquelles elle peut être administrée ; 7° enfin du
degré de son action selon chacune des surfaces du corps
où l'on est à même de l'appliquer.

PREMIÈRE PARTIE.

Il existe déjà quelques travaux sur cette matière; mais comme ils ont tous été entrepris dans des vues particulières et plutôt dans l'intention de soutenir tel ou tel point de doctrine, que dans le but d'obtenir des notions générales et d'arriver à connaître le *modus agendi* de la médication par le quinquina à haute dose, ils manquent, ainsi qu'on va le voir, de ce caractère de généralité qui est indispensable même pour l'étude d'un simple médicament.

Ainsi, M. Magendie (1), voulant, lors de la découverte de la quinine, ajouter les résultats de l'expérimentation sur les animaux à ceux de l'observation sur les maladies, injecta du sulfate de quinine à des doses assez fortes, mais qu'il n'a pas indiquées, dans la veine jugulaire de plusieurs chiens, et n'ayant rien observé de particulier, il en conclut que cette substance était douée d'une innocuité complète et qu'on pouvait l'administrer sans inconvénient à des doses fort élevées.

Tout porte à croire que ce célèbre physiologiste n'a

(1) *Journal de pharmacie*, t. VII, p. 138.

pas dépassé des doses de 1 gramme, et qu'il s'est borné à l'examen un peu général des animaux sur lesquels il a expérimenté.

Longtemps après, et pour les besoins des idées régnantes en Italie, le professeur Giacomini (1), de Padoue, fit connaître une série d'expériences qu'il avait instituées dans le but de prouver les propriétés hyposthénisantes du quinquina. Ces expériences consistaient à donner à des lapins du sulfate de quinine à dose assez élevée pour produire des effets toxiques très graves, mais non mortels, puis à leur administrer tantôt un excitant, comme l'alcool, et tantôt un stupéfiant, comme l'eau distillée de laurier-cerise; l'un devant détruire les effets du quinquina, l'autre devant, au contraire, les augmenter. Il s'était préalablement assuré qu'aux doses où il devait les administrer, l'alcool et l'eau de laurier-cerise ne tuaient pas ces animaux.

Sur quinze lapins qui prirent en moyenne 13 décigrammes de sulfate de quinine et 1 gramme d'alcool, six se rétablirent, trois périrent, soit promptement, soit après un temps assez long, et six succombèrent à des accidents étrangers à l'action du sulfate de quinine et survenus dans le cours de l'expérience. Sur onze lapins qui prirent, au contraire, 12 décigrammes du même sel en moyenne, et 4 grammes d'eau distillée de laurier-cerise, dix moururent sur-le-champ et un seul se rétablit. Les uns et les autres de ces animaux éprouvaient de l'agitation, de la titubation, quelquefois des mouvements convulsifs passagers, puis une extrême prostration et un affaiblissement graduel. Après la mort, on

(1) *Giornale analitico di medicine*, d'Omodei, 1840.

2

trouvait les veines de la pie-mère et les grosses veines du thorax et de l'abdomen distendues par un sang noir, les poumons rosés et la membrane muqueuse des voies digestives de couleur normale.

Ces expériences ne furent point accueillies avec une grande faveur en France, tant leur résultat était peu en harmonie avec les idées générales. M. Guersant (1), cet esprit si sage et si mesuré, leur objecta que l'alcool et l'eau de laurier-cerise étant des substances toxiques, tout ce qu'on pouvait conclure de ces expériences, était qu'il y avait moins de morts avec l'alcool qu'avec l'eau de laurier-cerise. Toutefois on apprit alors :

1° Que le quinquina, et principalement l'une de ses préparations les plus actives, la quinine, qu'on supposait constamment dépourvue de nocuité, pouvait, lorsque la dose était trop forte, déterminer des accidents toxiques et la mort ;

2° Que les troubles les plus apparents observés pendant la vie des animaux saturés de ces substances étaient la titubation, la prostration, l'affaiblissement, accidents qui ne pouvaient en aucune manière être l'effet d'une phlegmasie ni d'aucune lésion matérielle des organes, puisqu'ils se développaient à l'instant même de l'expérience, et que, lors de l'autopsie, on ne trouvait pas d'altération organique appréciable ;

3° Enfin que les substances stupéfiantes aggravaient ces accidents bien plus que les substances excitantes.

M. Desiderio (2), de Venise, ayant fait aussi sur les lapins une série d'expériences, observa, comme Giacomini, les phénomènes de perturbation du système nerveux ;

(1) *Répertoire des sciences médicales*, art. QUINQUINA.
(2) *Comptes rendus de l'Académie des sciences*, octobre 1829.

mais il en tira une conclusion toute différente. Frappé des accidents d'irritation qu'il avait observés sur le tube digestif, il prétendit que le sulfate de quinine était un hypersthénisant dont l'alcool et l'opium augmentaient les effets, tandis que l'eau de laurier-cerise, la digitale et les saignées en atténuaient l'action. M. Desiderio n'ayant pas publié ses expériences, il est impossible de juger leur valeur. MM. Landri, Balardini, Ludi, Bergnoni, ayant repris à leur tour le même système d'expériences, en revinrent aux opinions de Giacomini.

Dans ces derniers temps, M. le docteur Mêlier (1), trouvant que les propriétés toxiques des sels de quinine n'avaient pas été suffisamment étudiées dans le travail de Giacomini, excité d'ailleurs par l'application qui se faisait alors de ce médicament donné à haute dose dans le traitement de diverses maladies graves, tenta, d'après l'exemple de M. Magendie, quelques expériences sur les chiens : elles consistèrent dans l'introduction par l'œsophage incisé, puis lié, de quantités de sulfate de quinine qui varièrent de 1 à 6 grammes donnés à des doses fractionnées. Sur les six animaux mis en expérience, cinq périrent dans l'espace de vingt à vingt-six heures avec de la titubation, de la dilatation des pupilles, un affaiblissement graduel et quelquefois des frémissements convulsifs. A l'autopsie, on trouva chez tous, dit M. Mêlier, le sang liquide ou mal coagulé, le sérum sanguinolent et mal séparé du caillot, les poumons *hépatisés* ou plutôt *splénisés*, toutes les membranes muqueuses fortement injectées, et tous les capillaires des parenchymes gorgés de sang.

(1) *Mémoires de l'Académie de médecine*, t. X, p. 727.

Ces travaux n'ajoutaient absolument rien à ceux de Giacomini, ni sous le rapport de la symptomatologie, ni sous celui de la puissance toxique du sulfate de quinine ; le seul fait nouveau fut la liquéfaction du sang, par laquelle l'auteur prétendit expliquer tous les phénomènes observés après l'administration du sulfate de quinine. Je me bornerai à faire remarquer, pour le moment, que les résultats anatomiques trouvés par M. Mélier diffèrent notablement de ceux de Giacomini, et qu'ils semblent, eux aussi, avoir été influencés par le point de vue auquel l'auteur s'était placé.

Peu de temps après, et à une époque où les recherches qui vont suivre étaient déjà assez avancées, M. Monneret publia le résultat d'assez nombreux essais qu'il avait faits dans le but de savoir jusqu'où le sulfate de quinine pouvait être porté sur les malades, sans danger pour l'économie, et desquelles il résultait que M. Mélier avait singulièrement exagéré les accidents qui pouvaient naître de ces doses élevées.

Toutes ces données étaient, comme on le voit, fort complexes ; j'ai pensé qu'on pouvait les simplifier en cherchant à étudier isolément les effets produits sur chaque organe en particulier. Je me suis donc proposé de rechercher, à l'aide de l'expérimentation directe sur les animaux et de l'observation sur les malades, l'action du quinquina à haute dose et de ses composés : 1° sur les organes de la circulation ; 2° sur le système nerveux ; 3° sur les organes de la respiration ; 4° sur ceux de la digestion ; 5° sur l'appareil urinaire ; 6° sur les organes de la génération ; 7° sur la peau et sur les tissus cellulaires ; 8° sur l'ensemble de l'économie.

ACTION SUR LA CIRCULATION.

Le quinquina, on le sait, a toujours été regardé comme jouissant de la propriété d'imprimer de l'énergie aux mouvements du cœur, et d'augmenter la force du pouls en même temps que sa fréquence.

Cette manière de voir, exacte tant qu'il ne s'agit que du quinquina donné à petites doses, cesse de l'être quand il est question de cette substance donnée d'une manière continue à des doses élevées, et surtout quand il s'agit des alcalis qu'elle contient, car alors les choses changent beaucoup; et quand on observe avec attention ce qui se passe, on voit s'opérer dans la circulation trois modifications principales : la première qui porte sur la fréquence du pouls; la seconde qui s'exerce sur sa force, et la troisième qui se passe sur le liquide en circulation, sur le sang lui-même.

Ces trois ordres de modifications vont être successivement étudiés.

Modifications dans le nombre des battements du pouls.

Le ralentissement de la circulation pouvant facilement se déduire de la simple constatation du fait, puisqu'il ne s'agit que de compter les battements du pouls chez les malades traités par le sulfate de quinine à haute dose, il ne reste plus qu'à rechercher s'il a été reconnu par tous les observateurs.

Duval et Béraudi (1), qui les premiers expérimentèrent l'action du sulfate de quinine, disent avoir observé
qu'une heure après la prise du médicament, le pouls
s'était élevé de 75 pulsations à 95, et qu'au bout de deux
heures, il était arrivé à 105 pulsations, pour revenir ensuite à son chiffre normal. Je ferai remarquer que ces
auteurs n'ont réellement point employé le sulfate de
quinine à haute dose, dans le sens où l'on doit l'entendre,
puisqu'ils n'en donnaient que 1 gramme pendant une
seule journée et en une seule prise; par conséquent, l'élévation du pouls qu'ils ont observée ne prouve rien relativement au sulfate de quinine graduellement administré,
et doit être rapportée tout simplement à l'introduction
très brusque dans l'économie d'une matière qui lui est
étrangère.

M. le professeur Piorry (2), qui a si fréquemment administré le sulfate de quinine à la dose de 2 à 4 grammes
contre les fièvres intermittentes ou contre les affections
périodiques, déclare n'avoir point observé d'accélération
du pouls, mais en même temps il assure n'avoir point
remarqué de ralentissement dans ses battements.

M. le docteur Monneret (3), après avoir traité une
série de vingt-cinq malades qui prenaient aussi de 2 à
4 grammes de sulfate de quinine en vingt-quatre heures
pour des rhumatismes et pour des maladies fébriles, reconnaît, à la vérité, qu'il a trouvé chez plusieurs de ces
malades une diminution de la fréquence du pouls; mais
comme cette diminution coïncidait avec la diminution du

____

(1) *Bulletin de médecine*, de Férussac, t. XXIV, p. 207.
(2) *Traité de médecine pratique*, t. VI, p. 167.
(3) *Mémoire sur le sulfate de quinine à haute dose*, 27 juin 1843.

rhumatisme ou de la maladie fébrile, il aime mieux attribuer les ralentissements du pouls à cette amélioration plutôt qu'à l'action directe du sulfate de quinine sur le cœur, attendu qu'il croit avoir remarqué que toutes les fois que le rhumatisme ou la maladie fébrile n'avait pas diminué, le pouls ne s'était pas ralenti.

Évidemment M. Monneret a tiré ses conclusions d'un trop petit nombre de faits pour que son opinion ait quelque valeur. Je prouverai plus loin que les remarques qu'il a cru avoir faites ne sont point aussi générales qu'il le pense.

Ce sont là les seuls travaux dans lesquels l'influence des sels de quinine sur la circulation n'ait point été reconnue comme produisant une action dépressive. Je ne puis les laisser passer sans faire observer : 1° Que les premiers des observateurs que je viens de citer, expérimentant sous l'influence des idées dominantes en 1824, sont les seuls qui aient observé l'accélération du pouls ;

2° Que le second, dégagé des idées théoriques de ses devanciers, expérimentant sur une plus grande échelle et avec plus de suite, n'a plus observé d'accélération de pouls, mais qu'il n'a pas non plus remarqué de ralentissement ;

3° Qu'enfin le troisième, dont le champ d'observation a été fort limité, a bien réellement observé le ralentissement du pouls, mais qu'il l'explique par autre chose que par l'effet direct de la médication.

Ainsi il n'existe pas le moindre accord entre ces travaux.

On va voir une bien plus grande concordance entre les médecins qui ont admis l'influence sédative des sels de quinine sur la circulation.

MM. Bally et Banquier (1), qui ont donné le sulfate de quinine à des doses de 1 à 2 grammes par jour, et d'une manière continue, à plus de six cents malades, ont observé que les battements du pouls avaient pu être ramenés du chiffre élevé où ils étaient montés chez les fébricitants à 60, 50 et même à 48 pulsations par minute.

Silvy a observé que, sur soixante-cinq malades auxquels on avait donné le sulfate de quinine à la dose de 2 grammes, le lendemain de cette administration, le pouls baissait de 6 à 20 pulsations par minute, et que, dans aucun des cas, il ne s'était élevé (2).

M. Lembert (3), dans ses recherches sur la méthode endermique, avait fait la même observation ; car il dit, en parlant des effets locaux du sulfate de quinine : « La circulation capillaire s'anime sans que le pouls augmente de fréquence , car il descend même au-dessous du type physiologique.

M. Baudelocque (4) a constaté ce ralentissement à l'hôpital des Enfants, dont il est le médecin. Il a vu en quelques jours le pouls tomber de 120 pulsations à 48 chez deux enfants qui, pour des rhumatismes, prenaient de 1 à 2 grammes de sulfate de quinine par jour.

M. Dupré, de Montpellier (5), qui a fait usage du sulfate de quinine dans le traitement des rhumatismes articulaires, a fait la même remarque.

M. Jacquot (6), auteur d'un article fort original sur le

<hr>

(1) *Journal général de médecine*, octobre 1829, p. 7.

(2) *Journal de médecine*, août 1828.

(3) *Essai sur la méthode endermique*, p. 97.

(4) Communication verbale.

(5) *Annales de la Société de médecine de Montpellier.*

(6) *Archives de médecine*, 1845, t. VI, p. 76.

quinquina et sur la quinine, dont il a si habilement analysé les effets, reconnaît que ces substances amènent la chute du pouls.

Le professeur Giacomini (1), expérimentant sur lui-même pendant quarante-sept jours, et ayant pris chaque fois, de neuf heures du soir à deux heures du matin, pendant qu'il était couché, une dose de sulfate de quinine qui varia de 3 à 4 grammes, a constamment observé le ralentissement de son pouls dans une proportion de 4, 6 et souvent 12 pulsations par minute ; l'effet sur la circulation commençait à se manifester une demi-heure après la prise du médicament, et se montrait ordinairement proportionnel à la quantité qui en avait été ingérée. Cinq fois seulement il eut, en raison de quelques circonstances particulières, une augmentation dans la fréquence du pouls. Ces expériences, qui furent répétées par le professeur Reviglio, de Turin (2), ont été réitérées plusieurs fois en Italie avec un résultat si constant, qu'elles ne peuvent laisser aucun doute.

M. Guersant (3) assure qu'il a vu nombre de fois, sur des sujets sains ou malades, le pouls baisser de 8 à 10 pulsations par minute, une demi-heure après l'ingestion de 1 à 2 grammes de sulfate de quinine, et qu'il a constaté sur lui-même cet abaissement produit dans les mêmes circonstances.

MM. Rilliet et Barthez (4) rapportent qu'à la clinique

(1) *Traité expérimental des matières médicales*, traduit par Rognetta, t. I, p. 133.

(2) *Osservation teor. pratic. sulf. virt. antiflogistic. della China.* Turin, 1838.

(3) *Répertoire des sciences médicales*, art. QUINQUINA.

(4) *Archives de médecine*, juin 1841, t. II, p. 192.

de M. Jadelot, sur des enfants atteints de fièvre typhoïde, chez lesquels le sulfate de quinine avait été donné à des doses de 6 à 8 décigrammes par jour, le pouls avait baissé en quelques jours de 8 pulsations par minute au minimum et de 50 au maximum.

M. Pereira (1), élève interne de M. Kapeler, a reconnu ce ralentissement d'une manière presque constante chez les malades de l'hôpital Saint-Antoine, atteints de fièvre typhoïde, auxquels on avait donné 4 grammes de sulfate de quinine par jour.

M. de Saint-Laurent (2), élève interne du service de M. Husson, bien que peu favorable à l'emploi du sulfate de quinine, n'en reconnaît pas moins qu'il a pu constater le ralentissement du pouls chez plusieurs malades placés dans les mêmes circonstances que les précédents.

M. Legroux (3), dans un travail récent, a fait des observations semblables sur un assez grand nombre de cas de rhumatismes aigus, traités par le sulfate de quinine à dose de 1 à 2 grammes par jour; il a vu le pouls baisser habituellement de 8 à 10 pulsations par jour. Neuf fois sur 24 malades le pouls est descendu au-dessous de son chiffre normal, et une fois il a été réduit à 36 pulsations par minute.

M. le docteur Guérard a reconnu les mêmes effets à l'hôpital Saint-Antoine et à l'Hôtel-Dieu.

M. le docteur Vinet (4) rapporte seize observations de rhumatisme articulaire aigu, traité par MM. Fouquier, Louis, et par moi, dans lesquelles le pouls diminua, dit-il,

____

(1) *Emploi du sulfate de quinine à haute dose*, thèse de 1842, n° 20.
(2) *Archives de médecine*, septembre 1842, t. XV, p. 3.
(3) *Journal de médecine et de chirurgie pratiques*, cahier d'avril 1845.
(4) Thèse de 1847, soutenue le 24 juillet 1846.

de 10 à 12 pulsations, à la suite de chacune des premières doses, et descendit souvent au-dessous du type
normal dans l'espace de quelques jours, pour aller une
fois au chiffre de 40 pulsations.

M. le docteur France (1), qui a donné jusqu'à 3 ou
4 grammes de sulfate de quinine par jour dans des maladies inflammatoires, assure positivement qu'il réduit le
nombre des pulsations artérielles.

M. Boucher, de Ville-Jossy (2), qui a vu à l'hôpital
Saint-Antoine vingt-trois malades atteints de fièvre typhoïde, traités par le sulfate de quinine à haute dose,
assure également avoir vu le pouls se ralentir dans la
majorité de ces cas, et il assure que le ralentissement
était encore sensible deux jours après la cessation de la
médication.

M. le docteur Favier (3), dans une thèse fort remarquable, a rapporté les effets qu'il avait éprouvés à la
suite de l'administration du sulfate de quinine, à laquelle il s'était soumis lui-même, quoique bien portant,
pendant dix jours, durant lesquels il prit une quantité
de 18 grammes de sulfate de quinine.

A 8 décigrammes par jour, le pouls, qui auparavant
était normal, était, au bout de peu de jours, tombé à
57 pulsations par minute, puis à 50.

A 32 décigrammes par jour, son pouls était devenu
presque insensible et donnait de 40 à 45 pulsations par
minute.

(1) *Journal de la Soc. de méd. pratique de Montpellier*, mars 1844.
(2) Thèse de 1846 : *Sur l'emploi du sulfate de quinine dans la fièvre typhoïde.*
(3) Favier, thèse de Montpellier, année 1848 : *Sulfate de quinine antiphlogistique.*

Enfin, dans les cas qui seront indiqués plus loin, et dans lesquels le sulfate de quinine a agi comme un toxique, le ralentissement du pouls est allé jusqu'à la disparition complète des battements des artères radiales.

A ces citations j'ajouterai les faits qui me sont particuliers, et qui, à mon avis, sont tellement nombreux et tellement concluants, qu'ils me semblent mettre la question hors de doute.

Sur près de trois cents malades affectés, soit de rhumatismes articulaires aigus ou chroniques, soit de fièvre typhoïde, maladies dans lesquelles le pouls prend en général une très grande fréquence, et où par conséquent l'effet sur la circulation peut être observé avec le plus de facilité, j'ai administré le sulfate de quinine à haute dose comme traitement principal. Ce sel était pris chaque jour à des doses qui ont varié entre 1 et 4 grammes en vingt-quatre heures ; il était dissous à l'aide d'une petite quantité d'acide sulfurique dans une potion de 120 grammes, de laquelle on faisait prendre une cuillerée toutes les heures. Chez tous les malades le pouls était compté, soit à la montre ordinaire, soit le plus souvent au chronomètre, et le chiffre était noté chaque jour, à l'heure de la visite, sur la feuille d'observation, au lit même des malades.

Effet sur le pouls des sujets atteints de rhumatisme chronique.

Je n'ai guère traité par le sulfate de quinine qu'une trentaine de malades atteints de cette affection ; et comme dans cette maladie le pouls s'accélère ordinairement assez peu, je n'ai pas tenu compte de ses modifications chez un certain nombre de malades ; chez quelques autres, j'ai pu constater qu'il ne s'en était produit aucune, mais sur dix-neuf autres rhumatisants j'ai trouvé des effets très prononcés. Ainsi j'ai vu :

1° Que sur six d'entre eux qui avaient le pouls à 60 pulsations par minute avant le traitement, un qui avait pris 5 grammes de sulfate de quinine en vingt-quatre heures, eut le lendemain le pouls à 50 ; deux qui en avaient moins pris, eurent le pouls à 55 ; un qui avait pris 3 grammes, l'eut un peu au-dessous de 60, et deux n'offrirent aucun changement.

2° Que sur sept qui avaient, avant le traitement, le pouls de 70 à 80, un l'eut, les jours suivants, à 72, deux l'eurent à 70, deux à 68 et deux à 62 et à 60.

3° Que sur quatre dont le pouls allait de 80 à 90, après quelques jours de traitement un l'eut à 80, le second l'eut à 64 ; les deux autres l'eurent plus fréquent qu'avant la médication.

4° Enfin, que sur deux qui avaient le pouls à 110 et à 115 il descendit à 96 et à 90 pulsations à la minute.

Les premiers chiffres répondent directement à l'argumentation de M. Monneret. En effet, si le pouls s'est ralenti chez plusieurs malades qui l'avaient à 60 pulsations par minute avant le traitement, ce ne fut point parce que le rhumatisme l'avait élevé au-dessus de son type normal ; à moins de supposer que chez eux le type normal était de 50 à 55 pulsations, supposition qui est inadmissible. Il faut donc reconnaître qu'il y eut, chez eux, par l'effet direct de la médication, un abaissement du pouls, lequel était préalablement à l'état normal.

Effet sur le pouls des sujets atteints de rhumatisme articulaire aigu.

Le chiffre des malades atteints de rhumatisme articulaire aigu, traités par le sulfate de quinine, étant bien plus élevé que celui des cas de rhumatisme chronique, permet de diviser les malades en catégories correspondantes aux doses auxquelles le sulfate de quinine a été administré, et de faire voir, d'une manière plus évidente encore que dans les cas précédents, le rapport des ralentissements avec la fréquence initiale du pouls et avec l'élévation des doses de sulfate de quinine.

Malades traités uniquement par le sulfate de quinine à la dose de 5 à 6 grammes par jour.

Cette catégorie comprend vingt malades, chez lesquels la moyenne des pulsations avant l'emploi du sulfate de quinine était de 90 ; un tiers d'entre eux ayant 100 pulsations et plus, et un septième n'en ayant que 60.

Après le premier jour de l'administration du sel de quinine, la diminution moyenne de la fréquence du pouls fut de 18 pulsations 1/2 par minute. Aucun malade n'avait offert d'augmentation de fréquence. Les deux tiers avaient eu de la diminution, et le dernier tiers n'avait subi aucun changement.

Au second jour du traitement, la diminution moyenne sur le pouls, comptée avant le traitement, fut de 22 pulsations. Il n'y avait eu d'augmentation de fréquence chez aucun, tandis qu'il y avait eu de la diminution chez les dix-neuf vingtièmes d'entre eux. Le pouls moyen était alors à 70 45.

Au troisième jour, la diminution moyenne sur le pouls

initial fut de 26 pulsations. Il n'y avait encore eu d'augmentation de fréquence chez aucun.

Au quatrième jour, la diminution moyenne sur le pouls initial fut de 28 pulsations. Le pouls moyen était de 62.

Il y avait alors une diminution moyenne de 12 pulsations chez les malades qui avaient le pouls initial de 60 à 69, de 24 pulsations chez ceux qui l'avaient de 70 à 99, et de 42 pulsations chez ceux qui l'avaient au-dessus de 100.

Lors de leur sortie, ces sujets avaient un pouls moyen de 65 pulsations, ce qui leur donnait une différence de 25 pulsations avec le pouls initial.

Je fais observer que ces rhumatisants sont, pour la plupart, les premiers qui furent traités par le sulfate de quinine, et que, par conséquent, il s'est trouvé parmi eux des malades dont le rhumatisme n'était pas très intense, et dont le pouls était à peine fréquent, puisque trois d'entre eux l'avaient à 60.

Sur ces vingt malades, il y en eut six qui, au troisième jour du traitement, avaient le pouls de 50 à 56 pulsations par minute.

Malades traités uniquement par le sulfate de quinine à la dose de 4 grammes par jour.

Cette série comprend neuf malades chez lesquels le pouls, avant le traitement, était en moyenne à 85 pulsations 1/2 ; un tiers d'entre eux ayant le pouls au-dessus de 100 pulsations et un neuvième l'ayant à 60.

Après le premier jour du traitement, la diminution moyenne du pouls fut de 14 pulsations 1/2. Aucun malade n'avait le pouls plus fréquent qu'avant le traitement, et les trois quarts l'avaient moins fréquent.

Au second jour, la diminution moyenne sur le pouls initial fut de 22 pulsations ; il n'y avait encore d'augmentation de fréquence chez aucun, tandis qu'il y avait une diminution chez les sept huitièmes. Le pouls moyen était alors à 65 pulsations 1/2.

Au troisième jour, la diminution moyenne fut de 24 pulsations par minute. Il y avait eu de l'augmentation de fréquence chez un malade et de la diminution chez les sept huitièmes.

Au quatrième jour, la diminution moyenne fut de 21 pulsations, et le pouls moyen était à 66 pulsations.

Sur ces neuf malades, le seul qui avait le pouls initial à 60 pulsations avait subi une augmentation de 5 pulsations, tandis qu'il y avait une diminution de 15 pulsations chez ceux qui avaient le pouls de 70 à 99, et de 42 pulsations chez ceux qui l'avaient eu à 100 et au-dessus.

Lors de leur sortie, ces malades avaient un pouls moyen de 62 pulsations 1/2, ce qui donnait une différence de 25 pulsations avec le pouls initial.

Maladies traitées uniquement par le sulfate de quinine à la dose de 3 grammes par jour.

Cette série comprend vingt-huit malades dont le pouls, avant le traitement, était en moyenne à 86 pulsations. Un seul n'avait que 60 pulsations ; un quart avait le pouls au-dessus de 100.

Après le premier jour du traitement, la diminution moyenne du pouls fut de 10 pulsations par minute. Quatre malades avaient eu de l'augmentation de fréquence tandis que les deux tiers avaient éprouvé une diminution.

Au second jour, la diminution moyenne sur le pouls initial fut de 15 pulsations. Il n'y avait plus que deux malades chez lesquels on pût constater de l'augmentation dans la fréquence du pouls; chez les cinq sixièmes, il y avait eu de la diminution. Le pouls moyen était alors à 73 pulsations.

Au troisième jour, la diminution fut de 20 pulsations. Il y avait eu encore de l'augmentation de la fréquence chez deux malades.

Au quatrième jour, la diminution fut de 22 pulsations 1/2. On peut constater une augmentation de fréquence chez trois, et une diminution chez les six septièmes. Le pouls moyen était à 66 1/2.

Parmi ces vingt-huit malades, il y avait eu une diminution de 3 pulsations chez ceux qui avaient eu le pouls initial de 60 à 69; de 19 pulsations chez ceux qui l'avaient de 70 à 99, et de 40 pulsations chez ceux qui l'avaient à 100 pulsations et au-dessus. Lors de leur sortie, le pouls moyen chez ces malades était de 60 pulsations 1/2, ce qui donne une différence de 28 pulsations d'avec le pouls initial.

Malades traités uniquement par le sulfate de quinine à la dose de 20 et de 25 décigrammes par jour.

Cette série comprend 45 malades dont le pouls était en moyenne, avant le traitement, à 91 pulsations; un quinzième des malades ayant le pouls à 60, et un quart d'entre eux l'ayant à 100 et au-dessus.

Après le premier jour de traitement, la diminution moyenne fut de 11 pulsations. Quatre malades avaient eu de l'augmentation dans la fréquence du pouls, tandis que les deux tiers avaient eu de la diminution.

Au second jour, la diminution moyenne sur le pouls initial fut de 14 pulsations. Deux malades présentaient de l'augmentation dans la fréquence du pouls; il y avait de la diminution chez les trois quarts : le pouls moyen était à 73 pulsations.

Au troisième jour, la diminution moyenne fut de 17 pulsations. Il y avait eu une augmentation de fréquence chez deux malades et une diminution chez les dix onzièmes.

Au quatrième jour, la diminution moyenne fut de 19 pulsations. Il n'y avait plus d'augmentation que chez un malade, et l'on constatait la diminution chez les autres : le pouls était alors en moyenne à 64. Il y avait eu une diminution de 5 pulsations chez ceux qui avaient eu le pouls initial de 60 à 69, de 18 pulsations chez ceux qui l'avaient de 70 à 99, et de 34 chez ceux qui l'avaient eu à 100 et au-dessus.

Maladies traitées uniquement par le sulfate de quinine à la dose de 10 et de 15 décigrammes par jour.

Cette série comprend vingt-neuf malades chez lesquels le pouls était en moyenne, avant le traitement, à 91 pulsations 1/2; un neuvième des malades ayant le pouls à 60 pulsations, et un tiers l'ayant à 100 et au-dessus.

Après le premier jour de traitement, la diminution moyenne du pouls fut de 14 pulsations. Il y eut une augmentation de fréquence chez un malade et une diminution chez les huit neuvièmes.

Au second jour, la diminution moyenne sur le pouls initial fut de 17 pulsations. Il y eut une augmentation de fréquence chez deux malades et une diminution chez les cinq sixièmes. Le pouls moyen était alors de 76 1/5.

Au troisième jour, la diminution moyenne sur le pouls initial fut de 23 pulsations. Il y eut augmentation de fréquence chez deux malades, et une diminution chez les neuf dixièmes.

Au quatrième jour, la diminution moyenne sur le pouls initial fut de 25 pulsations. Il y eut une augmentation de fréquence chez trois malades et une diminution chez les sept huitièmes. Le pouls moyen était alors à 70 pulsations.

Sur ces vingt-neuf malades, il y avait eu une diminution de 2 pulsations chez ceux qui avaient le pouls de 60 à 69, de 24 pulsations chez ceux qui l'avaient de 70 à 99, et de 38 pulsations chez ceux qui l'avaient à 100 et au-dessus.

Lors de la sortie, le pouls moyen était à 68, ce qui donne une différence de 23 pulsations, d'avec le pouls initial.

Malades traités par le sulfate de quinine à la dose de moins d'u gramme par jour, avec addition d'un ou deux centigrammes d'acétate de morphine.

Cette série comprend six malades dont le pouls avait été en moyenne, avant le traitement, à 94 pulsations; la moitié d'entre eux ayant 100 pulsations et au-dessus, aucun n'en ayant seulement 60.

Après le premier jour de traitement, la diminution moyenne du pouls fut de 10 pulsations. Quatre malades avaient eu de l'augmentation de fréquence, tandis que les deux autres avaient éprouvé une diminution.

Au second jour, la diminution moyenne sur le pouls

initial fut de 15 pulsations. Il n'y avait plus que deux malades chez lesquels il y avait eu de l'augmentation dans la fréquence du pouls ; chez les quatre sixièmes, il y avait eu de la diminution. Le pouls moyen était alors à 73 pulsations.

Au troisième jour, la diminution fut de 20 pulsations. Il n'y avait plus d'augmentation de fréquence du pouls que chez deux.

Au quatrième jour, la diminution fut de 22 pulsations 1/2. Il y avait une augmentation de fréquence chéz trois et une diminution chez les autres. Le pouls moyen était à 66 1/2.

Chez ces six malades, il y avait eu une diminution de 3 pulsations chez ceux qui avaient eu le pouls initial de 60 à 69, de 19 pulsations chez ceux qui l'avaient de 70 à 99, et de 40 pulsations chez ceux qui l'avaient à 100 et au-dessus.

Lors de leur sortie, le pouls moyen chez ces malades était de 90 pulsations 1/2, avec une différence de 28 pulsations d'avec le pouls initial.

Malades traités par le sulfate de quinine à la dose de 3 et 4 grammes par jour, en même temps que par les évacuations sanguines.

Cette série comprend neuf malades dont le pouls moyen était à 96 pulsations ; aucun n'avait le pouls à 60, et la moitié l'avait au-dessus de 100 pulsations.

Après le premier jour du traitement, la diminution moyenne du pouls fut de 9 pulsations ; il y avait une augmentation de la fréquence du pouls chez un seul malade et une diminution chez les trois quarts.

Au second jour du traitement la diminution moyenne

fut de 18 pulsations ; aucun malade n'avait d'augmentation de fréquence, et chez les sept huitièmes il y avait eu une diminution ; le pouls moyen était alors à 77.

Au troisième jour la diminution moyenne fut de 24 pulsations ; tous les malades avaient subi une diminution dans la fréquence du pouls.

Au quatrième jour, la diminution moyenne fut de 23 pulsations 1/2 ; le pouls moyen était à 69.

Sur ces neuf malades il y avait eu une diminution de 19 pulsations chez ceux qui avaient eu le pouls de 70 à 99, et de 32 pulsations chez ceux qui l'avaient eu au-dessus de 100.

Lors de la sortie le pouls moyen était de 63 pulsations, ce qui donna une diminution de 23 pulsations sur le pouls initial.

Malades qui ont été traités par 1 ou 2 grammes de sulfate de quinine par jour en même temps que par les évacuations sanguines.

Cette série comprend vingt-cinq malades dont le pouls moyen était de 95 pulsations ; aucun n'avait le pouls à 60, et un tiers l'avait au-dessus de 100 pulsations.

Après le premier jour du traitement la diminution moyenne fut de 7 pulsations. Trois malades avaient eu une augmentation de la fréquence du pouls ; mais chez les trois quarts il y avait de la diminution.

Au second jour du traitement la diminution moyenne fut de 12 pulsations 1/2 ; il y avait eu de l'augmentation de fréquence de pouls chez deux malades seulement et une diminution chez les trois quarts. Le pouls moyen était alors à 87 pulsations.

Au troisième jour, la diminution moyenne fut de

13 pulsations 1/2. Deux malades seulement offraient une augmentation de la fréquence; et chez tous les autres y il avait de la diminution.

Au quatrième jour, la diminution moyenne fut la même qu'au troisième jour. Le pouls moyen était de 87 pulsations 3/4. Chez vingt-cinq malades, il y avait eu une diminution de 7 pulsations chez ceux qui avaient le pouls à 70 et à 99, et de 21 pulsations chez ceux qui l'avaient à 100 et au-dessus.

Lors de la sortie le pouls moyen était à 75 pulsations, ce qui donnait une diminution de 21 pulsations 1/2 sur le pouls initial.

Le but de ces tableaux étant seulement de constater l'effet du sulfate de quinine sur la circulation, je me suis borné à l'étude du pouls pendant les quatre premiers jours de l'administration de cette substance, afin de prouver que cet effet est indépendant de celui qui se produit sur la maladie elle-même, et qu'il est dans un rapport direct avec la médication.

Ainsi, pour le moment, je constate les faits suivants.

1° Sur cent soixante-onze malades, de tout âge, de tout sexe et de toute constitution, atteints de rhumatisme articulaire aigu, d'intensité différente, et traités d'abord par diverses méthodes, la médication par le sulfate de quinine à haute dose a produit le ralentissement du pouls chez cent vingt malades dès le premier jour du traitement, chez cent quarante-quatre dès le second jour et chez cent cinquante-cinq au troisième jour.

Ce ralentissement a été de 7 à 18 pulsations pour le premier jour du traitement, de 12 à 22 pour le second jour, et de 13 à 26 pour le troisième jour.

Il a toujours été d'autant plus considérable que la dose

de sulfate de quinine avait été plus forte. Ainsi avec les
doses de 5 grammes par jour il a été en moyenne de 25 pulsations au troisième jour ; avec celles de 4 grammes, il
a été de 24 pulsations ; avec celles de 3 grammes il était
de 20 ; avec celles de 2 grammes il a été de 17, et avec
celles de 1 gramme il a été de 4 pulsations.

Enfin, il a, toutes choses égales d'ailleurs, été constamment proportionnel à la fréquence antécédente du
pouls. Ainsi on voit que chez les malades qui avaient le
pouls à 60 pulsations ou environ, le ralentissement a été
de 12, de 5, de 4 et de 3 pulsations par minute ; que chez
ceux qui avaient le pouls de 70 à 100 le ralentissement
a été de 24, de 19, de 18, de 15, de 14 et de 4 pulsations ; et enfin, que, chez les malades qui avaient le pouls
à 100 et au-dessus, le ralentissement a été de 42, de 41,
de 40, de 38, de 34 et de 32 pulsations par minute.

Effet sur le pouls de sujets atteints de fièvre typhoïde.

Le nombre des malades atteints de fièvre typhoïde,
qui furent traités par le sulfate de quinine à haute dose,
étant plus restreint que celui des rhumatisants et les
doses auxquelles on a donné ce médicament, étant peu
différentes les unes des autres, il n'y a pas lieu à faire
des divisions semblables à celles que j'ai faites pour le
rhumatisme. Je me bornerai donc à distinguer ces malades en quatre classes, qui comprendront les cas légers,
les cas plus graves, les cas très graves, et enfin ceux
qui ont été suivis de la mort.

Le sulfate de quinine a presque toujours été administré en solution dans une potion gommeuse à prendre

par cuillerée d'heure en heure à des doses qui ont varié de 3 à 5 grammes, mais qui le plus souvent ont été de 4 grammes par jour.

Ces malades ont été traités à l'hôpital Cochin dans l'année 1842, par mon collègue M. Blache et par moi; ils sont au nombre de quarante-deux. En étudiant avec soin le pouls chez tous ces sujets, nous avons trouvé;

1° Que le pouls avait subi un ralentissement aussitôt l'emploi de la médication chez les six septièmes des malades.

2ª Que dans quatre cas légers traités par 2 grammes par jour, le pouls, qui était à 100 en moyenne avant l'emploi du sulfate de quinine, était descendu les jours suivants à 80;

3° Que, dans dix-neuf cas où la maladie plus grave fut traitée avec des doses de 2 à 4 grammes, le pouls, ayant été en moyenne à 96, avec des extrêmes de 120 à 85 avant le sulfate de quinine, était descendu chez dix-huit d'entre eux, après deux jours de traitement, à 78 pulsations, avec des extrêmes de 96 à 60, et au bout de cinq à six jours, à 65 pulsations chez une moitié des malades et à 75 chez l'autre moitié;

4° Que dans onze cas de fièvre typhoïde très grave, traités avec 3 et 4 grammes par jour, le pouls, ayant été en moyenne à 98, avec des extrêmes de 125 à 68, au bout de deux jours de traitement, était descendu à 75, avec des extrêmes de 90 à 60;

5° Enfin que, sur huit malades qui périrent, le pouls, ayant été en moyenne à 104, était descendu, le lendemain de l'administration du sulfate, à la dose de 3 à 5 grammes par jour, à 82 pulsations en moyenne, et les troisième et quatrième jours à 71 1/5. Plus tard, il avait repris de la fréquence à mesure que la terminaison fatale approchait.

On voit par ces résultats que, dans la fièvre typhoïde comme dans le rhumatisme, la diminution du nombre des pulsations a toujours été d'autant plus considérable, que le pouls avait préalablement été plus fréquent.

Ainsi chez les malades chez lesquels le pouls était en moyenne à 111 avant le traitement, il est descendu en moyenne à 87 après l'emploi du sulfate de quinine, ce qui donne une différence de 24 pulsations. J'ai vu trois de ces malades avoir en deux jours un abaissement de 40 pulsations à la minute.

Chez les malades qui avaient le pouls initial à 80 2/3 en moyenne, il ne s'est abaissé qu'à 69 en moyenne, ce qui ne donne plus qu'une différence de 12 pulsations.

Par conséquent, dans la fièvre typhoïde, on observe un effet sur la circulation, analogue à celui qui s'est produit dans les rhumatismes.

Mais dans l'une et l'autre de ces maladies, la circulation ne reste pas influencée de la même manière pendant tout le cours de l'affection. Chez le plus grand nombre des rhumatisants, l'influence dépressive s'est continuée au même degré; le rhumatisme cédant beaucoup mieux au sulfate de quinine que la fièvre typhoïde. Au bout de quelques jours de traitement, le pouls, dans les cas de fièvre typhoïde, reprenait peu à peu de sa fréquence, et cela avait lieu quand le mal augmentait, ou quand, soit par le fait de la maladie elle-même, soit par le fait de l'action excitante locale du sulfate de quinine, il se produisait des phlegmasies d'où résultait une réaction plus forte que n'était la puissance ralentissante du sulfate de quinine.

D'autres fois, l'influence sur la circulation a persisté plusieurs jours après la cessation du médicament, et dans bien des cas, les malades sont sortis de l'hôpital avec un pouls au-dessous du type physiologique. Un excellent observateur, M. Legroux (1), a fait la même remarque, et M. Nivet, dans sa thèse, a constaté le même fait. Cependant, chez un grand nombre de malades, le pouls, au moment de la convalescence, s'est trouvé plus fréquent que pendant le temps où ils prenaient le sulfate de quinine; par conséquent, guéris, ils avaient le pouls plus vite que quand ils étaient malades.

Ainsi mes observations viennent corroborer celles des médecins qui m'ont précédé dans l'emploi du sulfate de quinine, et celles des praticiens qui m'ont suivi. Toutes constatent le ralentissement du pouls observé chez des sujets à l'état normal, comme dans les expériences de MM. Giacomini, Guersent et Favier, ou chez les malades, comme dans les faits de MM. Rilliet et Barthez. Legroux, France, Vinet, Pereyra, Bouchet, Champeaux, Saint-Laurens, Jacquot, Baudelocque, Dupré, Lembert, Bally, Bauquier, Blache et moi.

Un effet si constant sur la circulation ne peut être une coïncidence fortuite; il faut absolument admettre qu'il est le résultat de la médication, car il se produit constamment aussitôt son emploi; il cesse avec elle, et il se trouve, dans ses variations, toujours dans un rapport direct avec les variations de cette médication.

Reste à expliquer cette action et à déterminer si elle est un effet indirect résultant d'une diminution dans l'intensité de la maladie, comme le pensent M. Monneret et

____

(1) *Journal de médecine pratique*, avril 1845.

quelques autres personnes, ou si elle est le résultat d'une action directe sur le cœur, action qui serait plus ou moins indépendante de l'état morbide coexistant.

Quelque efficacité qu'on soit disposé à reconnaître dans le sulfate de quinine pour combattre le rhumatisme et la fièvre typhoïde, jamais il ne sera possible d'admettre qu'elle soit assez grande pour provoquer dès les premiers jours de son administration, sur les trois quarts des malades, une diminution aussi notable des accidents morbides, que celle que le ferait supposer un ralentissement si constant de la circulation.

Je ferai remarquer, en outre, que ces malades ont commencé à être traités par le sulfate de quinine à des époques très diverses de leur maladie, et que néanmoins, quelle qu'ait été la durée antérieure de l'état pathologique, constamment le ralentissement du pouls a été observé aussitôt l'administration du sulfate de quinine. Or, il serait bien difficile de comprendre une médication ayant la propriété d'arrêter une maladie, quel que soit le moment où on l'emploie.

Il serait d'ailleurs bien singulier qu'une médication employée dans des maladies telles que la fièvre typhoïde, le rhumatisme, la goutte, les fièvres graves, les fièvres intermittentes, les névralgies, les phlegmasies, etc., où elle développe une puissance curative très différente, eût sur la circulation un effet aussi constant, si ce dernier n'était que le résultat de la première.

Enfin il y a une réponse encore plus catégorique à faire à cette hypothèse, c'est le tableau suivant contenant les cas dans lesquels la maladie restait stationnaire ou allait en croissant, pendant que le pouls allait, au contraire, en se ralentissant.

Sur trente-trois cas de fièvre typhoïde, terminés par la guérison des malades, il y en eut dix chez lesquels le pouls diminua de fréquence de 20 à 25 pulsations par jour dans les premières journées de l'administration du sulfate de quinine, bien que la maladie allât en augmentant ces jours-là. Chez les huit malades qui périrent, la chose a été encore plus évidente.

Ainsi, chez le premier d'entre eux, le pouls, avant l'emploi du sel de quinine, était à 90, et le jour d'après, il était à 68.

Chez le second, il était à 100 auparavant, et dès le lendemain, il était à 90.

Chez le troisième, il était à 105 avant, et le jour suivant, il était à 100.

Chez le quatrième, il était à 108, et dès le lendemain, il était à 95, puis à 85.

Quelques jours après, on fut obligé de suspendre l'usage du sulfate de quinine, et aussitôt le pouls revint à 100; puis le sel de quinine fut repris, et aussitôt le pouls revint à 80 et à 70.

Chez le cinquième, le pouls était avant à 105, et le jour d'après, il était à 85.

Chez le sixième, il était à 118, et les jours suivants, il était tombé à 68.

Chez le septième, il était à 95 avant; le lendemain, il était à 70, et le jour d'après à 60.

Chez le huitième, il était à 76 avant; le lendemain, on le trouvait à 70; puis à 65, et enfin à 60.

Chez tous, le pouls avait été compté lors de la visite immédiatement avant la première administration du sulfate de quinine, et la modification avait été constatée dès le lendemain au matin.

La moitié de ces derniers malades a péri assez promptement, et quelques uns ont conservé jusqu'à la fin le ralentissement du pouls; chez les autres, l'action du sulfate de quinine cessait de se faire sentir au bout de quatre à cinq jours, et alors le pouls reprenait sa vélocité primitive.

Ces malades, qui étaient si gravement affectés, avaient pris, pendant les premiers jours, de 3 à 5 grammes de sulfate de quinine en vingt-quatre heures. Il n'est donc pas possible d'attribuer, dans ces derniers cas, le ralentissement du pouls à l'amélioration qu'avait éprouvée la maladie, puisque chez tous, l'issue a été fatale; car si plusieurs fois on a pu reconnaître de l'amélioration dans les accidents cérébraux qui accompagnent la fièvre typhoïde, plusieurs fois aussi la maladie allait régulièrement et rapidement en augmentant, depuis le début jusqu'à la fin.

Chez les rhumatisants, le contraste n'a pas été aussi saillant. Comme on le verra plus tard, le sulfate de quinine a, sur la marche du rhumatisme, une influence plus décisive que sur celle de la fièvre typhoïde; aussi sur les 171 cas de rhumatisme aigu dont il vient d'être question, il y en eut au plus 10 chez lesquels le pouls diminua de fréquence, quoique la maladie allât en augmentant, et un nombre à peu près égal chez lesquels la diminution avait eu lieu, sans que les accidents du rhumatisme eussent diminué d'intensité.

Il est donc impossible d'attribuer ce ralentissement si constant du pouls à la diminution de la maladie, alors il faut se résoudre à admettre qu'il est un effet direct de l'action du sulfate de quinine sur la circulation.

Et l'on peut conclure de ces nombreuses observations :

1° Que le sulfate de quinine à dose élevée exerce sur la circulation une influence qui la ralentit;

2° Que cette influence a une persistance assez grande, qui dure souvent plusieurs jours après la cessation de l'emploi de ce sel;

3° Qu'elle est en raison directe de la quantité de sel administré à la fois : 1 gramme paraissant être la limite au-dessous de laquelle il n'y a plus d'effet sensible ;

4° Qu'elle n'est point absolue, puisque l'apparition d'une phlegmasie peut l'annihiler;

5° Qu'elle est immédiate, directe et point secondaire à d'autres influences.

MODIFICATIONS DANS LA FORCE DES BATTEMENTS DU POULS.

En même temps que les battements du cœur subissent un ralentissement, on observe chez les personnes qui prennent une quantité de quinquina équivalente à 1 gramme de sulfate de quinine par jour, une modification dans leur intensité; alors leur force diminue d'une manière appréciable, et les battements en deviennent petits, mous et faibles. Cet affaiblissement a été reconnu pour la première fois par Giacomini, dans un cas où, par mégarde, 12 grammes de sulfate de quinine ayant été pris en une fois, il était survenu un état syncopal très grave, une absence presque complète du pouls aux radiales, un refroidissement de la peau, un ralentissement de la respiration et une faiblesse extrême de la voix, tout cela porté au point que la mort paraissait imminente. M. Legroux (1) a également observé l'affaiblis-

(1) Legroux, *Journal de médecine*, cahier d'avril 1845.

sement du pouls : « Un pouls large et plein avant la mé-
» dication par le sulfate de quinine, dit-il, s'atrophiait
» au point de ne plus offrir sous le doigt que le volume
» d'une plume de corbeau, et présentait quelquefois des
» inégalités et des intermittences. »

M. Guérard a constaté plusieurs fois sur lui-même
qu'une dose de sulfate de quinine d'un gramme le faisait
tomber en syncope. J'ai également observé très souvent
cet affaiblissement du pouls chez les rhumatisants et chez
les malades affectés de fièvre typhoïde. Je l'ai regardé
comme l'un des effets les plus évidents de l'action du
sulfate de quinine, et j'ai vu qu'il avait lieu en même
temps que le ralentissement; mais comme il est moins
appréciable que lui, il est moins facile à observer, et
peut souvent échapper à l'observateur. On verra plus loin
que tous les animaux qui résistent plus de quelques
heures au sulfate de quinine, meurent avec un affaiblissement progressif de la circulation du sang; leur pouls
devient faible, le cœur ne donne plus que de faibles oscillations, la peau se refroidit, et l'animal meurt sans
pouls et sans chaleur.

L'affaiblissement du pouls est, comme son ralentissement, proportionnel à la dose de sel de quinine et à la
force qu'avait le pouls auparavant.

Ses degrés ne peuvent être transmis qu'à l'aide de
termes généraux, car les sphygmomètres ne peuvent en
déterminer les nuances, comme les chronomètres le font
pour le nombre des pulsations.

Les observations sur les malades ne faisant que constater l'affaiblissement du pouls, sans pouvoir le démontrer
d'une manière aussi précise qu'elles le font pour la fréquence, et sans pouvoir en déterminer exactement et

d'une manière comparable les divers degrés, j'ai pensé qu'en ayant recours pour ce point à l'expérimentation, je pourrais y donner une sanction de plus, l'établir positivement et en mesurer exactement les variations.

Le moyen le plus simple était d'injecter dans la veine jugulaire d'un animal sain, du côté du cœur, des doses variables de sulfate de quinine en solution, et d'observer à l'aide de l'hémodynamètre de M. Poiseuille, placé sur l'une des artères carotides, l'effet produit sur la circulation.

Chacun sait que cet instrument est un tube recourbé en U. La partie supérieure de l'une des branches, courbée à angle droit, porte un ajutage qui s'introduit dans l'artère du côté du cœur, tandis que le tube lui-même est en partie rempli par une colonne de mercure, dont le mouvement est mesuré par des échelles placées le long du tube. On sait encore, que le bec de l'instrument étant introduit dans l'artère, le sang s'y précipite, presse de haut en bas la colonne de mercure dont le niveau correspond à un point marqué zéro, et la fait baisser dans l'une des branches et hausser dans l'autre d'une quantité proportionnelle à la pression que le sang éprouve dans le système artériel; que de plus cette colonne est agitée de mouvements oscillatoires correspondants à la systole du cœur et à la respiration, mouvements dont l'amplitude indique la force de contraction du ventricule gauche du cœur. Les variations de la colonne de mercure ont été, dans toutes les expériences qui vont suivre, comptées sur la branche dans laquelle la colonne mercurielle monte sous l'influence de la pression du cœur; par conséquent, moins le chiffre indiqué s'éloigne du zéro, moins la pression du cœur est forte, et *vice versâ*.

Cet instrument peut donc servir à reconnaître : 1° la pression constante à laquelle le sang est soumis dans les artères, laquelle représente la puissance de contraction du cœur dans l'état statique ; 2° la pression momentanée qu'il supporte pendant le systole du cœur, laquelle représente la puissance de contraction du ventricule gauche en mouvement, ou son état dynamique.

Avant d'injecter une solution médicamenteuse, il fallait déterminer si des injections d'eau pure ou d'eau acidulée avec la quantité d'acide sulfurique qu'on est obligé d'ajouter aux solutions de sulfate de quinine pour les faire passer à l'état de bisulfate bien soluble, faites dans la veine jugulaire, agiraient sur la circulation d'une manière appréciable.

Première Expérience.

Sur un chien de taille ordinaire, j'ai injecté lentement et en une seule fois, dans la veine jugulaire externe, du côté du cœur, 120 grammes d'eau non distillée, à une température de 7 à 8 degrés. L'hémodynamètre, placé dans la carotide avant l'injection, marquait une élévation de la colonne de mercure, par l'effet de la pression du cœur, de 65 à 70, et de 70 à 75 millimètres en faisant des oscillations d'une amplitude de 5 millimètres. Après l'injection de cette quantité d'eau, l'hémodynamètre marquait comme auparavant une élévation de 65 à 70, et de 70 à 75 millimètres.

Dans une seconde expérience, l'animal donnait à l'hémodynamètre une élévation de 50 à 85 millimètres. J'ai alors injecté dans la veine jugulaire 90 grammes d'eau tiède, et l'hémodynamètre a marqué également une élévation de 55 à 85 millimètres, à peu près comme avant l'injection.

Ces expériences prouvent que l'eau pure ne fait pas varier la pression dans le système artériel.

Il s'agit maintenant de voir l'effet de l'eau mêlée à une petite quantité d'acide sulfurique.

Troisième Expérience.

Sur un fort chien, la pression moyenne à l'hémodynamètre étant de 66^{mm},5/10 à 95^{mm},5/10, j'ai injecté une solution de 10 gouttes d'acide sulfurique dans 100 grammes d'eau, ce qui est la quantité qu'on emploie pour acidifier 2 grammes de sulfate de quinine. Après l'injection, la pression moyenne était de 60 à 107 millimètres, ce qui a donné, avant et après l'injection, des pressions moyennes de 81 et 83 millimètres.

A la fin de ces expériences, l'animal n'éprouva rien de particulier.

On peut donc conclure de ces trois expériences que l'eau simple ou acidulée, injectée dans les veines, ne modifie pas sensiblement la pression du sang dans les artères, et que des quantités de liquide égales à celles que j'emploierai dorénavant dans mes expériences, n'ont pour effet sensible sur la circulation, que d'augmenter un peu la force de la contraction du ventricule gauche du cœur, et que par conséquent l'injection de l'eau pure et celle de l'eau acidulée dans la veine jugulaire ne sont point des causes d'affaiblissement de la puissance du cœur.

J'ai constaté dans plusieurs expériences, que l'injection d'un demi-litre à un litre d'eau tiède, dans les veines d'un chien, produisait une sorte de pléthore artificielle qui pouvait aller jusqu'à faire croître la force de pression du sang dans l'hémodynamètre d'une manière considérable.

Le bisulfate de quinine, pouvant en quelque sorte être regardé comme représentant l'action principale du quinquina, je me servirai de ce sel, et je commencerai par étudier l'action d'une faible dose de cette substance.

Quatrième Expérience.

Sur un chien vigoureux du poids de 19 kilogrammes, l'hémodynamètre ayant marqué de 60 à 85 millimètres et de 65 à 85 millimètres, la pression moyenne se trouvant être de 74 millimètres, et l'amplitude des oscillations de $22^{mm},50$, j'ai injecté lentement et en une seule fois dans la veine jugulaire externe, du côté du cœur, une solution de 50 centigrammes de bisulfate de quinine dans 90 grammes d'eau à 12 degrés, alors l'hémodynamètre, observé pendant six à huit minutes, a marqué de 60 à 65 millimètres, et de 65 à 70 millimètres, ce qui donne une pression moyenne de 65 millimètres et une amplitude d'oscillation de 5 millimètres.

On trouve par conséquent une différence de 7 millimètres entre les deux pressions, et de $17^{mm},50$ entre les amplitudes des oscillations.

L'animal n'avait éprouvé aucune altération appréciable dans son aspect; il a bien mangé, et le lendemain il était dans son état ordinaire.

On voit déjà dans cette expérience la preuve d'une influence débilitante sur la circulation.

On va constater l'augmentation de cette influence par l'augmentation graduelle de la quantité du sel introduit dans les veines.

Cinquième Expérience.

Sur un chien vigoureux de 15 kilogrammes, l'hémodynamètre donnant les hauteurs de colonne suivantes :

80 à 70 millimètres.			75 à 65 millimètres.		
85	65	—	80	60	—
80	65	—	80	65	—

Pression moyenne, 72^{mm},50 ; amplitude moyenne des oscillations, 15 millimètres.

J'ai injecté en quatre fois, à quelques minutes d'intervalle pour chaque fois, et par portions égales, une solution de 120 centigrammes de bisulfate de quinine dans 100 grammes d'eau tiède.

Aussitôt l'injection du premier quart, l'hémodynamètre, observé pendant cinq minutes, a donné les hauteurs suivantes :

60 à 50 millimètres.			65 à 60 millimètres.		
50	40	—	65	55	—
60	55	—	80	75	—
65	55	—			

Pression moyenne, 60 millimètres ; amplitude moyenne des oscillations, 9^{mm},2/7.

Au bout de cinq minutes j'ai injecté le second quart de la solution, et l'hémodynamètre a donné les hauteurs suivantes :

75 à 65 millimètres.			65 à 60 millimètres.		
65	60	—	70	65	—
60	55	—	75	70	—
65	60	—	80	75	—
60	55	—	80	70	—

La pression moyenne n'a pas sensiblement varié, mais l'amplitude moyenne a diminué, puisqu'elle se trouve réduite à 6 millimètres.

Au bout de cinq minutes j'ai injecté le troisième quart, et alors l'hémodynamètre a donné les hauteurs suivantes :

70 à 65 millimètres.			65 à 60 millimètres.		
65	60	—	70	65	—
55	50	—	75	70	—
50	45	—	70	65	—
60	55	—	75	70	—

Cette fois, la pression moyenne a diminué de 3 millimètres, et l'amplitude des oscillations a diminué d'un millimètre.

Enfin, après quatre minutes, j'ai injecté le dernier quart de la solution, et l'hémodynamètre a marqué :

70 à 65 millimètres.			55 à 50 millimètres.		
60	55	—	60	55	—
55	50	—	70	65	—
45	40	—	65	60	—

40 à 35 millimètres   70 à 65 millimètres
50   45   —

Pression moyenne, 56 millimètres ; amplitudes des oscillations, 5 millimètres.

On a donc obtenu la série des chiffres suivants :

	Pression moyenne.	Amplitude des oscillations.
État normal. .	$72^{mm},50$	15 millimètres,
1re injection. .	66	$9^{mm},2/7.$
2e injection . .	66	6
3e injection . .	63	5
4e injection . .	56	5

Ainsi, avec 12 décigrammes de sulfate de quinine injectés en quinze minutes, la pression moyenne a diminué d'un quart, et l'amplitude des oscillations a diminué des deux tiers. On peut remarquer en outre que dès le commencement de l'injection la pression a été rapidement en diminuant, puisqu'elle est exprimée par des hauteurs de colonnes qui vont graduellement en diminuant, et que peu à peu elle a repris de la force à mesure qu'on s'éloignait du moment de l'injection, sans cependant revenir à son point de départ.

L'expérience terminée, l'animal était dans un état de titubation tel, qu'il ne pouvait se soutenir ; il était très affaissé, ses pupilles étaient dilatées, la respiration était profonde et le pouls était à 150. Quelques instants après il a été pris de convulsions avec tremblement des membres et écume à la gueule, lesquelles durèrent deux minutes. Un quart d'heure après il eut un second accès de convulsions semblables aux premières ; puis la titubation a graduellement diminué : au bout de six heures elle était complétement dissipée. L'animal est resté af faissé ; mais le lendemain il était assez bien remis. Du sang tiré et de la jugulaire et de la carotide s'est parfaitement coagulé.

Cette même expérience a été répétée trois fois, et elle a donné chaque fois des résultats encore plus concluants, ainsi qu'on va le voir.

Sixième Expérience.

Sur un chien de 22 kilogrammes, l'hémodynamètre marquant des hauteurs de colonne de 75 à 65 millimètres; et de 70 à 60 millimètres, j'ai injecté en quatre fois une solution de 12 décigrammes de bisulfate de quinine dans 64 grammes d'eau tiède.

Aussitôt la première injection, l'hémodynamètre a donné les hauteurs suivantes :

60 à 70 millimètres.   50 à 55 millimètres.

55 65   —   65 75   —

Pression moyenne, 67 millimètres; amplitude des oscillations, 9 millimètres.

Quelques minutes après, j'ai injecté la seconde portion, et l'hémodynamètre a donné 55, 50, 60, 65, 70 millimètres.

Au bout de quelques minutes j'ai injecté la troisième portion, et j'ai eu successivement 60, 55, 50, 55 millimètres.

Enfin, après l'injection de la quatrième portion, on a eu successivement 60, 55, 50, 45 millimètres.

Ce qui a donné définitivement la série des chiffres suivants :

	Pression moyenne.	Amplitude des oscillations.
État normal. .	67^{mm},50	10 millimètres.
1re injection. .	67	9 —
2e injection. .	65	5 —
3e injection. .	60	5 —
4e injection. .	57	5 —

Décroissement très régulier, dans lequel la pression

est en définitive diminuée de plus d'un sixième, et l'amplitude des oscillations de moitié.

L'animal, à la fin de l'expérience, était très modérément en titubation ; il se tenait assez ferme sur ses pattes.

Septième Expérience.

Sur un fort chien de 16 kilogrammes, l'hémodynamètre marquant en moyenne de 60 à 90 millimètres, la pression moyenne étant de 75 millimètres, et l'amplitude des oscillations étant de 30 millimètres, j'ai injecté le quart d'une solution de 13 décigrammes de bisulfate de quinine dans 90 grammes d'eau tiède, aussitôt l'hémodynamètre a donné :

70 à 65 millimètres.			70 à 80 millimètres.		
70	80	—	70	75	—
70	90	—	65	70	—
70	85	—	60	70	—

Au bout de trois minutes, j'ai injecté le second quart, et l'hémodynamètre a donné :

50 à 60 millimètres.			50 à 75 millimètres.		
60	65	—	70	60	—
50	60	—	65	75	—
45	65	—			

Efforts et cris.

Au bout de trois minutes j'ai injecté le troisième quart, et l'hémodynamètre a donné :

65 à 70 millimètres.			85 à 95 millimètres.		
75	85	—	80	85	—

Efforts violents.

Enfin j'ai injecté le dernier quart de la solution, et l'hémodynamètre a donné :

55 à 60 millimètres.			65 à 70 millimètres.		
40	50	—	70	75	—
60	80	—			

Ce qui a définitivement donné la série des chiffres suivants :

	Pession moyenne.	Amplitude des oscillations.
État normal. .	$72^{mm},1/2$	30 millimètres.
1re injection. .	$72^{mm},1/2$	$12^{um},1/4$
2e injection. .	$60^{mm},2/3$	13
3e injection. .	80	$7^{mm},1/2$
4e injection. .	$62^{mm},1/2$	11

Décroissement irrégulier dû aux efforts et à l'agitation de l'animal, mais dans lequel on voit en définitive la pression diminuer d'un cinquième et l'amplitude des oscillations de moitié.

Huitième Expérience.

Sur un fort chien de 17 kilogrammes, l'hémodynamètre donnant une pression moyenne de 73 millimètres et une amplitude d'oscillations de 26 millimètres, j'ai injecté le sixième d'une solution de 18 décigrammes de bisulfate de quinine dans 180 grammes d'eau.

Aussitôt l'hémodynamètre a donné une pression moyenne de $691^{mm},5$, et une amplitude d'oscillations de 7 millimètres.

Au bout de trois minutes, injection du second sixième.

Agitation de l'animal

Pour pression moyenne, 75 millimètres, et pour amplitude d'oscillations 8 millimètres.

Trois minutes après, injection de la troisième portion qui donne pour pression moyenne $67^{mm},1/3$, et pour amplitude des oscillations $8^{mm},1/7$.

Au bout de quatre minutes, injection de la cinquième portion.

Pression moyenne, $67^{um},12$; amplitude des oscillations, 5 millimètres.

Au bout de quatre minutes, injection de la cinquième portion.

Pression moyenne, $82^{mm},1/2$; amplitude des oscillations, 5 millimètres.

L'animal s'est beaucoup agité.

Enfin, au bout de quatre minutes, injection de la sixième portion.

Pression moyenne de 62 millimètres ; amplitude d'oscillations, 5 millimètres.

A chaque injection la pression diminuait notablement, puis elle se relevait ensuite.

En définitive, on voit encore une diminution finale dans la pression et dans l'amplitude des oscillations, dans la même proportion que dans l'expérience précédente.

L'animal offrait beaucoup d'agitation et de titubation ; il cherchait à fuir, mais à chaque pas il tombait à terre. Les pupilles étaient peu dilatées, et le pouls marquait 150.

Au bout de dix heures, la titubation avait diminué, et néanmoins la mort eut lieu dans la nuit, probablement après des convulsions, car le cadavre était, le lendemain au matin, roide quoique chaud.

Dans l'expérience suivante, la quantité de sel ayant été plus forte, on a fait cesser toute pression du sang dans les artères.

Neuvième Expérience.

Sur un chien vigoureux de 15 kilogrammes, l'hémodynamètre oscillant de 73 à 106 millimètres, l'animal s'agitant beaucoup, j'ai injecté en six fois dans la jugulaire une solution de 2 grammes de bisulfate de quinine dans 64 grammes d'eau. Voici les résultats.

1re injection : pression moyenne de 90 millimètres, et oscillations de 5 millimètres.

2e injection faite au bout de quatre minutes : pression moyenne, 77^{mm},50 ; amplitude des oscillations, 15 millimètres.

3e injection au bout de huit minutes : pression moyenne, 67^{mm},50.

4e injection au bout de douze minutes : pression moyenne, 67^{mm},70.

5e injection au bout de seize minutes : pression moyenne, 70 millimètres.

6e injection faite au bout de vingt minutes à partir de la première injection. Aussitôt que cette injection est terminée, l'hémodynamètre marque successivement 60, 55, 50, 40 et 30 millimètres ; puis survient un léger mouvement de roideur dans les membres, et enfin la colonne de mercure s'abaisse graduellement jusqu'à zéro sans faire d'oscillations. Le cœur cesse de battre, et l'animal tombe flasque, sans mouvement, en faisant entendre trois ou quatre profonds soupirs.

Ainsi, dans cette expérience, la pression moyenne avait diminué avant la dernière injection partielle de 90 à 70 millimètres. Différence, 20 millimètres, ou presque un quart.

L'examen du cadavre, fait au bout de vingt-quatre heures, a montré les grosses veines des cavités splanchniques fort distendues, le cœur droit dilaté et rempli par du sang noir en caillots mous; le tissu cellulaire et les membranes séreuses, surtout le péritoine et les épiploons d'une teinte rougeâtre ; les poumons violacés, et principalement celui du côté sur lequel le cadavre était couché.

La coloration des tissus blancs et la distension des veines étaient indubitablement un effet du ralentissement de la circulation et de la diminution de la force de pression du cœur, car on ne peut pas admettre qu'en vingt minutes il y ait eu un temps suffisant pour que des phlegmasies aient pu se développer et persister après la mort, ou pour que le sang ait pu subir de grandes modifications dans sa constitution interne.

En réunissant ces six dernières expériences pour voir ce qu'elles ont de commun, on trouve : Que le bisulfate de quinine ayant été injecté dans la veine jugulaire à des doses de 50, 120, 180, 190 et 200 centigrammes, en solution dans une quantité d'eau qui a varié de 64 à 200 grammes, on a obtenu :

1° Les diminutions suivantes dans la pression moyenne : 7 millimètres, 16 millimètres, 10 millimètres, 12 millimètres et 20 millimètres, lesquelles expriment des diminutions de 1/10, 1/4, 1/3, 1/5, 1/7 et 1/4 de la pression normale;

2° Une diminution graduelle dans l'amplitude des oscillations, laquelle a été cinq fois de moitié et une fois des deux tiers, des amplitudes normales, d'où l'on peu tirer les conclusions suivantes :

1° Les diminutions de la pression que le sang supporte dans les artères ont été à peu près proportionnelles aux quantités de sulfate de quinine injectées, tandis que la diminution de l'amplitude des oscillations est restée à peu près la même dans tous les cas;

2° Immédiatement après l'injection, la force contractile du cœur a été graduellement en diminuant d'une manière notable; puis, peu à peu, elle a repris de l'énergie, et s'est relevée, sans être néanmoins jamais revenue au degré où elle était avant l'expérience. Circonstance qui paraît tenir à ce que dans les premiers moments qui suivent l'injection, tout le sel est dans les cavités du cœur sur lesquelles il agit avec toute énergie, puis à ce que, passant ensuite peu à peu dans les vaisseaux, il s'y délaie, et n'arrive plus au cœur qu'infiniment étendu, et par conséquent incapable d'agir avec la même force qu'auparavant;

3° Enfin, plus la solution est concentrée, plus elle a de puissance; tandis qu'au contraire, plus les doses en sont étendues et données d'une manière fractionnée, moins elle a d'action.

Si, au lieu de fractionner les doses, on introduit brusquement dans le sang une quantité assez forte de bisulfate de quinine, alors les effets sont bien plus marqués que dans les expériences précédentes.

C'est ce que vont montrer les faits suivants.

Dixième Expérience.

Sur un fort chien de 15 kilogrammes, l'hémodynamètre marquant de 70 à 80 millimètres, j'ai injecté dans la jugulaire, en une seule fois, une solution d'un gramme de bisulfate de quinine dans 90 grammes d'eau. L'injection a été faite rapidement, et aussitôt l'hémodynamètre a donné les hauteurs suivantes : 50, 40, 30 et 25 millimètres, puis la colonne de mercure, qui avait subi une descente graduelle, s'est arrêtée à cette dernière hauteur en faisant de légères oscillations.

L'animal était fortement en titubation, les pupilles à l'état normal, puis, peu à peu, la titubation a cessé, et au bout de deux à trois heures elle était remplacée par une grande faiblesse et beaucoup de lenteur dans les mouvements.

Le lendemain l'animal était dans le même état de langueur, l'hémodynamètre oscillait en se tenant à des hauteurs de 35 à 40 millimètres.

Évidemment, le sulfate de quinine avait produit une diminution de la pression du cœur persistante, et dont la cause n'était pas dans une altération organique.

Onzième Expérience.

Sur un fort chien, l'hémodynamètre marquant une pression moyenne de 92 millimètres, j'ai injecté en un fois dans la veine jugulaire une solution d'un gramme de bisulfate de quinine dans 52 grammes d'eau; l'hémodynamètre observé pendant plusieurs minutes a présenté une diminution rapide de la hauteur de colonne, puis un peu de réaction, et en définitive, à la fin de l'expérience, il n'y avait plus qu'une pression moyenne de 70 millimètres, et par conséquent une différence de 22 millimètres entre les deux pressions. Il y avait une sorte de titubation qui s'est dissipée au bout d'une heure.

Une saignée faite le soir a donné un coagulum aussi beau que celui d'une première saignée faite avant l'injection.

Douzième Expérience.

Sur un fort chien de 15 kilogrammes, l'hémodynamètre ayant successivement donné de 75 à 80, et de 75 à 85 millimètres. J'ai injecté en une fois dans la jugulaire une solution d'un gramme de bisulfate de quinine dans 90 grammes d'eau tiède; l'hémodynamètre a successivement marqué 70, 50, 40 et 35 millimètres, et la colonne de mercure s'est arrêtée à cette dernière hauteur en faisant de légères oscillations.

L'animal n'éprouvait qu'une faible titubation, car il s'est échappé en courant rapidement. Les pupilles étaient normales. Le lendemain il restait seulement un peu de lenteur dans les mouvements, et l'hémodynamètre marquait de 50 à 60 millimètres, ce qui donnait encore une diminution de moitié sur la pression initiale.

Ces trois expériences offrent donc comme résultat commun :

1° Diminution de pression dans les artères, une fois d'un tiers et deux fois de plus de moitié de la pression normale, avec des doses bien plus faibles que dans les expériences précédentes;

2° Persistance de la diminution de cette pression, vingt-quatre heures après l'expérience, quoiqu'à un degré moindre que la veille, et réduite à un quart, malgré l'existence d'une inflammation causée par les incisions profondes.

Si enfin on porte plus haut la quantité de sulfate de quinine, les phénomènes sont plus prononcés, et les mouvements du cœur finissent par s'arrêter tout à fait.

Treizième Expérience.

Sur un chien de 18 kilogrammes, l'hémodynamètre indiquant de 80 à 85 millimètres, j'ai injecté dans la veine jugulaire du côté du cœur, une solution de 2 grammes de bisulfate de quinine dans 90 grammes d'eau tiède, l'injection ayant duré au plus une minute.

A mesure que le liquide de l'injection pénétrait dans la veine, on voyait dans la colonne de mercure descendre graduellement et sans oscillations, de sorte qu'au bout d'une demi-minute elle était arrivée près de zéro, où elle était restée immobile. Pendant ce temps l'animal, qui avait jeté quelques petits cris, s'est affaissé, et est mort sans aucun mouvement convulsif, sans secousse, sans aucune gêne de la respiration, le cœur ayant seulement cessé de battre.

Le thorax, ouvert à l'instant même, a fait voir le cœur complétement immobile, et fortement distendu par le sang ainsi que les veines caves et pulmonaires; en excitant le cœur avec une tige de fer, on provoquait dans cet organe de légers frémissements ou des contractions vermiculaires. Un énorme caillot de sang noir distendait les cavités droites et les veines voisines ; un caillot semblable, mais de couleur écarlate, remplissait les cavités gauches, les veines pulmonaires et l'aorte.

Les veines de la pie-mère étaient aussi distendues, et tous les autres organes y compris les poumons étaient à l'état normal.

Cette expérience a été répétée quatre fois de la même manière, et avec la même quantité de sel de quinine (Expériences 14, 15, 16 et 17), et chaque fois elle a donné exactement les mêmes résultats ; la mort a toujours eu lieu en moins d'une minute ; elle a été précédée, dans deux de ces expériences, par un petit cri, et, dans les deux autres par un roidissement faible et très court, après lequel l'animal s'affaissait et le cœur cessait de battre. Il ne se passait pas autre chose. Toujours, à l'autopsie, on trouvait le cœur ne donnant que de loin en loin de faibles signes de contractilité, et ses cavités fortement distendues, celles du côté droit par un caillot de sang noir, et celles du côté gauche par un caillot de sang écarlate. Les veines voisines du cœur, celles du cerveau et les veines du mésentère se voyaient distendues aussi par du sang noir. Pas d'autre lésion.

Dans six autres expériences, qui furent faites sur des chiens chétifs ou qui avaient servi à d'autres expériences, la mort avait eu lieu de la même manière, quoiqu'on n'eût injecté que 50 centigrammes, 1 gramme, et 12 décigram. de bisulfate de quinine dissous dans 90 gram. d'eau. Seulement la mort était moins prompte que dans les expériences précédentes et n'avait lieu qu'après quelques minutes : on voyait la hauteur de la colonne de mercure de l'hémodynamètre remonter graduellement et lentement. Les cavités droites du cœur étaient distendues par du sang noir, tandis que les cavités gauches étaient ou contractées ou vides de sang. Les mouvements du cœur pouvaient être excités par des irritants mécaniques plus longtemps que dans les cas précédents ; les veines principales se trouvaient encore fort distendues, et tous les autres viscères étaient à l'état normal.

On peut conclure de ces onze expériences parfaitement concordantes :

1º Que le sulfate de quinine, injecté dans les veines du côté du cœur à dose suffisante, suspend à l'instant même les battements de cet organe.

2º Que cette suspension donne lieu à la mort instantanée par une véritable syncope, résultant de la destruction de la puissance de contraction du cœur : car, d'une part, la suspension des contractions du cœur est si brusque et la perte de la contractilité si complète, qu'à la mort on trouve les cavités gauches du cœur et l'aorte elle-même remplies de sang écarlate, ce qui n'a jamais lieu dans les morts ordinaires ; et d'une autre part, le cœur, mis à découvert, n'offre plus que de très légers mouvements vermiculaires, bien différents de ces mouvements énergiques et précipités qu'on observe chez les animaux qui meurent rapidement dans les autres genres d'expériences. Enfin, on trouve constamment les poumons d'un blanc rosé, souples comme l'édredon, sans la moindre trace d'engouement.

3º Que la rapidité de la mort, et l'étendue de la destruction de la contractilité du cœur sont proportionnelles à la dose du sel injecté. Puisqu'on voit dans les quatre dernières expériences, où la quantité du sulfate de quinine injecté n'avait pas été considérable, la mort arriver plus lentement, le cœur gauche conserver la faculté de se vider, et les mouvements du cœur persister après la mort, ce qui n'avait pas eu lieu dans les premières expériences, où cette quantité avait été forte.

4° Que les animaux offrent à la puissance destructive des sels de quinine un degré de résistance bien différent, suivant qu'ils sont plus ou moins forts. Ainsi, dans les cinq premières expériences, où les animaux étaient forts et en bon état, il a fallu deux grammes tandis que dans les quatre dernières, où les animaux étaient petits, ou chétifs ou affaiblis, 50 centigrammes et au plus 1 gramme ont suffi pour produire le même résultat.

La puissance du quinquina sur la contractilité du cœur étant démontrée, il est maintenant nécessaire de savoir pendant combien de temps elles se fait sentir. Les faits déjà connus indiquent qu'elle a une certaine persistance; ainsi des médecins bons observateurs ont remarqué qu'après la guérison des fièvres intermittentes par les sels de quinine, le pouls était resté plus lent que dans l'état normale. M. Legroux a émis l'opinion que le ralentissement du pouls persistait plusieurs jours après la cessation du sulfate de quinine employé contre le rhumatisme.

J'ai fait la même observation que ce judicieux praticien, et je puis citer, entre autres, un jeune homme actuellement convalescent d'un rhumatisme articulaire aigu, chez lequel on a cessé l'emploi du sulfate de quinine depuis plusieurs jours, et dont le pouls donne depuis ce temps 54 pulsations seulement par minute.

Les expériences suivantes rendront la chose plus certaine.

Vingt-sixième Expérience.

Sur un chien vigoureux de 19 kilogrammes, l'hémodynamètre marquant de 60 à 85 millimètres, et de 65 à 85 millimètres, indiquant par conséquent une pression moyenne de $73^{mm},75$, j'ai injecté en une fois dans la veine jugulaire une solution de 50 centigrammes de bisulfate de quinine dans 90 grammes d'eau. L'animal est resté fort calme ; l'hémodynamètre marquait successivement 60, 65 et 70 millimètres. Il n'y avait aucune titubation.

Au bout de vingt-quatre heures, l'animal était en bon état et l'hémodynamètre marquait encore de 60 à 65 millimètres, comme après l'expérience de la veille.

Sur le chien de la quatrième expérience, auquel on avait injecté 50 centigrammes du sulfate de quinine, il y avait, le lendemain de l'expérience, la même diminution de pression de $8^{mm},75$ qu'au moment de l'expérience elle-même.

Sur le chien de la dixième expérience, auquel on en avait injecté 1 gramme, il y avait encore, au bout de vingt-quatre heures, une diminution de 20 millimètres sur la pression normale.

Sur le chien de la douzième expérience, auquel on avait également injecté 1 gramme de ce sel, il y avait encore, au bout de vingt-quatre heures, une diminution de pression de 30 millimètres.

Sur le chien de la cinquième expérience, auquel on avait injecté 12 décigrammes de bisulfate de quinine, la pression moyenne, avant l'injection, ayant été de $72^{mm},50$, et l'amplitude des oscillations de 15 millimètres, après l'injection cette pression se trouvait réduite à 56 millimètres et les oscillations à 5 millimètres.

Au bout de vingt-quatre heures, l'animal avait de la faiblesse et de la lenteur dans les mouvements, le pouls était à 120.

5

L'hémodynamètre donna les hauteurs suivantes :

     45, 50 millimètres.   40, 45 millimètres.

Pression moyenne : 45 millimètres.

Au bout de quarante-huit heures, l'animal, qui n'a pas mangé, est resté triste, immobile, avec des mouvements très lents ; le pouls est à 120.

L'hémodynamètre donna les hauteurs suivantes :

     30 à 35 millimètres.   30 à 35 millimètres.

     35 à 40   —   40 à 45   —

     30 à 40   —

Pression moyenne : 35 millimètres.

A ce moment, on tira successivement du sang de la veine jugulaire et de l'artère carotide ; le premier était de couleur noire et le second de couleur écarlate. Tous les deux se coagulèrent au bout de quelques instants. Le lendemain on trouva les deux caillots très consistants, nageant dans un sérum à peine coloré.

L'animal est mort cinquante-deux heures après l'expérience. A l'autopsie, la pie-mère était médiocrement injectée, et seulement dans ses gros vaisseaux ; le tissu du cœur contracté et ferme, l'endocarde était blanc ; des caillots noirâtres et fibrineux, très denses, se prolongeaient dans l'aorte et dans l'artère pulmonaire en adhérant aux valvules auriculaires.

Les poumons étaient souples, rosés, à peine engoués, donnant à la pression la sensation de l'édredon, n'ayant que quelques taches violacées du côté du décubitus du cadavre ; les grosses veines pulmonaires étaient distendues par le sang. La membrane muqueuse de la trachée-artère et la séreuse de l'intérieur des veines étaient blanches.

L'estomac, contracté, offrait sa muqueuse hérissée de replis partie de couleur rosée, partie de couleur blanche ; la membrane muqueuse des intestins était parfaitement blanche. La vessie, un peu contractée, présentait une légère injection de la membrane muqueuse.

L'aorte et les gros troncs veineux étaient de couleur blanche, et contenaient des caillots assez denses.

Je rapporte cette autopsie avec détail, parce qu'elle est la première dans laquelle, en raison de la durée des accidents après l'expérience, le sulfate de quinine ait eu le temps de produire tous ses effets, et que si pendant la vie on trouva la titubation et l'affaiblissement graduel observés par tous les expérimentateurs , les altérations des tissus se sont montrées bien différentes de celles qu'a rencontrées **M. Mélier.**

Sur le chien de l'expérience quatre-vingt-dix-huitième, auquel on injecta 2 grammes de sulfate de quinine mêlés à du vin, et chez lequel la pression avant l'injection était de 82 millimètres, au bout de vingt-quatre heures elle était de 72 millimètres.

Sur celui de la trente-sixième expérience, dans la carotide duquel on injecta 2 grammes de sulfate de quinine, la pression, qui avant l'injection était de 72^{mm},50, était au bout de vingt-quatre heures réduite à 57^{mm},50, quoique l'animal fût sous l'influence d'une encéphalite qui aurait dû l'augmenter.

Sur celui de la soixante-deuxième expérience, dans la jugulaire duquel on injecta 2 grammes de sulfate de cinchonine, la pression normale était de 76^{mm},50, au bout de vingt-quatre heures elle était de 72^{mm},50 ; mais au bout de cinq jours elle était revenue à l'état normal.

Sur celui de la soixante-huitième expérience, auquel on injecta 4 grammes de sulfate de cinchonine et chez lequel la pression normale était de 70 millimètres, l'amplitude des oscillations avait diminué de 15 millimètres au bout de quarante-huit heures.

Sur celui de la soixante-douzième expérience, dans la jugulaire duquel on injecta le sel acide d'une nouvelle espèce de quinquina, la pression normale étant de 80 millimètres, au bout de quarante-huit heures elle n'était plus que 72^{mm},50.

Enfin, sur le chien de la soixante-quatorzième

expérience, on avait injecté 2 grammes de bisulfate de quinine dans l'aorte, la pression normale étant de 72^{mm},50 ; au bout de vingt-quatre heures, l'affaiblissement de la circulation existait encore à un degré assez prononcé pour que la pression ne fût que de 65 millimètres.

Ainsi, sur onze chiens chez lesquels la pression a été mesurée vingt-quatre et quarante-huit heures après l'expérience, la diminution de pression existait encore chez neuf et avait cessé chez deux.

On peut conclure de là : 1° Que l'influence du quinquina sur la circulation se fait encore sentir au moins vingt-quatre heures après son introduction dans l'économie animale, et qu'elle a pu, dans les cas observés, produire une diminution d'un huitième, d'un septième, d'un quart, d'un tiers et même d'une moitié de la pression normale ;

2° Que cette influence est bien un effet du quinquina, et non celui de la débilité qui peut résulter des souffrances, des malaises et du défaut d'alimentation qui suivent les expériences, puisque dans les soixante-huitième et soixante-dixième expériences, on voit des animaux très affaiblis, très amaigris et presque mourants donner à l'hémodynamètre une pression normale.

ACTION DU QUINQUINA SUR LE SANG LUI-MÊME.

Des analyses chimiques faites par MM. Henry, Lesueur, Lannaux et Follin (1), à l'aide desquelles on a trouvé la quinine dans le sang des animaux auxquels on avait

____

(1) *Écho du monde savant.*

administré cette substance, ne laissent pas de doute sur son passage et sur son séjour dans ce liquide. Durant ce séjour, dont l'observation montre que la durée est assez courte, le quinquina modifie-t-il la constitution du sang?

On a vu que les médecins d'autrefois attribuaient au quinquina la propriété de cuire, d'épaissir, et enfin de solidifier le sang.

Sans adopter les exagérations et les idées spéculatives des anciens classiques, tous les auteurs de thérapeutique ont regardé l'écorce du Pérou et ses préparations comme jouissant de la propriété de donner de la consistance au sang, d'augmenter sa plasticité et de le rendre plus concrescible.

Cependant, malgré l'unanimité de cette opinion, un médecin du siècle dernier, qui avait fait des expériences à ce sujet, Freind (1), ayant mis en contact, dans des vases, du sang et de la décoction du quinquina, et ayant trouvé qu'après ce contact, le sang était devenu plus fluide, avait prétendu qu'on était généralement dans l'erreur, que le quinquina augmentait la ténuité et la fluidité du sang.

M. le docteur Mélier (2) a cru, dans ces derniers temps, devoir tirer de quelques expériences faites en sa présence une conclusion analogue à celle de Freind, sauf, toutefois, une variante.

L'auteur de l'*Emménologie* avait trouvé, pour faire cadrer la chose avec sa théorie des emménagogues, que le sang modifié par le quinquina, en même temps qu'il était devenu plus fluide, était aussi devenu plus rutilant, plus artériel que dans l'état normal. M. Mélier, au con-

(1) *Emménologie de Freind*, trad. par Devaux, p. 291 et 307.

(2) *Mémoires de l'Académie de médecine*, t. X.

traire, a trouvé qu'il était plus noir et plus veineux, qualités auxquelles il attribue tous les effets toxiques des sels de quinine.

Malgré la difficulté de mettre sur le compte d'une même altération du sang, comme l'a fait le médecin que je viens de citer, des états pathologiques aussi opposés que le sont la prostration et les convulsions, la pneumonie et l'infiltration du sang, le tétanos et l'état typhoïde, cette opinion n'en a pas moins été admise par M. Monneret (1), qui explique par cette liquéfaction du sang les pétéchies, les épistaxis et un état typhique qu'il a observés.

Elle l'a été également par M. Legroux (2), qui a fait à ce sujet des analyses du sang sur lesquelles je reviendrai plus loin.

Une substance qui aurait la propriété de liquéfier le sang et d'en détruire la fibrine serait l'un des antiphlogistiques les plus puissants, puisque les recherches de MM. Andral et Gavarret prouvent qu'il existe une relation intime entre l'excès de fibrine du sang et l'état phlegmasique ; et si le quinquina, qui jouit incontestablement de la propriété d'affaiblir et de ralentir la circulation, avait en outre la propriété de liquéfier le liquide circulant, ce serait l'antiphlogistique par excellence ; on pourrait, avec lui, se passer de la phlébotomie, et loin d'être une cause de troubles généraux et de mort, comme le pensent quelques uns de ces messieurs, cette propriété en ferait, au contraire, le plus grand des remèdes.

Malheureusement les recherches nombreuses que j'ai faites à ce sujet sont loin de confirmer les espérances

(1) Mém. déjà cité.
(2) Mém. déjà cité.

qu'on pourrait concevoir. Il est très vrai que le sulfate de quinine mis dans un vase, en contact avec du sang, peut le fluidifier; mais cette action n'est pas absolue, elle varie suivant la quantité du sel.

Ainsi, 1 gramme de bisulfate de quinine dissous dans 30 grammes d'eau ayant été mis en contact avec 30 grammes de sang veineux récemment tiré de la veine, ce sang était, au bout de vingt-quatre heures, complétement liquide, et ne contenait pas même de grumeaux. Examiné au microscope par M. Donné, on a trouvé la plus grande partie des globules complétement détruits, ceux qui restaient étaient déchirés et déchiquetés.

Avec 50 centigrammes mêlés de la même manière, le sang est en consistance de sirop ou de gelée, ou bien il présente un caillot très mou, ou enfin il est rempli de grumeaux.

Avec 25 centigrammes, le sang n'est plus liquide, mais son caillot est très mou, ou présente l'apparence d'une gelée.

Avec 10 centigrammes, le caillot est encore mou, ou en bouillie liquide.

Avec 5 centigrammes, ce caillot est mou, en gelée, ou en grumeaux épais pris en masse.

Avec 25 milligrammes, il n'y a plus de modification appréciable du sang; celui-ci n'offre plus aucune altération visible, il a la fermeté, l'aspect et les propriétés physiques du sang normal. L'action est exactement la même sur le sang veineux et sur le sang artériel.

Il résulte de ces expériences qu'en supposant l'action chimique se passant dans les vaisseaux du corps comme elle se passe dans un vase en repos, il faudrait, en se basant sur une quantité de six litres de sang, minimum de ce qui en existe dans la circulation ; il faudrait, dis-je, une dose de 10 grammes de bisulfate de quinine pour rendre le sang très mou, et qu'il en faudrait beaucoup plus pour le liquéfier complétement.

Or, le malade de l'Hôtel-Dieu qui a servi de point de départ à la théorie de la liquéfaction du sang, et chez lequel à l'autopsie on a trouvé partout le sang fluide et non coagulé, n'avait pris que 5 grammes de sulfate de quinine neutre et en poudre (1).

La même réflexion s'applique aux expériences de M. Mêlier, dans lesquelles des animaux qui n'avaient pris que 1 gramme de sulfate de quinine avaient tous leur sang aussi liquide que ceux qui en avaient pris 4 et 6 grammes.

. La propriété de liquéfier le sang par le contact dans des vases : n'est point particulière au sulfate de quinine, tous les alcalis organiques la possèdent, quelles que soient leurs propriétés médicinales ; ainsi, 30 grammes de sang étant mis en contact avec 5 centigrammes de strychnine, de chlorhydrate ou d'acétate de morphine, dissous dans 30 grammes d'eau, toujours ce sang se retrouve, au bout de vingt-quatre heures, en consistance de sirop, de gelée, ou de masse grumeleuse noirâtre, exactement comme avec le sulfate de quinine. Or, on n'a jamais songé à expliquer les convulsions tétaniques dues à la strychnine et le narcotisme produit par la morphine, par la liquéfaction du sang.

Bien mieux, l'arsenic, dont la propriété stupéfiante est si prononcée, et dont l'effet habituel est la production des sugillations et des ecchymoses dans tous les

____

(1) *Examinateur médical*, obs. de M. Dupuysaic,

tissus, phénomènes qui selon cette théorie seraient le résultat de la liquéfaction du sang, l'arsenic concrète, au contraire, ce liquide d'une manière non douteuse, car 35 centigrammes d'arsénite de potasse en solution, mis en contact avec 30 grammes de sang, donnent ordinairement lieu à un caillot très dense et très ferme.

Dans une des expériences que j'ai faites, le caillot est même devenu très couenneux. L'azotate de potasse, dont l'action se rapproche tant de celle de la quinine, et qui produit à peu près les mêmes accidents toxiques, mis à la dose de 1 gramme en contact avec 30 grammes de sang, donne toujours lieu à la formation d'un caillot rutilant et très dense.

Il résulte bien évidemment de ces recherches : 1° que l'action chimique des sels de quinine sur le sang ne se passe pas dans les vaisseaux du corps comme dans un vase en repos ; 2° que la liquéfaction de ce liquide organisé produite dans un vase ne prouve pas sa liquéfaction dans les vaisseaux, et qu'à supposer même qu'elle s'y fît également, cela ne pourrait pas le moins du monde servir à l'explication des phénomènes pathologiques observés sur le vivant.

Ceci posé, on peut maintenant passer à l'étude des expériences directes. M. Mélier ayant, comme on l'a vu, fait, à l'imitation de M. Magendie, prendre à six chiens du sulfate de quinine et les ayant presque tous vus périr, a trouvé chez tous ceux qui étaient morts le sang liquide, à peine coagulé et le sérum louche ou mal séparé du cruor.

J'ai, à mon tour, expérimenté sur une plus grande échelle que ne l'a fait ce médecin, et j'ai obtenu des résultats fort différents des siens. Sur six chiens bien portants, auxquels j'avais injecté en une seule fois, dans la veine jugulaire, de 15 décigram. à 2 gram. de bisulfate de quinine, et qui sont morts aussitôt après l'injection, j'ai constamment trouvé le sang fortement coagulé et offrant un spectacle peu ordinaire : le cœur droit rempli par un caillot dur et de couleur noire, et le cœur gauche distendu par un caillot également fort dur, mais de couleur écarlate.

On peut objecter que, dans ces expériences, le sulfate de quinine n'avait pas encore eu le temps d'agir assez fortement sur le sang pour être capable de le liquéfier ; mais alors il faut admettre que la liquéfaction du sang n'a pas été la cause des accidents et de la mort observés chez ces animaux. Au surplus, voici des expériences plus explicites.

Sur onze chiens (Expériences 113, 115, 116, 117, 118, 119, 58, 59, 120, 121, 30), dans l'estomac desquels j'ai injecté du bisulfate de quinine à la dose de 2 à 4 grammes, et qui sont morts dans un laps de temps qui a varié de douze heures à quatre jours, on a toujours trouvé le sang contenu dans les cavités du cœur et dans les gros vaisseaux du voisinage pris en gros caillots ; une fois seulement, ces caillots étaient mous (Exp. 117). Sur six d'entre eux j'ai fait tirer du sang de la jugulaire (Exp. 58, 59, 119, 117, 118, 120) dans le moment où la titubation était à son maximum, cinq ou six heures après l'ingestion du sel, et toutes les fois le sang a donné un caillot parfaitement semblable, pour l'apparence et pour la consistance, à celui des saignées qu'on avait eu chaque fois la précaution de faire avant l'expérience. Il est même arrivé que des saignées, pratiquées au moment même où les animaux mouraient affaissés, ont donné un sang qui se coagulait le long de la veine jugulaire.

Pour varier l'expérience et avoir la certitude absolue de l'introduction du sulfate de quinine dans la masse du sang, j'ai injecté dans la veine jugulaire de onze chiens (Exp. 11, 5, 14, 15, 8, 74, 36, 75, 77, n°ˢ 56 et 57) le sulfate de quinine à la dose de 1 à 2 grammes, ou les extraits de quinquina à la dose de 4 à 6 grammes : ces animaux périrent après deux jours au moins d'expérience. Six fois j'ai trouvé le sang contenu dans les cavités du cœur, en caillots consistants ; et chez deux de ces animaux, du sang artériel et du sang veineux, tirés pendant les accidents, s'étaient pris en caillots aussi bien coagulés que l'était celui du sang qu'on avait tiré avant l'expérience. Quatre fois seulement le sang était liquide (Expériences 8, 74, 36, 77). Ces expériences ont eu pour témoins M. le docteur Poiseuille, la plupart des élèves de l'hôpital Cochin et plusieurs des médecins de Paris.

Il ne me paraît pas douteux que la masse de faits directs que j'oppose au petit nombre d'expériences faites par M. Mêlier ne l'emporte sur elles, et il me semble difficile de ne pas reconnaître que quand le sang reste liquide sur le cadavre, cela tient à la nature des accidents éprouvés par les animaux, à leur genre de mort, et non à une action directe et constante de la quinine sur le sang.

Les variations dans la consistance du sang, exprimées par les termes vagues de sang plus ou moins consistant, laissant une certaine indécision dans la question, j'ai pensé qu'il valait mieux faire directement l'analyse du sang.

M. Legroux (1), dans la même pensée, avait fait faire celle du sang de rhumatisants traités par le bisulfate de quinine, et il avait trouvé que sous l'influence de ce traitement la quantité de fibrine décroissait habituellement de 1 à 2, et même une fois de 3 millièmes par jour. Il mit cette diminution sur le compte de l'action directe du sulfate de quinine sur le sang, sans remarquer que ce médicament guérissant le rhumatisme, il était inévitable que par cette raison, la quantité de fibrine qui y était en excès n'allât pas en diminuant et ne tendît pas à revenir à son chiffre normal. M. Legroux fait lui-même observer que ses malades guéris après avoir été traités par le sulfate de quinine avaient encore dans le sang une proportion de fibrine plus forte que dans l'état normal, ce qui, assurément, n'est pas une grande preuve en faveur de la propriété défibrinante de ce sel.

J'ai cherché à me mettre à l'abri d'une solution complexe en expérimentant sur des animaux bien portants que j'ai saignés avant et après leur avoir fait prendre le sulfate de quinine.

Voici ces expériences :

Vingt-septième Expérience.

J'ai fait à la veine jugulaire d'une chienne du poids de 25 kilogrammes, bien portante et ayant bien mangé, une bonne saignée. Le sang, analysé d'après le procédé de MM. Andral et Gavarret, a donné pour 100 grammes de sang humide :

Fibrine sèche,	0^{gr},35
Globules secs,	12^{gr},49
Sels et albumine du sérum,	7^{gr},02
Eau pure,	80^{gr},14
Total :	100^{gr},00

(1) Mém. déjà cité.

Immédiatement après la saignée, j'ai injecté lentement dans la veine jugulaire, du côté du cœur, une solution de 12 décigrammes de bisulfate de quinine. Aussitôt titubation et agitation telles que l'animal, cherchant à s'échapper, tombe sur le côté à chaque pas qu'il veut faire, et qu'il lui est impossible de se tenir sur les pattes.

Le lendemain, l'animal était remis et avait mangé ; j'injectai de nouveau dans la jugulaire une solution de 50 centigrammes de sulfate de quinine, qui produisit à l'instant une légère titubation.

Le troisième jour, l'animal se maintient en bon état ; j'injecte de nouveau une solution de 40 centigrammes de ce même sel.

Le quatrième jour, l'animal est bien portant ; il continue à manger, et on lui fait une saignée à la jugulaire.

Le sang analysé a donné les résultats suivants, pour 100 grammes de sang humide :

Fibrine sèche,	0^{gr},68
Globules secs,	10^{gr},59
Sels et albumine du sérum	6^{gr},82
Eau pure ,	81^{gr},94

Ainsi, après l'introduction graduelle dans le sang, pendant quatre jours, de 21 décigrammes de sulfate de quinine, ce sang a présenté :

En plus. . .	1^{gr},78 d'eau , ou 1/50.	
—	0^{gr},32 de fibrine, ou le double.	
En moins. .	1^{gr},70 de globules , ou 1/6.	
—	0^{gr},20 de sels et d'albumine.	

On ne peut pas dire que l'animal n'était pas saturé de quinine ; car après la saignée j'ai voulu lui injecter dans la jugulaire une solution de 40 centigrammes de ce sel, et il est mort pendant l'injection.

On ne peut pas non plus prétendre que le sang était plus riche, car il contenait plus d'eau et moins de globules que celui qu'on avait tiré avant les expériences. Une seule expérience ne suffisant pas, j'ai dû la répéter.

Vingt-huitième Expérience.

Après avoir renfermé pendant trente-six heures, afin de le mettre dans les mêmes conditions hygiéniques avant et après la première saignée, un chien de 14 kilogrammes, bien portant et mangeant bien, je lui ai fait faire une saignée à la jugulaire, dont le sang a été recueilli et analysé.

Puis j'ai injecté dans cette veine une solution de 1 gramme de sulfate de quinine dans 100 grammes d'eau, ce qui a produit aussitôt une forte titubation.

Chacun des trois jours suivants, j'ai injecté au matin une solution de 50 centigrammes de bisulfate de quinine dans 64 grammes d'eau. Chaque jour il y avait de la titubation après l'injection.

Enfin, le quatrième jour, l'animal est un peu faible; on constate à l'hémodynamètre une diminution de pression de 20 à 25 millimètres. Le pouls marque 110.

On fait alors une saignée de la jugulaire dont le sang est analysé comme le premier.

Analyse comparative du sang des deux saignées
pour 100 grammes.

	Avaut l'action du sel de quinine.	Après l'action du sel.		Différence.
Fibrine sèche ,	0^{gr},34	0^{gr},82	+	0^{gr},48, plus du double.
Globules ,	16^{gr},80	11^{gr},71	—	4^{gr},89, 1/4.
Sels et albumine,	8^{gr},42	7^{gr},27	—	1^{gr},25, 1/6.
Eau pure ,	74^{gr},44	80^{gr},00	+	5^{gr},50, 1/16.
	100^{gr},00	100^{gr},00		

Ce chien et le suivant ont été sacrifiés immédiatement après la seconde saignée, pour savoir si l'on ne trouverait pas dans leurs organes une phlegmasie qui rendrait compte de l'excès de fibrine observée, et l'on n'en a pas trouvé.

Tous les organes étaient à l'état sensiblement normal ; les vaisseaux étaient blancs à l'intérieur.

Comme , à la rigueur, on pourrait supposer que plaie qu'on est obligé de faire pour découvrir la veine jugulaire et y pratiquer des injections avait pu provoquer de l'inflammation des tissus voisins des incisions et un certain degré d'excitation dans le système vasculaire, j'ai cherché à me mettre à l'abri de cet inconvénient en introduisant le sulfate de quinine dans l'estomac.

Vingt-neuvième Expérience.

J'ai fait une saignée de la jugulaire à un chien fort et en bon état, puis au moyen d'une sonde j'ai injecté dans l'une des narines une solution de 1 gramme de bisulfate de quinine dans 150 grammes d'eau ; l'œsophage a été lié aussitôt.

Au bout de quinze à vingt minutes, titubation dont l'intensité va croissant. La ligature est retirée au bout de quatre heures, et l'on fait boire l'animal.

Chacun des deux jours suivants on injecte par le même moyen, et avec les mêmes précautions, 75 centigrammes de bisulfate de quinine dans 120 grammes d'eau, et chaque fois on produit de la titubation.

Enfin, le troisième jour, l'animal est affaibli, amaigri, et mange à peine. On lui pratique une saignée de la jugulaire.

Analyse comparative du sang des deux saignées.

	Avant.	Après.	Différence.
Fibrine sèche ,	0^{gr},25	1^{gr},10	4 fois de plus.
Globules ,	15^{gr},70	12^{gr},16	en moins, 1/5.
Sels et albumine,	8^{gr},17	8^{gr},02	en moins, une fraction.
Eau ,	75^{gr},88	78^{gr},62	en plus, 1/24.

Cette analyse offre des résultats concordant en tout point avec les deux précédentes.

Mais il reste encore dans cette expérience l'objection de l'inflammation que peut produire la ligature de l'œsophage.

J'ai voulu lever cette difficulté dans l'expérience suivante, que j'ai cherché à rendre aussi complète et aussi concluante qu'il m'a été possible.

Trentième Expérience.

Le 26 août, j'ai fait une saignée à la veine jugulaire d'un chien de 19 kilogrammes, vigoureux et en bon état.

Puis j'ai injecté dans l'estomac, à jeun, au moyen de la sonde œsophagienne introduite par les narines, une solution de 12 décigrammes de sulfate de quinine dans 100 grammes d'eau tiède. On n'a pas lié l'œsophage, mais on s'est assuré par une surveillance attentive que l'animal n'a pas vomi. Il n'y a pas eu de titubation sensible au moment de l'expérience.

Chacun des quatre jours suivants, j'ai injecté de la même manière une solution de 15 décigrammes les deux premiers jours, et de 2 grammes les jours suivants, de bisulfate de quinine dans 100 grammes d'eau.

Le quatrième jour, l'animal était affaissé, amaigri; ses mouvements étaient lents. Il avait de la titubation, ne mangeait plus, restait couché, et offrait complétement l'aspect des animaux fortement influencés par les sels de quinine.

Au cinquième jour, on lui pratiqua une saignée de la veine jugulaire, le sang fut mis à part et analysé.

Alors on laissa se remettre ce chien, qu'on exposa dans un jardin au soleil, où il se rétablit, et finit par manger.

Au bout de quinze jours de ces soins, l'animal était bien remis, et il paraissait être à peu près à l'état normal.

Je lui fis une troisième saignée de la jugulaire, dont le sang fut recueilli et analysé.

Puis on le remit au sulfate de quinine. On lui en injecta 2 grammes au moyen de la sonde, et chacun des deux jours suivants on fit une injection de la même quantité de sel.

L'animal redevint triste, titubant, refusant de manger, et le dernier jour il fut pris d'accès intermittents de convulsions qui se répétèrent fréquemment durant toute la journée. Vers le milieu du jour, et pendant les accès convulsifs, on fit à la jugulaire une quatrième saignée dont le sang fut encore analysé comme les précédents.

Deux heures après, l'animal est mort dans l'affaissement.

A l'examen du cadavre, on a trouvé une injection très modérée de la pie-mère, la substance du cerveau à l'état normal, l'un des poumons sains, l'autre, du côté du décubitus, un peu engoué sur le côté ; le cœur distendu par de gros caillots très denses, qui, à droite, se prolongeaient en lanières fibrineuses dans l'artère pulmonaire. L'estomac est blanc à l'intérieur.

Analyse comparative des quatre saignées.

	1re SAIGNÉE	2e SAIGNÉE	3e SAIGNÉE	4e SAIGNÉE
	Avant le sulfate de quinine.	Après l'introduction de 8 gr. de ce sel en 5 jours.	Après 15 jours de repos.	Après 6 gr. en 5 jours.
Fibrine ,	0gr.,12 (1)	1gr.,31	0gr.,53	0gr.,58
Globules,	17gr.,39	11gr.,50	7gr.,62	4gr.,29
Sérum et albumine,	7gr.,00	8gr.,88	8gr.,26	10gr.,28
Eau pure,	74gr.,66	78gr.,31	83gr.,59	84gr.,85
	100gr.,00	100gr.,00	100gr.,00	100gr.,00

On voit, dans cette expérience, que j'ai variée autant que possible, et dans laquelle j'ai cherché à me mettre à l'abri de toute objection, la confirmation des expériences précédentes. Le chiffre de la fibrine augmente à chaque administration de sulfate de quinine, et il baisse à chaque suspension du sel.

Ainsi il a augmenté dans une proportion énorme après la première ingestion de ce sel, il a baissé de moitié après un long repos, une bonne exposition à l'air, et une bonne alimentation, et enfin il s'est relevé un peu, après une

(1) Ce chiffre est trop faible, cette seule fois ce fut un élève qui sépara la fibrine, je m'aperçus trop tard de ce qu'il faisait, et je m'assurai qu'il avait laissé échapper de la fibrine, peut-être la moitié, de sorte que, pour plus d'exactitude, il faut en porter le chiffre au taux des expériences précédentes.

nouvelle ingestion du sel, à laquelle l'animal a succombé.

Il résulte donc de ces quatre expériences qui offrent entre elles une concordance rare, garantie précieuse de leur exactitude :

1° Que toujours le chiffre de la fibrine a augmenté après la prise du sulfate de quinine dans une proportion considérable, et a diminué quand on l'a interrompue ;

2' Que toujours le chiffre des globules a été en diminuant, fait que je n'attribue pas d'une manière exclusive au sel de quinquina, puisque, dans la dernière expérience, cette diminution a été croissant pendant la période dans laquelle l'animal n'en prenait plus, mais qui a été d'un quart à un sixième ;

3° Que toujours aussi la quantité d'eau du sang a été croissant, dans une faible proportion (d'un vingtième à un cinquantième), et comme cette augmentation s'est produite dans les mêmes circonstances que la diminution des globules, on peut aussi l'attribuer, en partie, au dépérissement que les animaux éprouvent toujours après les expériences, malgré toutes les précautions.

4° Enfin, que le chiffre des sels et de l'albumine ayant oscillé dans une si faible proportion que ces variations peuvent être considérées comme nulles, l'administration des sels de quinine paraît n'avoir pas une influence bien déterminée sur ces éléments du sang.

Si de l'expérimentation on passe à l'observation des faits pathologiques, on obtient des résultats parfaitement concordants avec les précédents. Ainsi, dans tous les cas où j'ai fait saigner des rhumatisants traités par le sulfate de quinine, j'ai constamment trouvé le sang bien coagulé et recouvert d'une couenne assez épaisse : chez

une malade qui avait pris, pour un rhumatisme aigu,
58 grammes de sulfate de quinine, une petite saignée
faite aussitôt après la cessation de l'emploi du quinquina,
donna une proportion de fibrine supérieure de 20
pour 100 à la proportion normale. M. Legroux convient
lui-même qu'après la guérison des rhumatisants par le
sulfate de quinine, il existe encore dans le sang une proportion de fibrine plus forte que dans l'état normal. D'un
autre côté, sur six cas de malades qui succombèrent
pendant qu'ils prenaient le sulfate de quinine à haute
dose, et qu'ils étaient fortement influencés par ce médicament, une seule fois on a trouvé le sang fluide, ce
fut chez le malade de l'Hôtel-Dieu ; une autre fois, le
sang était en caillots mous ; dans les quatre autres cas,
les caillots avaient une consistance normale.

La diminution du nombre des globules, indiquée par
l'expérimentation, se retrouve également chez quelques
malades. Ainsi, j'ai vu quelques rhumatisants traités par
le sulfate de quinine à des doses de 3 et 4 grammes pendant plusieurs jours, chez lesquels, outre la titubation
et le collapsus, il était survenu une teinte couleur de
cire à la peau, une pâleur des gencives et des lèvres, et
un refroidissement de la surface du corps, état anémique qui s'est facilement dissipé. M. Legroux s'est certainement trompé, quand après une seule analyse du sang
faite chez un rhumatisant guéri, il en a conclu que la
quinine avait la propriété d'augmenter la proportion des
globules du sang. Il a évidemment pris l'effet pour la
cause : en effet, d'une part, le teint pâle des rhumatisants devient plus rosé quand le rhumatisme étant guéri
par un moyen quelconque, l'hématose auparavant
troublée a pu, de nouveau, se faire régulièrement.

D'autre part, le sulfate de quinine imprime aux organes digestifs de beaucoup de rhumatisants détériorés depuis longtemps, une activité telle, qu'il se développe un appétit vorace, duquel résulte un surcroît forcé d'alimentation et une hématose plus riche qu'avant la maladie.

Enfin, si dans les expériences on a vu constamment augmenter la proportion de l'eau du sang, on observe quelquefois la même chose chez les malades. Ainsi, j'ai vu, chez deux rhumatisants traités par le sulfate de quinine à 3 et 4 grammes par jour, une infiltration des membres, et une collection de liquide dans les séreuses du thorax et de l'abdomen, se produire très rapidement en même temps qu'une sorte d'état anémique. Cette diathèse séreuse s'est promptement dissipée. Chez un certain nombre de malades rhumatisants traités par le sulfate de quinine, on rencontre, après la guérison, un léger susurrus hydroémique dans les carotides.

Ainsi, l'observation et l'expérience se réunissent pour démontrer que le sulfate de quinine ne liquéfie pas directement le sang, et qu'au contraire la quantité de la fibrine en est augmentée d'une manière notable; que par conséquent toutes les inductions qu'on avait tirées de cette liquéfaction prétendue tombent d'elles-mêmes.

Quant à la diminution du nombre des globules, et à l'augmentation de la proportion du sérum, les études ne donnent rien d'assez positif pour qu'on puisse établir entre elles et le sulfate de quinine une relation bien déterminée.

L'augmentation du chiffre de la fibrine, résultat bien démontré de l'action de la quinine, n'empêche pas que dans certains cas on ne trouve, chez les animaux auxquels on a fait prendre du sulfate de quinine à haute dose, le sang liquide ou mal coagulé. Quand, par l'effet de l'action de ce sel, les animaux s'affaissent, restent dans l'immobilité et cessent de manger; quand alors leur respiration se ralentissant, le cœur ne chasse plus le sang que faiblement, leur corps se refroidit, il n'est pas extraordinaire qu'avec une pareille hématose, le sang ne se trouve quelquefois liquide sur le cadavre, comme on le trouve dans les saignées chez les sujets faibles ou affectés de forte dyspnée.

On a vu plus haut que l'azotate de potasse concrétait le sang avec lequel on le met en contact. Or, M. Nonat a vu périr en quelques heures, dans un état de collapsus asphyxique un homme qui avait pris par mégarde 31 grammes de ce sel dans une potion, au lieu de 1 gramme par litre de tisane qui lui avait été prescrit. A l'autopsie, on trouva le sang liquide et noir, la pie-mère, les poumons et les muqueuses injectées en noir.

CAUSES DE L'INFLUENCE DU QUINQUINA SUR LA CIRCULATION.

L'action débilitante que le quinquina exerce sur la circulation étant démontrée, il s'agit de rechercher si cette action est un effet commun à toutes les substances délétères, si elle est le résultat d'une influence exercée sur l'encéphale dont elle ne serait plus que l'effet secondaire, ou si enfin elle dépend d'une influence directe exercée sur le cœur (1).

(1) Cette marche paraît longue, mais il est impossible de l'abréger sans nuire à la preuve du fait, et je la regarde comme d'autant meilleure, que M. Gosselin a suivi le même procédé de raisonnement dans un travail qu'il a fait paraître en 1846 sur les propriétés anesthésiantes du chloroforme... Mes expériences datent de 1862.

HYPOTHÈSE D'UNE ACTION DÉLÉTÈRE.

Il est rationnel de supposer que les poisons qui tuent rapidement, en arrêtant en un instant toutes les actions de la vie, peuvent commencer par arrêter celles qui président à la circulation. C'est à l'expérimentation à répondre à cette supposition.

Trente et unième Expérience.

Sur un chien de 17 kilogrammes l'hémodynamètre marquant de 70 à 90 millimètres.

J'ai injecté dans la veine jugulaire une solution de 5 centigrammes d'extrait alcoolique de noix vomique dans 64 grammes d'eau tiède. Aussitôt l'injection, l'hémodynamètre oscilla de

120 à 50 millimètres.   130 à 70 millimètres.

Et en même temps une roideur tétanique se manifesta et dura deux minutes.

La pression et l'amplitude des ocillations étaient évidemment augmentées de beaucoup.

Quelques instants après, je fis une seconde injection semblable à la première.

Aussitôt l'hémodynamètre n'a plus indiqué que des hauteurs rapidement décroissantes de 40, 30, 20, et 5 millimètres. Le mouvement tétanique persista pendant une à deux minutes, après lesquelles l'animal succomba promptement. En ouvrant rapidement la poitrine on découvrit le cœur agité par un mouvement vermiculaire continuel du ventricule droit ; ses contractions prenaient plus de force lorsqu'on irritait le cœur avec la pointe du scalpel, et suffisaient à faire jaillir le sang à travers une ouverture faite au ventricule droit. Ces mouvements durèrent huit minutes, après lesquelles ils cessèrent complétement. Une seule expérience n'étant pas suffisante, j'en ai fait une seconde.

Trente-deuxième Expérience.

Sur un petit chien fort vif, de 25 décagrammes, l'hémodynamètre marquant en moyenne de 86 à 73 millimètres.

J'ai encore injecté dans la veine jugulaire une solution de 5 centigrammes d'extrait alcoolique de noix vomique dans 45 grammes d'eau.

Aussitôt l'hémodynamètre a donné des hauteurs de 106 à 96 millimètres. Il y avait une rigidité tétanique continuelle avec des secousses intermittentes.

Au bout de quelques instants, j'ai fait une seconde injection de 5 centigrammes de la même substance dans 45 grammes d'eau ; les contractions tétaniques ont pris plus d'intensité, et l'hémodynamètre a donné les hauteurs suivantes ;

120 à 105 millimètres.   100 à 70 millimètres.

Puis, peu à peu la pression a diminué, et est rapidement arrivée à zéro, et la mort a eu lieu au bout de sept minutes d'expérience.

Rapidement mis à découvert, le cœur ne se contractait plus, et n'était plus sensible à l'action des excitants. Ses cavités étaient fortement distendues par le sang.

Il résulte de ces deux faits qui sont parfaitement concordants que l'extrait de noix vomique a d'abord augmenté la puissance du cœur au lieu de la diminuer, et que l'affaiblissement de la contractilité de cet organe n'est pas l'effet nécessaire de tout agent délétère.

HYPOTHÈSE D'UNE ACTION SUR L'ENCÉPHALE.

Pour étudier expérimentalement cette hypothèse, il fallait faire agir directement le sulfate de quinine sur l'encéphale : dans ce but j'ai pratiqué des injections par la carotide vers le cerveau.

Trente-troisième Expérience.

Sur un fort chien de 25 kilogrammes, l'hémodynamètre marquant de 73 à 93.

La carotide droite ayant préalablement été liée, ainsi que les deux veines jugulaires internes, j'ai injecté dans la carotide gauche, du côté du cerveau, une solution de 2 grammes de bi-sulfate de quinine dans 64 grammes d'eau tiède. Une ligature avait été placée également sur cette artère, du côté du cœur. Les deux tiers de l'injection seulement ont pénétré dans les divisions de l'artère, du côté de l'encéphale, et y ont séjourné, puisque le retour facile vers le cœur était empêché par la ligature des veines jugulaires.

Au moment de la pénétration de l'injection il s'est manifesté de l'agitation. A chaque coup de piston, l'hémodynamètre donnait en même temps les hauteurs suivantes :

     100 à 145 millimètres.   105 à 130 millimètres.

     100 125   —   105 115   —

Ainsi la force de contraction du cœur a augmenté de près du quart.

L'injection terminée, l'agitation a cessé, l'hémodynamètre est resté dans les hauteurs de :

     100 à 125 millimètres.   105 à 115 millimètres.

L'animal n'a point eu de titubation et ne paraissait point malade ; il a mangé dans la journée.

Dans une seconde expérience, les choses se sont passées de la même manière.

Trente-quatrième Expérience.

Sur un gros chien bien portant, l'hémodynamètre marquant de 60 à 65 millimètres, les veines jugulaires et les carotides ayant été préalablement liées, comme dans l'expérience précédente, j'ai injecté dans la carotide droite, au-dessus de la ligature, une solution de 2 grammes de bi-sulfate de quinine dans 64 grammes d'eau tiède.

Les trois quarts de l'injection ont pénétré.

Au moment de l'injection, il y a eu de l'agitation, du roidisse-ment des membres, l'hémodynamètre marquant de 80 à 85, un quart en sus de la pression avant l'injection.

Après l'injection il s'est manifesté de la titubation à un degré mo-déré, quelques efforts de vomissement, puis tout s'est dissipé, et l'animal s'est remis.

Une troisième expérience a donné des résultats sem-blables à ceux des deux premières.

Trente-cinquième Expérience.

Sur un chien de 15 kilogrammes, l'hémodynamètre marquant une pression moyenne de 92 millimètres 50, les carotides et les jugulaires liées. J'ai injecté une solution de 2 grammes de bi-sul-fate de quinine dans les 64 grammes d'eau tiède. Les trois quarts de l'injection ont pénétré. A chaque coup de piston, il y avait de l'agitation et du roidissement des membres, et l'hémodynamètre a marqué une pression moyenne de 110. Un cinquième en sus de la pression avant l'injection. Point de titubation. L'animal est mort par un accident peu après l'expérience.

Une dernière expérience a mieux réussi que les pré-cédentes et a laissé voir l'action sur l'encéphale dans toute sa simplicité.

Trente-sixième Expérience.

Sur un chien assez fort de 16 kilogrammes, l'hémodynamètre marquant de :

60 millimètres à 85 millimètres.

55 — 90 —

Moyenne, 72^{mm}50

Les veines jugulaires et les carotides ayant été liées, j'ai injecté en une fois une solution de 2 grammes de bi-sulfate de quinine dans 90 grammes d'eau. Toute l'injection a cette fois pénétré facilement

Au moment de l'injection, il y eut de l'agitation, et une vive expression de souffrance ; l'hémodynamètre a marqué des hauteurs de 80 à 85 millimètres, puis de 90 à 100, ce qui donne une pression moyenne de $88^{mm}3/4$, d'un quart encore en sus de la première.

Après l'injection, l'animal chancelait, avait une forte titubation, et devint ensuite abattu. Il y eut quelques nausées, alors l'hémodynamètre marqua successivement :

70 millimètres.   80 millimètres.

75   —

Le lendemain, il y avait de l'abattement, et l'hémodynamètre marquait de 55 à 60 millimètres. Les urines donnaient, par l'addition du bi-iodure de potassium, un précipité roux, indiquant la présence de la quinine.

L'affaiblissement alla en augmentant, et l'animal mourut quarante-huit heures après l'expérience dans l'affaissement le plus complet. Examen du cadavre après vingt-quatre heures d'un temps très humide.

Vive injection des gros et des petits vaisseaux de la pie-mère, qui est notablement épaissie. Arachnoïde transparente, adhérences de la pie-mère au cerveau, duquel on ne la détache qu'en enlevant une couche assez épaisse de substance corticale, dans toute la convexité. Toute cette substance corticale est ramollie et d'une teinte rosée, avec aspect marbré de la substance blanche ; rougeurs et vive injection de la surface des ventricules latéraux ; ventricules du cœur distendus par du sang resté liquide. Poumons présentant en plusieurs endroits des ecchymoses, ou superficielles, ou pénétrant dans l'épaisseur du tissu.

Grosses veines du poumon et des environs du cœur, distendues par le sang.

Muqueuse de l'estomac d'un rouge violacé, cavité de cet organe rempli d'os concassés et en voie de digestion ; grosses veines de l'abdomen fort distendues par un sang de consistance sirupeuse ; muqueuse de la vessie blanche.

Ces quatre expériences parfaitement concordantes, prouvent que l'action primitive du sulfate de quinine sur le cerveau est d'augmenter la force d'impulsion du cœur, non seulement au moment même où le liquide pénètre, mais encore quand la compression qu'exerce le piston de la seringue a cessé.

On voit qu'en effet, au moment où l'injection pénètre, la force du cœur est augmentée d'un quart ou d'un cinquième, puisque quand l'injection est terminée et que toute pression extérieure a cessé d'agir sur l'encéphale, cette force de contraction du cœur, bien qu'un peu moindre qu'au moment où les animaux s'agitent, reste toujours supérieure à ce qu'elle était avant l'injection, et que cet excès ne disparaît que quand, par l'effet de la circulation, le sang a emporté le sel dans tous les organes.

On peut donc regarder comme bien établi, que le sulfate de quinine ne diminue pas la force du cœur par le fait de l'influence du cerveau.

HYPOTHÈSE D'UNE ACTION DIRECTE SUR LE CŒUR.

Pour démontrer l'action directe du sulfate de quinine sur le cœur, il fallait faire agir cette substance sur cet organe seulement.

Je suis arrivé à ce résultat de la manière suivante : On assomme un animal, d'un coup de marteau porté sur la tête, puis on ouvre rapidement la poitrine et l'on découvre le cœur dont les battements sont encore fort énergiques ; faisant alors une étroite incision à l'aorte très près de son origine, on y introduit la canule d'une seringue un peu au-dessus des valvules sigmoïdes, et l'on fait une injection qui pénètre dans les artères coronaires et dans les cavités du cœur.

Pour avoir un terme de comparaison, j'ai constaté que sur un chien de force ordinaire, tué rapidement, le cœur, mis à découvert, ne cessait de se contracter qu'au bout de quinze à seize minutes, temps pendant lequel on observait d'abord des mouvements de totalité, puis des contractions partielles très prononcées, puis de simples contractions vermiculaires intermittentes. (37e et 38e expériences.)

Il fallait, en outre, déterminer l'effet de l'injection de l'eau froide pure.

Dans quatre expériences, 39, 40, 41 et 42e, le cœur a été mis à découvert sur des chiens qu'on venait d'assommer, et chaque fois, au moment de la pénétration de l'eau dans l'aorte, on voyait les battements du cœur augmenter de force et de fréquence ; quand ils avaient cessé naturellement, on les faisait renaître assez forts ; enfin de partiels qu'ils étaient, on les faisait redevenir des mouvements de totalité, par le seul contact de l'eau.

La simple pénétration de l'eau dans le ventricule gauche produisait le même effet.

Ces faits étant ainsi bien établis, j'ai pu étudier l'effet des injections de sulfate de quinine.

Quarante-troisième Expérience.

Sur un fort chien, en bon état, rapidement abattu par deux coups de marteau portés sur la tête, le cœur a été promptement mis à découvert, et on l'a vu battant avec énergie. Alors j'ai injecté par l'aorte du côté du cœur une solution de 2 grammes de bi-sulfate de quinine dans 64 grammes d'eau : on voyait le liquide pénétrer dans les artères coronaires ; il n'y avait que deux minutes que l'animal avait été abattu ; à l'instant même, ces battements du cœur, qui étaient très forts et très tumultueux, s'arrêtèrent brusquement, pour ne plus revenir, et sans qu'il y restât le plus petit frémissement.

L'immobilité la plus complète succéda brusquement au mouvement le plus vif. La contractilité du cœur était tellement anéantie, que l'oreillette et le ventricule droits se laissaient distendre par le sang que les veines caves continuaient d'y apporter. La distension était si rapide, qu'on l'aurait pu supposer produite par la pénétration du liquide de l'injection (dans ces cavités), si l'on ne s'était assuré qu'elle l'était par le sang ; l'oreillette et le ventricule gauche, au contraire, ne recevant rien, restèrent vides et affaissés.

Cette expérience a été répétée neuf fois, 44, 45, 46, 47, 48, 49, 50 et 51ᵉ, et chaque fois elle a donné des résultats de même genre.

Quatre fois les battements du cœur ont été arrêtés subitement ; dans les autres expériences ils ont très brusquement diminué de fréquence et d'intensité ; de fréquents et de forts qu'ils étaient, on les voyait réduits à de légers frémissements partiels et intermittents.

Deux fois les contractions du cœur qui venaient d'être excitées par une injection d'eau froide, cessèrent aussitôt le contact du sulfate de quinine ; une autre fois, de légers mouvements vermiculaires persistaient dans l'oreillette droite, ils cessèrent brusquement aussitôt une injection faite par la veine cave supérieure (expérience 48ᵉ).

Il ne peut plus après ces expériences, dont quelques unes ont été faites de concert avec M. Poiseulle, être douteux que le sulfate de quinine n'ait une action très directe sur le cœur dont il détruit la puissance de contraction. Il était intéressant de savoir si cette action était commune à toutes les substances délétères.

J'ai donc expérimenté de la même manière, une fois

avec l'acide cyanhydrique médicinal à la dose de 60 gouttes pour 90 grammes d'eau, ce qui équivaut à 4 gouttes de l'acide le plus concentré (52 expérience, n° 54). Il ne s'est manifesté aucune modification, quoique la dose fût forte ; le cœur a battu comme de coutume ; mais aussitôt une seconde injection avec 2 grammes de sulfate de quinine, les battements en furent arrêtés brusquement. Avec l'extrait de noix vomique, à 10 centigrammes (53, 54 et 55e expériences), il n'y a pas eu d'effet appréciable ; mais avec 20 centigrammes, les contractions du cœur devinrent fréquentes, vives, énergiques, jusqu'à faire jaillir le sang en jets à travers une piqûre faite au ventricule.

Avec le chlorhydrate de morphine à la dose de 10 centigrammes dissous dans 90 grammes d'eau, 56e expérience, l'injection avait pénétré merveilleusement. Dans les artères coronaires, cependant, les battements du cœur n'ont pas été arrêtés, quoiqu'ils fussent déjà faibles ; ils ont été seulement affaiblis, ralentis, et ont encore duré quelque temps après.

Ainsi ce n'est pas comme substance délétère, mais bien en vertu d'une propriété spéciale, qu'agit la quinine.

Il est bien évident que cette action si remarquable se passe sur le tissu même du cœur, et sur le système nerveux qui entre dans sa composition ; car l'effet est d'autant plus prononcé que l'injection s'est mieux introduite dans les artères coronaires, et il l'est d'autant moins qu'elle a passé dans les cavités du cœur, où elle a dû agir à travers la membrane interne de cet organe.

Il restait à s'assurer si l'influence débilitante sur la circulation se produisait encore quand le sel de quinine avait été introduit autrement que par les veines.

INJECTION DANS L'AORTE.

Cinquante-septième Expérience.

Sur un chien vigoureux de 19 kilogrammes, l'hémodynamètre marquant de :

              75 à 85 millimètres   70 à 90 millimètres.
pression moyenne   80   —

A l'aide d'une longue canule introduite par la carotide gauche jusque dans l'aorte, j'ai injecté en une fois une solution de 2 grammes de bi-sulfate de quinine dans 90 grammes d'eau ; pendant cette injection, qui a été rapidement faite, l'animal n'a paru rien éprouver de particulier ; l'hémodynamètre a donné successivement les hauteurs suivantes :

              75 à 70 millimètres   70 à 65 millimètres.
              65   60   —   55   50   —

Puis il est resté stationnaire à cette dernière hauteur. Il y avait une diminution de pression des deux cinquièmes ; l'animal était pesant, cherchait le repos, mais n'avait pas de titubation. Le soir il était remis.

INJECTION DANS L'ESTOMAC.

Cinquante-huitième Expérience.

Sur un fort chien de 11 kilogrammes, l'hémodynamètre appliqué après une hémorrhagie artérielle assez forte, marquant de :

              30 à 35 millimètres.   35 à 40 millimètres.
              40   45   —

Pression moyenne 37,50, amplitude des oscillations $5^{mm}5$. J'ai injecté dans l'estomac, à l'aide d'une sonde introduite par une plaie faite à l'œsophage, une solution de 2 grammes de bi-sulfate de quinine dans 120 grammes d'eau. Puis l'œsophage a été lié.

Aussitôt titubation très prononcée.

Au bout de six heures l'animal est couché, fort affaibli, ses pupilles sont fort dilatées; l'hémodynamètre ne marque plus que de 15 à 25 millimètres.

On tire du sang de la jugulaire, la saignée se fait difficilement, parce que le sang se coagule le long de la veine.

Mort deux heures après.

A l'examen cadavérique, fait le lendemain matin, on trouve la distension de plusieurs des grosses veines de la pie-mère, la substance cérébrale pâle et de consistance normale; le cœur contracté, contenant dans ses cavités des caillots assez consistants; les poumons souples, donnant à la pression la sensation de l'édredon, d'un pâle fauve, avec quelques endroits fort limités colorés en brun; la membrane muqueuse de l'estomac et du reste du tube digestif parfaitement blanche; le péritoine un peu rosé en quelques endroits.

Cinquante-neuvième Expérience.

Sur un chien fort de 11 kilogrammes, l'hémodynamètre ayant marqué en moyenne de 56 à 106 millimètres; pression moyenne 81, étendue des oscillations 50 millimètres.

J'ai injecté en une fois dans l'estomac, à travers l'œsophage, une solution de 3 grammes de bi-sulfate de quinine dans 120 grammes d'eau.

Aussitôt l'injection, il y eut une titubation très prononcée avec dilatation des pupilles, et au bout de sept heures, l'hémodynamètre marquait en moyenne de 55 à $77^{mm}50$, ce qui donnait une pression moyenne de $66^{mm}25$, et une amplitude d'oscillations de $22^{mm}50$.

Du sang tiré de la jugulaire donne un coagulum très ferme, parfaitement semblable à celui du sang d'un autre chien non malade, et dont le caillot s'est parfaitement séparé du sérum.

La titubation s'est graduellement dissipée, mais l'animal est tombé dans un état de faiblesse extrême. Il est mort au bout de soixante heures.

A l'examen cadavérique, on a trouvé la pie-mère transparente, fortement injectée. La substance du cerveau à l'état normal, les poumons sains dans leur partie supérieure, seulement un peu colorés en rouge, tandis que dans leur partie inférieure, et principalement du côté du décubitus, la coloration est d'un rouge foncé, quoiqu'il n'y ait ni engouement ni stase sanguins. Les grosses veines des poumons gorgées de sang; le cœur ferme, rempli de sang en caillots très fermes, projettent des cylindres de coagulum fibrineux dans l'aorte et dans l'artère pulmonaire; la muqueuse de l'estomac d'une teinte ardoisée ; les intestins grêles contenant un ténia et des lombrics, avec la muqueuse offrant des stries rouges disposées en bandes dans les lieux où se trouvaient les entozoaires.

Soixantième Expérience.

Sur un fort chien, l'hémodynamètre marquait en moyenne de 62^{mm},50 à 84^{mm},16, ce qui donnait une pression moyenne de 73^{mm},33, et une amplitude d'oscillations de 22 millimètres.

J'ai injecté en une seule fois dans l'estomac une solution de 4 grammes de bi-sulfate de quinine dans 120 grammes d'eau.

A l'instant même il y eut une forte titubation.

Au bout de deux heures, attaque de convulsions intermittentes et titubation extrême.

A ce moment on tire du sang de la jugulaire, il se coagule parfaitement.

L'hémodynamètre donne alors en moyenne de 54 à 63 millimètres, ce qui donne une pression moyenne de 59^{mm},50 et une amplitude d'oscillations de 7 millimètres.

Au bout de sept heures, pupilles très dilatées, vision nulle, affaiblissement extrême ; du sang tiré de nouveau de la veine jugulaire donne un caillot semblable au précédent.

Les jours suivants l'affaiblissement avait été en augmentant, et l'animal est mort au bout de cinq jours.

A l'examen du cadavre on trouva des lésions exactement semblables à celles de l'expérience précédente : même injection de la pie-mère, même état des poumons, dans lesquels on constate que la membrane muqueuse des bronches est restée blanche ; même état du cœur, et même coagulation du sang ; même distension des grosses veines de la poitrine et de l'abdomen ; membrane muqueuse des intestins blanche.

Il n'est pas nécessaire d'administrer une forte dose de sulfate de quinine pour agir sur la circulation.

Ainsi, dans deux expériences, 61e et 62e, n°s 110 et 131, avec 60 centigrammes de sulfate de quinine , introduits dans l'estomac, la pression a diminué chez l'un des animaux d'un tiers, et chez l'autre d'une quantité beaucoup plus faible.

Dans deux autres expériences, les 63ᵉ et 64ᵉ, avec 1 gramme de ce sulfate introduit dans l'estomac, au moyen d'une sonde, la pression a diminué chez l'un presque de moitié, et chez l'autre elle n'a diminué que d'une faible quantité.

Ainsi le sulfate de quinine, injecté dans l'estomac durant ces sept expériences, a produit la diminution de la force du cœur à un degré notable.

INJECTIONS FAITES DANS LE TISSU CELLULAIRE.

Soixante-cinquième Expérience.

Après avoir constaté la force de pression du cœur, j'ai injecté, dans le tissu cellulaire sous-cutané de la poitrine, une solution de 2 grammes de bi-sulfate de quinine dans 60 grammes d'eau. L'ouverture de la peau a été fermée de manière à empêcher la sortie du liquide injecté.

Au bout de trois quarts d'heure il y avait une légère titubation, et la pression moyenne, qui avant l'expérience, était de 88 millimètres, se trouvait réduite à 64 ; et cinq heures après, la réduction était portée à 47ᵐᵐ,50.

L'animal s'est rétabli.

Dans une seconde expérience, la 66ᵉ, j'ai injecté une solution de 4 grammes de sulfate de quinine dans 80 grammes d'eau ; au bout dix minutes la pression avait diminué de 40 millimètres.

Deux heures après l'animal était mort.

A l'examen du cadavre j'ai trouvé le tissu cellulaire du lieu où s'était faite l'injection, d'une teinte brun roussâtre, et ayant l'aspect d'une escarre de gangrène. Les poumons étaient un peu colorés en violet à leur base ; le sang se trouvait pris en caillots très denses dans les cavités du cœur.

Enfin, dans la 67ᵉ expérience, n° 124, j'ai injecté une solution de 2 grammes de sulfate de quinine dans la plèvre ; la pression, qui était de 76ᵐᵐ,50 avant l'expérience, s'est trouvée, au bout d'un quart d'heure, réduite à 65 millimètres (quoique l'animal n'eût encore aucune titubation).

Il est mort au bout de trois heures.

Il résulte de ces faits que, soit dans le tissu cellulaire, soit dans la plèvre, le sulfate de quinine a produit la diminution de la force du cœur comme dans les cas précédents.

Cette série d'expériences constate donc d'une manière positive l'influence du sulfate de quinine sur la circulation, quelle que soit la voie par laquelle il est introduit. Elle montre 1° que, quand ce médicament est brusquement porté dans le sang et qu'il doit à l'instant même traverser le cœur, il y produit ses effets au degré le plus élevé, et au moment même où se fait l'injection ; 2° qu'au contraire quand l'expérience est disposée de manière à ce que ce médicament n'arrive au cœur que secondairement et lentement, comme cela se produit lors des injections dans l'aorte, dans la carotide, dans l'estomac, dans le tissu cellulaire et dans la plèvre, l'action débilitante s'y fait sentir plus lentement et plus faiblement, mais qu'elle a une permanence qui dure tout le temps que dure l'expérience.

Il reste maintenant à déterminer si les diverses préparations du quinquina jouissent de la même propriété.

DE LA CINCHONINE.

Soixante-huitième Expérience.

Sur un chien, fort de 20 kilogrammes, l'hémodynamètre donnant les hauteurs suivantes :

65 à 70 millimètres.	65 à 85 millimètres.
75 80 —	70 80 —

Pression moyenne 76^{mm},1/4 , amplitude des oscillations, 10 millimètres.

J'ai injecté, dans la veine jugulaire, une solution de 2 grammes de cinchonine bien pure dans 70 grammes d'eau acidulée avec l'acide sulfurique, afin de favoriser la dissolution.

A peine la première moitié de l'injection avait-elle pénétré, que l'hémodynamètre n'a plus marqué que de 50 à 55 millimètres et de 40 à 45 millimètres.

Au bout de deux minutes le reste de la solution a été injecté, alors l'hémodynamètre a successivement donné 35, 30, 25, 20 et 10 millimètres, en quelques instants.

L'animal s'affaissa, resta sans mouvement, le corps flasque, n'ayant plus que des mouvements respiratoires très lents, et un pouls qui pouvait à peine se sentir à la carotide dénudée.

Après deux à trois minutes de ce collapsus, il survint des mouvements convulsifs presque continus ; bornés d'abord aux membres inférieurs, ils s'étendirent bientôt à tout le corps.

J'injectai alors, dans la veine jugulaire, un demi-litre d'eau dans le but de délayer le sang ; les convulsions continuèrent avec la même intensité, mais elles devinrent intermittentes et finirent par cesser au bout de deux heures et demie à trois heures.

Le lendemain, vingt-quatre heures après l'expérience, l'animal paraissait remis ; il était assez fort, et l'hémodynamètre donnait de 70 à 75 millimètres, pression un peu moindre que celle qui existait avant l'expérience.

Les jours suivants l'animal, bien rétabli et assez vigoureux, donnait à l'hémodynamètre de 70 à 75 millimètres et de 80 à 85 millimètres. Le cœur avait recouvré sa force primitive.

Soixante-neuvième Expérience.

Sur un chien de 12 kilogrammes, de force moyenne, l'hémodynamètre marquant une pression moyenne de 84^{mm},1/6, et une amplitude d'oscillations de 11 à 12 millimètres.

J'ai injecté en deux fois, dans la veine jugulaire, une solution de 2 grammes de cinchonine dans 90 grammes d'eau acidulée ; à peine la première moitié de l'injection avait-elle pénétré, que l'hémodynamètre a marqué successivement 60, 55, 40, 35 et 25 millimètres ; point d'agitation.

Au bout de quelques minutes on continua l'injection, et l'hémodynamètre marqua 25, 20, 15 et 10 millimètres. A ce moment, l'animal mourut comme par le sulfate de quinine sans la moindre secousse, sans le moindre mouvement, et les yeux restés ouverts comme auparavant.

L'expérience n'a pas duré deux minutes.

A l'examen du cadavre, on trouve une injection modérée des gros vaisseaux de la pie-mère, les poumons à l'état normal, le cœur n'ayant plus que de légers frémissements du ventricule droit. Les cavités droites distendues par le sang, tandis que les cavités gauches sont contractées et presque vides.

Cette expérience a été répétée une fois sur un troisième chien, et a donné le même résultat. (70ᵉ expérience.)

Sur trois autres chiens (expériences, 71, 72 et 73ᵉ) qui avaient été déjà soumis à d'autres expériences, qui étaient affaiblis et auxquels j'ai injecté, chez l'un, 1 gramme, chez le deuxième 14 décigrammes et chez le troisième 2 grammes de cinchonine, en solution dans 90 grammes d'eau acidulée, constamment le résultat a été le même que dans les deux expériences précédentes. La mort a eu lieu brusquement par le fait de la cessation des mouvements du cœur, sans aucune agitation, sans la moindre contraction convulsive.

Les lésions cadavériques étaient les mêmes, et quand on attendait le refroidissement du corps, on trouvait le sang complétement coagulé.

Enfin dans une dernière expérience j'ai pu injecter une quantité considérable de cinchonine.

Soixante-quatorzième Expérience.

Sur un chien de force moyenne, et de 9 kilogrammes, l'hémodynamètre ayant donné une pression moyenne de 61ᵐᵐ,50 et une amplitude d'oscillations de 31 millimètres.

J'ai injecté dans la jugulaire, en trois fois, une solution de 4 grammes de cinchonine pure et blanche, dans 120 grammes d'eau acidulée.

Après l'injection du premier tiers de la solution, la pression a augmenté ; elle fut de 73 millimètres.

Quelques minutes après on injecta le second tiers, et elle ne fut plus que de 64 millimètres.

Au bout de quelques minutes on injecta le dernier tiers; alors l'hémodynamètre ne marqua plus que de 40 à 45 millimètres. A ce moment, l'animal était dans un collapsus complet, avec immobilité et flaccidité du corps, quelques faibles mouvements de respiration et un pouls très petit et très fréquent.

Cet état dura un quart d'heure, après lequel il survint des convulsions générales avec des alternatives de roideur et de flaccidité des membres.

Quand l'accès convulsif fut terminé, l'animal voulait se relever; il était chaque fois pris de secousses convulsives. Ces attaques continuèrent toute la journée avec de courtes intermittences, et se terminèrent par un état de roideur, presque tétanique, dans lequel la tête était portée en arrière, le col était relevé et les membres étaient roides.

Le lendemain il n'y avait plus de convulsions ni de rigidité, mais de l'abattement sans titubation, et de la lenteur dans les mouvements. Les pupilles étaient normales et le pouls avait beaucoup de fréquence.

Le troisième jour l'état de l'animal était le même, l'affaiblissement et la maigreur étaient extrêmes, et cependant l'hémodynamètre indiquait une pression à peu près normale.

La mort eut lieu le quatrième jour.

Examen du cadavre après vingt-quatre heures. On trouva une injection très forte de la pie-mère, avec une teinte rose uniforme; point d'opacité de l'arachnoïde; une rougeur de la partie la plus superficielle de la substance corticale du cerveau. Les poumons souples et d'un rose pâle; le cœur très mou, contenant une petite quantité de sang demi-fluide; la membrane interne des grosses artères et des grosses veines blanches, l'estomac qui contenait des aliments, de teinte uniformément rosée à la face interne, et la face interne des intestins, où se trouvaient un ténia et des lombrics, rosée à l'endroit où étaient les entozoaires, et blanche ailleurs.

Il résulte évidemment de ces expériences, 1° que la cinchonine exerce sur le cœur une action de même genre que celle de la quinine, puisqu'on lui voit, diminuer la pression dans les artères, ainsi que l'amplitude des oscillations que le sang artériel fait faire à la colonne de l'hémodynamètre , et même arrêter brusquement les battements du cœur ; 2° que cette puissance est inférieure à celle de la quinine. J'ai constaté que sur quatre chiens, dont trois ont eu 2 grammes, et un, 4 grammes de cinchonine, deux seulement sont morts de suite, tandis que tous les animaux sont constamment morts pendant l'expérience quand on injectait pareille dose de sulfate de quinine , et que sur trois autres animaux déjà affaiblis par d'autres expériences, la mort n'a eu lieu qu'après l'injection de 1 gramme , de 14 décigrammes et même de 2 grammes de cette substance ; tandis qu'avec le sel de quinine il a suffi de 50 centigrammes, et au plus d'un gramme pour produire en pareil cas la mort instantanée.

Il résulte de là que la puissance dépressive des sels acides de cinchonine est inférieure d'un tiers à celle du sulfate de quinine.

EXTRAIT MOU DE QUINQUINA.

Cette préparation est, comme on le sait, faite avec les écorces de quinquina mises en décoction dans l'eau bouillante, par conséquent elle doit contenir toutes les parties solubles dans l'eau : quinine, cinchonine, tannin, rouge cinchonique , et avoir nécessairement de l'activité.

Soixante-quinzième Expérience.

Sur un fort chien, de 9 kilogrammes, l'hémodynamètre indiquant une pression moyenne de 75mm,1 /6.

L'amplitude des oscillations étant de 13 à 14 millimètres. Le poul à 100 pulsations, et la respiration à 44 inspirations à la minute.

J'ai injecté lentement, et en une seule fois, une dilution de 4 grammes d'extrait mou de quinquina dans 120 grammes d'eau tiède.

Aussitôt l'hémodynamètre a marqué de :

       25 à 30 millimètres.   20 à 25 millimètres.

pendant huit à dix minutes qu'a duré l'expérience.

Alors il y avait un extrême affaissement ; l'animal couché sur le côté ne faisait point d'efforts pour se mouvoir, la respiration était haute et pénible, le pouls était tombé à 92, la repiration était restée à 44.

La mort a eu lieu deux heures après l'expérience.

A l'autopsie, on trouva les lésions ordinaires, le cœur contracté, contenant quelques caillots de sang dans ses cavités, et les poumons point engoués, mais rouges.

Soixante-seizième Expérience.

Sur un fort chien, de 15 kilogrammes, l'hémodynamètre indiquant une pression moyenne de 96^{mm},1/4, et une amplitude d'oscillations de 37 millimètres, le pouls étant à 64.

J'ai injecté dans la veine jugulaire, lentement et en une seule fois, une dilution de 4 grammes d'extrait mou de quinquina dans 100 grammes d'eau tiède.

Aussitôt après l'injection, l'hémodynamètre donne graduellement de :

70 à 75 millimètres.			60 à 55 millimètres.		
50	45	—	45	40	—
40	35	—	35	36	—
30	25	—	25	20	—
21	22	—			

Pouls à 120 pulsations de la carotide très faibles.

L'animal tomba couché à plat, comme ivre mort, les pupilles très dilatées ; il n'essaya pas même de se tenir quand on le mit sur ses pattes.

Au bout de quinze à vingt minutes, il se releva et fut très chancelant ; l'hémodynamètre indiqua une pression moyenne de 70 millimètres.

Le lendemain l'animal commençait à marcher, mais il était très faible et paraissait n'avoir pas mangé.

Soixante-dix-septième Expérience.

Sur un animal fort, j'ai graduellement injecté une dilution de 5 grammes d'extrait mou de quinquina dans 100 grammes d'eau.

Aussitôt que l'injection de la première portion de la dilution eut été terminée, l'hémodynamètre a indiqué des hauteurs successivement décroissantes de 60 à 20 millimètres.

Au bout de quelques minutes, on injecta le reste, et la hauteur de l'hémodynamètre n'alla plus qu'à 10 millimètres; l'animal était affaissé, ne rendait plus que de profonds soupirs, et la mort a eu lieu au bout de sept à huit minutes.

A l'autopsie, on a trouvé les mêmes lésions qu'avec le sulfate de quinine.

Il résulte de ces faits, 1° que l'extrait mou de quinquina exerce, sur la circulation, le même genre d'action que celle qu'exerce le sulfate de quinine ; 2° que cette action est moins énergique, puisque dans les deux premières expériences on n'a obtenu, avec 4 grammes de cet extrait, que des effets analogues à ceux que donne le sulfate de quinine à la dose d'un gramme ; par conséquent le rapport de leur puissance serait comme 1 est à 4.

C'est à peu près dans cette proportion que se prescrivent les doses de cet extrait lesquelles sont de 1 à 4 grammes en vingt-quatre heures.

EXTRAIT SEC DE QUINQUINA.

Cette préparation faite à l'eau froide, ne contenant guère que les parties les plus solubles des écorces, ne doit renfermer qu'une petite partie de la quinine ou de la cinchonine.

Soixante-dix-huitième Expérience.

Sur un chien assez fort, de 13 kilogrammes, l'hémodynamètre

7*

indiquant une pression moyenne de 96^{mm},3/10, le pouls à 96, la respiration à 28.

J'ai injecté dans la veine jugulaire, en une seule fois, une dilution de 6 grammes d'extrait sec de quinine dans 120 grammes d'eau tiède.

Aussitôt après l'injection, l'hémodynamètre a donné de :

50 à 60 millimètres.	45 à 50 millimètres.
55 65 —	65 80 —
65 85 —	65 90 —

Pression moyenne 65^{mm},5/12.

Au bout de huit à dix minutes, l'hémodynamètre indiquait de 70 à 90 millimètres.

Après l'expérience il n'y avait aucune titubation ; l'animal conservait toute son agilité.

Soixante-dix-neuvième Expérience.

Sur un fort chien, de 21 kilogrammes, l'hémodynamètre indiquant une pression moyenne de 85^{mm},5/8, le pouls à 65.

J'ai injecté dans la veine jugulaire, lentement et en une fois, une dilution de 10 grammes d'extrait sec de quinquina dans 120 grammes d'eau tiède.

Aussitôt après l'injection, l'hémodynamètre a indiqué de :

75 à 80 millimètres.	70 à 72 millimètres.

La pression avait, par conséquent diminué ; puis, au bout de quelques minutes, le cœur a repris de l'énergie, et l'hémodynamètre a indiqué une pression moyenne de 98^{mm},3/4 et une amplitude très grande des oscillations.

Au bout de quelques minutes, la circulation reprit plus de calme et l'hémodynamètre n'indiquait plus qu'une pression moyenne de 90 millimètres.

L'animal n'éprouvait pas de titubation, il était seulement un peu moins vif qu'avant l'expérience.

Ces expériences montrent que l'extrait sec de quinquina n'exerce sur le cœur qu'une action débilitante très faible et très passagère ; elles font voir qu'au bout de quelques instants le cœur reprend de la force, et possède même plus de puissance qu'avant l'injection.

Ainsi cet extrait agit d'une manière différente de celle de la quinine : il augmente la puissance du cœur ; ce qui prouve qu'il contient peu de cinchonine ou de quinine, et qu'au contraire il renferme beaucoup de matières extractives.

Je n'ai pas cru devoir soumettre à l'expérimentation la teinture et le vin de quinquina, parce que ces préparations contenant des substances dont les propriétés sont différentes de celles du quinquina, les effets produits ne pouvaient plus être simples, ni donner des résultats bien utiles par l'expérimentation.

Il ne doit plus, ce me semble, rester de doute sur l'influence que les préparations de quinquina exercent sur la circulation ; l'observation des malades et l'expérimentation sur les animaux donnent sur ce point des résultats parfaitement concordants : l'une constate le ralentissement et l'affaiblissement du pouls, et l'autre démontre la diminution constante de la pression que le sang éprouve dans les artères, et de l'impulsion qu'il reçoit par la contraction du cœur. Enfin la dernière prouve que cette action sédative de la circulation n'est pas l'effet d'une sympathie excitée par le cerveau, ni celui d'une phlegmasie étendue des organes principaux, mais bien qu'elle résulte d'une influence débilitante portée directement sur l'organe central de la circulation.

Par conséquent cette substance, qu'on a jusqu'à présent regardée comme le type de la médication tonique, se trouve être devenue un puissant débilitant de la contractilité du cœur, lorsqu'on la donne à des doses équivalentes à 1 gramme de sulfate de quinine.

Mais ce n'est pas tout : il est démontré, par les expériences les plus précises , que la puissance du cœur se fait ressentir sur la marche du sang, jusque dans les veines.

Les effets produits par le quinquina à haute dose rentrent dans cette loi.

A mesure que la puissance du cœur diminue et que la circulation artérielle se ralentit après l'usage du quinquina, à mesure aussi l'expérience et l'observation montrent que le cours du sang se ralentit dans les veines, que ces vaisseaux se distendent et qu'ils se remplissent d'un sang noir.

Sur les corps des animaux morts après l'administration du sulfate de quinine, j'ai constamment trouvé une très forte injection des veines de la pie-mère, une distension des grosses veines du voisinage du cœur, et de celles des poumons et du mésentère. Giacomini, dans ses expériences, avait également été frappé de la distension de ces vaisseaux , et il l'avait notée dans plusieurs des autopsies qu'il avait faites.

M⁺ Mêlier rapporte dans son mémoire une série de faits anatomiques , qui prouvent également cette relation ; car il a trouvé aussi la distension des veines, et même l'engouement des vaisseaux capillaires.

Cette distension des veines se remarque non seulement sur les animaux qui ont survécu durant plusieurs jours à l'expérience, mais encore on la voit, dans les cas même où les animaux ont succombé au moment de l'injection du sulfate de quinine dans la veine. Dans ce dernier cas elle est à son degré le plus faible et se borne à la distension des grosses veines de la pie-mère, des poumons et du voisinage du cœur.

On observe chez le vivant des phénomènes qui prouvent l'existence de cette congestion, comme effet direct des préparations de quinquina.

Ainsi les bourdonnements d'oreilles, les étourdissements, les vertiges et la douleur tensive du front, indiquent positivement l'existence d'une légère congestion cérébrale, puisqu'on les retrouve dans le coup de sang, dans l'apoplexie, dans les asphyxies, dans l'ivresse par les boissons alcooliques, maladies dans lesquelles il n'est pas douteux qu'il n'existe une distension des veines de la pie-mère.

Ces phénomènes, comme on le verra, se produisent constamment, et vont en augmentant à mesure qu'augmente la dose du sulfate de quinine.

Ce qui se passe dans les vaisseaux veineux de l'encéphale se passe également dans les veines des autres cavités, seulement comme la distension n'y occasionne point de troubles appréciables, on ne s'en aperçoit que lors des autopsies.

La forme et le siége de cette congestion dans les veines en prouvent la nature, et démontrent qu'elle n'est point un résultat d'inflammation. Ainsi la distension porte d'abord sur les veines les plus voisines du cœur, sur les plus grosses, et sur celles qui, situées dans des lieux ou mises en quelque sorte à l'abri de la pression des parties voisines, elles peuvent être plus aisément distendues par la simple stase du sang ; telles sont les veines des anfractuosités du cerveau, et celles qui se trouvent situées dans des espaces celluleux.

On ne la trouve que rarement dans le vaisseaux capillaires et seulement quand le ralentissement de la circulation et de la respiration étant porté au dernier degré, le cœur n'a plus la force de faire mouvoir le sang dans les vaisseaux sanguins.

Il résulte de là que le quinquina par ses alcalis, quinine et cinchonine, a la propriété, lorsqu'il est donné à doses élevées, de ralentir la marche du sang dans tous les vaisseaux artériels et veineux, d'y diminuer et même d'y anéantir les forces sous l'influence desquelles se produit l'un des éléments de l'inflammation, la force d'impulsion du sang, dans les tissus enflammés.

L'opinion, si généralement répandue sur les propriétés toniques de ce médicament, tient à ce que n'administrant autrefois le quinquina qu'en substance, d'une part, les alcaloïdes qu'il contient ne s'en dégageaient pas facilement, et d'autre part, à ce que leur effet était neutralisé par l'action du tannin et des autres matières extractives qui jouissent de la propriété tonique ; et enfin à ce que plus tard les alcalis ayant été séparés, on ne les a donnés qu'à des doses trop faibles pour produire le ralentissement de la circulation.

Plusieurs substances jouissent également de la propriété d'affaiblir et de ralentir le pouls ; parmi elles on peut citer l'arsenic, l'acide cyanhydrique, l'opium, les principaux narcotiques, les antimoniaux et enfin l'azotate de potasse.

Toutes ces substances étudiées à l'hémodynamètre, après avoir été injectées à doses peu fortes dans la veine jugulaire, amènent une diminution plus ou moins considérable de la pression dans les artères, et si l'injection se fait avec des quantités plus grandes, elles arrêtent les mouvements du cœur et produisent, à la manière du sulfate de quinine, une syncope mortelle.

Cependant, pour produire ce dernier effet au même

degré que le sulfate de quinine, il faut des quantités qui varient pour chaque substance.

Ainsi, il faut 2 grammes de sulfate de quinine en injection dans la veine jugulaire pour déterminer brusquement la mort chez un chien.

Avec l'arséniate de potasse, il en faut   1 gramme.
Avec l'acide cyanhydrique du Codex, il en faut 60 gouttes.
Avec les sels de morphine, il en faut   20 centigrammes.
Avec les extraits de belladone ou de jusquiame, 2 grammes.
Avec l'émétique, il en faut   de 60 à 80 centigrammes.

Encore la syncope n'est-elle pas instantanée comme avec le sulfate de quinine ; elle ne se produit, au contraire, qu'après un laps de temps, d'une à trois heures.

Or, on ne peut point dans la pratique porter ces divers médicaments à des doses équivalentes à celles où l'on peut porter le sulfate de quinine, et par conséquent arriver à en obtenir des effets identiques.

Il est deux substances qu'il faut mentionner ici, parce que leurs effets sur la circulation sont tout autres que ceux qu'on serait disposé à en attendre.

L'une est l'azotate de potasse dont l'influence sur la circulation est complétement semblable à celle du sulfate de quinine (fait remarquable, si l'on songe à l'action thérapeutique exercée par ces deux substances dans le rhumatisme articulaire aigu) ; mais qui, ainsi qu'on le verra plus loin, n'a plus la même action sur l'encéphale et sur ses dépendances. Expérience 80.

L'autre est la digitale, qui, au lieu de diminuer la force du cœur, ainsi qu'on serait *à priori* disposé à le penser, l'augmente d'une manière notable, tout en diminuant le nombre des pulsations.

Ce fait singulier a été constaté bien précisément par moi à l'hémodynamètre, expériences 82, 83, et a été reconnu depuis quelques années par MM. Sandras et Bouchardat (1), dans leurs expériences sur les animaux, et par M. le docteur Homolle sur l'homme; ces observateurs déclarent très positivement que la force des battements du cœur est notablement augmentée par l'action de la digitaline.

Ainsi donc, parmi les substances qui ont une influence débilitante sur la circulation, il n'y a que la quinine et l'azotate de potasse qu'on puisse administrer chez l'homme à des doses capables d'influencer suffisamment cette fonction.

Je dois prévoir ici une objection qui pourrait être faite à toutes ces expériences sur l'affaiblissement de la puissance du cœur, et qui consisterait à supposer que l'introduction de presque toutes les substances médicamenteuses, dans les veines, diminue la force de contraction du cœur, si elle se fait lentement, et la détruit complétement si elle se fait brusquement.

Il existe à la vérité plusieurs substances qui, injectées vers le cœur, en diminuent la force contractile; telles sont celles que je viens d'indiquer. Mais il en est d'autres qui, telles que les poudres insolubles, les substances insipides, n'ont sur le cœur aucune action appréciable à l'hémodynamètre; il en est une entre autres qui, bien que fort amère, n'a cependant non plus aucune influence appréciable, la salicine, de laquelle j'ai injecté jusqu'à 10 grammes, sans produire de modification sensible dans la colonne de l'hémodynamètre.

(1) *Annuaire de thérapeutique*, par Bouchardat, 1845, p. 75.

Enfin, il est une dernière classe d'agents qui jouissent de la propriété d'augmenter la puissance contractile du cœur. On a déjà vu, dans les expériences précédentes, que l'eau froide, la strychnine, les extraits de noix vomique excitaient la contractilité du cœur mis à découvert. J'ai constaté avec l'hémodynamètre, dans des expériences que ce n'est pas ici le lieu de rapporter en détail, que plusieurs substances, telles que l'éther sulfurique, l'alcool, la digitale, le sous-carbonate d'ammoniaque, etc., augmentaient la force de pression du cœur dans les artères; enfin, on verra plus loin que l'addition du vin et de l'alcool à la solution de sulfate de quinine diminue la puissance dépressive de cet agent. Dans son cours de physiologie expérimentale, M. Magendie rapporte, et j'ai constaté le même fait après lui, savoir que l'injection du café dans la jugulaire sans augmenter la puissance contractile du cœur d'une manière aussi forte qu'on l'aurait supposé d'avance, élevait cependant un peu la colonne de mercure de l'hémodynamètre au-dessus de l'état normal.

Par conséquent, la dépression de la puissance contractile du cœur n'est pas un effet banal de l'injection de toute substance active dans les veines.

Il est aisé de démontrer que l'arrêt brusque de la circulation n'est pas non plus l'effet constant d'une injection brusque. On a déjà vu que certaines substances jouissaient de la propriété d'affaiblir les mouvements du cœur, mais à un degré bien inférieur à celle du sulfate de quinine; aussi leur injection brusque dans les veines n'amène pas la syncope aussi brusquement et aussi promptement que le sulfate de quinine. J'ai injecté une foule de substances médicamenteuses qu'il est inutile de citer ici, et aucune d'entre elles n'a amené la mort instantanée par la syncope. Toutes les substances âcres déterminent une agitation telle qu'il est impossible d'employer l'hémodynamètre. Je dois néanmoins faire une remarque; si l'on injecte des substances pulvérulentes, de l'amidon par exemple, en suspension dans un liquide, on provoque à l'instant même la cessation des battements du cœur, et la mort instantanée exactement de la même manière que par l'injection de l'air dans les veines; et à l'autopsie on ne voit aucun engouement dans les vaisseaux du poumon, ces derniers organes restent aussi blancs, aussi souples et aussi perméables à l'air que dans l'état le plus normal. Mais c'est là en quelque sorte une exception, car il n'y a qu'un petit nombre de substances qui aient la propriété d'arrêter subitement les mouvements du cœur par *la syncope*.

La thérapeutique peut-elle tirer parti d'une semblable propriété, dans les maladies ou l'accélération du cours du sang est l'un des phénomènes les plus importants? Cela ne me paraît nullement douteux; l'état de fièvre, indépendamment de la cause qui l'a provoquée, est une source continuelle de souffrances et de dangers à l'abri desquels on doit mettre le malade le plus promptement possible. On ne peut pas laisser indifféremment un fébricitant en proie à de la céphalalgie, à un malaise général, à de l'anorexie, à de la soif, à une chaleur vive de la peau, à des sueurs abondantes et à un sentiment d'ardeur générale.

Mais quelque pénibles que soient ces souffrances, elles ne sont rien en comparaison des dangers sérieux que peuvent faire courir la permanence de l'état fébrile et l'injection continuelle des vaisseaux capillaires, qui en est la suite nécessaire.

Il est en effet admis par tous les médecins que la prolongation de cet état peut finir par provoquer des phlegmasies des méninges, de l'encéphale, des membranes muqueuses du tube digestif et des voies aériennes, des parenchymes du foie et des reins, amener l'engouement des vaisseaux capillaires des poumons, provoquer des altérations organiques du cœur et des gros vaisseaux, des troubles dans la composition des fluides, et une multitude de lésions organiques. M. Louis a eu le mérite de fixer de nouveau l'attention sur les dangers auxquels expose la prolongation de la fièvre dans les affections typhoïdes.

Il est évident qu'une médication qui diminuerait, ou qui ferait cesser la fièvre, soulagerait beaucoup les malades, et qu'elle éloignerait d'eux les chances du développement de chacun des divers accidents dont il vient d'être question.

A plus forte raison, cette médication serait-elle utile, si la fièvre, au lieu de n'être qu'accessoire, constituait l'un des éléments principaux de la maladie, comme cela se voit dans les fièvres typhoïdes, dans les rhumatismes aigus, etc., ou si même elle constituait toute la maladie comme dans certaines pyrexies et dans les fièvres hectiques essentielles; or le quinquina donné à haute dose constitue cette médication. Mais avant de l'employer il faut bien déterminer dans quelles limites elle peut exercer son influence.

L'observation suivie sur près de trois cents malades qui ont été traités par le sulfate de quinine à dose d'un gramme et au-dessus a constaté à mes yeux que la puissance débilitante de la circulation dont jouissent les sels de quinine n'est point absolue, mais qu'au contraire elle ne s'exerce qu'avec certaines conditions et dans des limites déterminées.

Ainsi il est bien prouvé pour moi :

1° Que le maximum de diminution dans la fréquence du pouls va rarement au delà de 20 à 25 pulsations à la minute pour vingt-quatre heures. Mon collègue Blache, qui a beaucoup employé le sulfate de quinine dans les fièvres typhoïdes, a rarement remarqué une diminution de fréquence plus considérable.

2° Que la diminution de fréquence du pouls est toujours en raison directe de l'accélération que le pouls avait prise.

3° Que dans aucun cas, le pouls ne s'est abaissé au-dessous de 40 pulsations à la minute.

4° Que la coexistence d'une très forte proportion de fibrine dans le sang, ou celle d'une phlegmasie assez intense des membranes et surtout des parenchymes, exercent sur le cœur une influence que la propriété sédative de la quinine donnée aux doses voulues par la prudence ne peut point neutraliser.

5° Que l'administration des sels de quinine prescrite à des doses suffisantes pour déterminer dans la circulation des effets sédatifs produit dans l'économie une perturbation assez sérieuse pour qu'on ne doive en courir les chances que lorsque la maladie à combattre offre une certaine importance sous le rapport de sa durée, de sa gravité, des accidents qu'elle peut causer et des dangers auxquels elle peut exposer.

La puissance dépressive que le quinquina et ses composés, administrés à dose élevée, exercent sur la circulation, paraît contredite par les opinions de quelques médecins , et par les faits qu'ont présentés quelques personnes.

Ainsi on sait que Hahnemann, le fondateur de l'homœopathie, prétend que des quantités homœopathiques de sels de quinine produisent des accès de fièvres intermittentes : assertion si évidemment contraire à l'observation, qu'il est inutile de la réfuter.

M. Bretonneau, d'après ce qu'a avancé M. Trousseau, admettrait l'existence d'une fièvre de quinquina, et ce serait pour l'éviter qu'il conseillerait de ne pas prolonger trop longtemps l'emploi de cette substance dans le traitement des fièvres intermittentes. On verra plus loin que, quand on administre les sels de quinine à doses élevées et assez rapprochées , il se manifeste dans les premières heures quelques phénomènes d'excitation , pendant lesquelles le pouls peut s'accélérer , mais que cet effet n'est que momentané et très passager. Aussi suis-je certain que les sels de quinine ne provoquent une véritable fièvre que quand on les a donnés à des doses assez élevées , ou d'une manière assez inopportune pour provoquer des phlegmasies.

Enfin, dans ces dernières années, M. Chevallier (1), et après lui M. le docteur Rivière de Marseille (2), ont rapporté que les ouvriers qui travaillent à la fabrication du sulfate de quinine sont sujets à une fièvre particulière , qui imite la fièvre intermittente, et ces messieurs citent un fabricant de produits chimiques de Francfort, M. Zimmer, qui a signalé sur ses ouvriers l'existence de cette

(1) Séance de l'Académie des sciences, novembre 1850.
(2) Idem, juin 1851.

fièvre particulière. M. Rivière prétend que ces ouvriers n'ont jamais cette fièvre qu'une fois ; que, par conséquent, elle les préserve d'autres attaques ; et comme selon lui ces gens ont en même temps un exanthème vésico-pustuleux particulier, il se demande si l'on ne pourrait pas trouver dans ces pustules inoculées le préservatif de la fièvre intermittente. On voit qu'en donnant ainsi carrière à son imagination on peut aller fort loin.

Je ne me permettrai pas de mettre en doute l'exactitude des faits avancés par un homme aussi recommandable que l'est M. Chevallier ; mais néanmoins jusqu'à ce que la chose ait été constatée plusieurs fois sur les lieux par un observateur compétent, je mettrai en doute l'existence d'une fièvre quinique analogue à la fièvre intermittente. Je reconnais qu'il peut très bien se faire que des ouvriers employés à la fabrication des produits chimiques contractent des éruptions ou des affections de la peau qui s'accompagneraient d'un état fébrile momentané, mais selon moi cet état n'aurait aucune analogie de nature avec la fièvre intermittente, et par conséquent il ne constituerait aucun rapport homœopathique entre cette fièvre et les propriétés fébrifuges du quinquina.

J'insisterai d'autant plus sur mon interprétation qu'il est d'observation authentique qu'aux Indes, les ouvriers qui travaillent dans les magasins de quinquina éprouvent un effet contraire ; car au lieu d'y contracter la fièvre, il n'est pas rare de voir ceux qui l'avaient s'en guérir par le fait du seul séjour dans ces magasins.

Enfin, quoique j'aie moi-même administré le sulfate de quinine bien des fois et à des doses fort élevées, je n'ai jamais observé ni la fièvre intermittente quinique, ni rien qui y ressemble.

Je présente ici le fait suivant comme un exemple de la puissance dépressive que la médication par le sulfate de quinine à haute dose exerce sur la circulation dans un cas même où les lésions matérielles des organes étaient tellement prononcées, que la maladie, suspendue un instant, n'en a pas moins suivi sa marche vers une terminaison fâcheuse.

Une femme de vingt-deux ans, de bonne constitution, fait une fausse couche à son troisième mois de grossesse. Deux jours après cet événement, elle s'expose, pendant qu'elle était en sueur, à une cause puissante de refroidissement de tout le corps ; elle est prise aussitôt de rhumatisme poly-articulaire aigu, avec vomissements bilieux et diarrhée, et, pendant trois jours, elle est saisie de frissons.

Elle entre à l'hôpital Cochin le quatrième jour de sa maladie, dans l'état suivant :

Figure exprimant l'anxiété et la souffrance, colorée en rouge violet aux pommettes ; céphalalgie modérée ; langue grise à la base, rouge à la pointe, poisseuse ; soif vive ; quelques nausées ; abdomen souple, indolent ; lochies presque nulles ; pouls à 130 ; peau chaude et âcre. Poignets et genoux gonflés, très douloureux, déjà distendus par une hydarthrose ; lombes, épaules, cou-de-pied seulement douloureux. Érysipèle phlegmoneux des parties externe et postérieure de l'avant-bras droit ; gonflement uniforme, douloureux, dur, de toute la cuisse gauche, sans changement de couleur à la peau. Veines des membres très distendues. Frisson au matin. C'était évidemment un rhumatisme poly-articulaire, un érysipèle du bras, un phlegmon de la cuisse et une métro-péritonite avec diathèse purulente.

On prescrit : sulfate de quinine, 6 grammes dans un julep gommeux ; cataplasmes arrosés de laudanum, et diète. Une partie du médicament a été vomie.

Le lendemain, au matin, amélioration très prononcée ; disparition de l'aspect anxieux et de la coloration violacée de la face ; calme évident. Pouls à 96.

L'un des membres supérieurs, qui la veille étaient si douloureux, est maintenant à peine sensible, et peut exécuter des mouvements. L'érysipèle de l'avant-bras a très notablement diminué. Il n'y a plus ni douleurs, ni gonflement, ni tension à la cuisse. Le rhumatisme a complétement abandonné l'un des genoux et un cou-de-pieds.

Cependant il est survenu de la rougeur et de la douleur à l'un des orteils, et du frisson s'est fait sentir dans la soirée.

L'amélioration était remarquable, puisque l'état général était meilleur, que le rhumatisme avait déjà quitté plusieurs articulations, que l'érysipèle avait diminué, que la *phlegmasia alba dolens* avait disparu, et qu'enfin le pouls avait baissé de 34 pulsations. Il y avait donc beaucoup à espérer, et l'amélioration s'était soutenue jusqu'au soir. Mais alors toutes les cuillerées du médicament furent vomies ; il fut impossible d'en faire tolérer la plus petite partie, et, à dater de ce moment, tous les accidents reparurent : le pouls revint à 120 pulsations, il s'y joignit du délire, et la mort eut lieu le lendemain.

A l'autopsie, on trouva de l'injection de la pie-mère et du cerveau, une congestion dans le tissu des poumons, le cœur et le foie ramollis et d'une teinte jaune pâle, la rate volumineuse, du pus dans quelques articulations et dans le tissu cellulaire sous-cutané du bras, une gangrène de la face interne de l'utérus et point de phlébite.

Il n'est pas douteux que la médication n'ait été pour quelque chose dans le temps d'arrêt qu'a subi cette maladie, et il est possible que si l'on eût pu le faire tolérer, son influence eût été sentie d'une manière plus permanente.

ACTION SUR L'ENCÉPHALE ET SES DÉPENDANCES.

On a pendant longtemps généralement ignoré que le quinquina jouissait d'une influence notable sur le système nerveux ; les médecins étaient à la vérité dans l'usage d'employer cette substance contre les fièvres dites malignes, mais cette pratique n'impliquait pas la connaissance d'une action sur l'encéphale.

On trouve dans le catalogue des écrits sur ce médicament le titre d'un travail de Ruer, *De vi antispasmodica corticis peruviani*, Goettingue, 1779, qui porterait à supposer qu'à la fin cette influence avait été reconnue, si l'on ne voyait tous les auteurs qui ont écrit sur les maladies nerveuses, Pomme, Whytt, Lorry, Louyer-Willermay, etc., ne recommander le quinquina dans ces maladies qu'à titre de tonique ou d'antipériodique.

On supposait même que le quinquina orangé était doué d'une propriété antispasmodique plus puissante que celle des autres espèces de quinquina, qu'il devait à des principes aromatiques contenus dans l'écorce ; or cette espèce contient moins de quinine que les autres, par conséquent elle doit moins que toute autre agir sur le système nerveux.

Cependant dès 1686, Morton (1) avait parlé de la surdité qui s'était vue quelquefois après l'usage de cette substance. Cartheuser (2) avait remarqué la pesanteur de tête, le trouble des idées, les vertiges, les bourdonnements d'oreilles.

Gandini (3) avait observé une sorte d'ivresse et d'excitation aphrodisiaque pendant le jour, et l'augmentation de la disposition au sommeil pendant a nuit. Hahnemann (4) avait indiqué l'existence de l'engourdissement

---

(1) *Tractatus de morbis universalibus acutis*, caput vii, p. 51.

(2) *De febrib. intermitt. epidemicis.* Frankfort, 1749.

(3) *Benescia sull'efficacia della China.* Livourne, 1768, p. 38.

(4) Reine. Avnz, Giacomini, *Traité de thérap.*, t. I, p. 333.

des membres. Johnson (1) et Scott avaient observé sur eux-mêmes l'affaiblissement général, la perte de la mémoire et une diminution notable dans la faculté de faire attention aux choses.

Ces effets auraient dû cependant faire soupçonner dans ce médicament l'existence d'une action directe sur l'encéphale. Mais comme cette action ne se fait guère apercevoir tant qu'on n'emploie que de petites doses de quinquina, elle avait passé, sans avoir fixé l'attention de la plupart des observateurs, et ne s'était réellement fait remarquer que dans ces dernières années, quand après avoir découvert la quinine, on en vint à faire usage de doses élevées de cette substance.

Sous l'empire des opinions accréditées à cette époque, on dut considérer ces effets comme étant de nature sthénique. Aussi Duval et Beraudi (2), qui expérimentèrent en 1820 au moment où florissait la doctrine de l'irritation, ne manquèrent pas de reconnaître comme les effets du sulfate de quinine à haute dose, la céphalalgie, la rougeur de la face, l'agitation nocturne, et d'admettre que ces phénomènes étaient les résultats nécessaires de l'action irritante de ce sel. M. Caventou, obligé, lors de ses travaux chimiques pour la découverte de la quinine, de goûter souvent cette substance, rapporte qu'il était souvent pris d'une agitation analogue à celle que produit le café.

Mais plus tard, M. Bally (3), après avoir fait le premier un long usage du sulfate de quinine, assura que ce médicament était doué de la propriété de calmer le système

(1) *London medic. and physic. journal*, march 1833.
(2) *Bulletin de médecine*, de Férussac, I, 24.
(3) Bally, *Journal général de médecine*, octobre 1829, p. 7.

nerveux. Après lui MM. Mérat et Delens (1), puis M. Guersent (2), admirent et constatèrent que les sels de quinine, à dose d'un gramme et au-dessus, jouissaient de la vertu narcotique d'une manière évidente. Plus tard, M. Jacquot (3), médecin militaire, qui paraît avoir été fréquemment dans la nécessité d'administrer la quinine à haute dose, lui reconnaît bien expressément une propriété stupéfiante. Enfin dans ces dernières années l'emploi plus fréquent du sulfate de quinine à doses élevées a rendu pour ainsi dire générale la connaissance de l'action stupéfiante de cette substance sur le système nerveux, de telle sorte qu'actuellement cette action semble n'avoir plus besoin d'être prouvée.

La contradiction qui existe entre les observations de ces dernières années et celles d'une époque plus reculée tient à ce que celles-ci avaient été faites soit sur le quinquina pris à de petites doses plus ou moins souvent répétées, comme cela est arrivé pour M. Caventou, soit sur ce médicament pris à doses plus fortes, mais seulement en une fois, comme dans les expériences de M. Béraudi : ce médecin, ainsi qu'on l'a vu, donnait 1 gramme de sel de quinine une seule fois et en une seule prise. Les observateurs modernes, au contraire, ont administré les sels à des doses d'un gramme et au delà, pendant plusieurs jours et d'une manière continue. D'où il résulte qu'il en serait de l'action sur l'encéphale comme de celle qui a lieu sur le cœur : à petite dose, de l'excitation, et à dose élevée et continue, de la sédation.

____

(1) Mérat et Delens, *Dictionn. des drogues*, t. V, p. 607.
(2) *Répertoire général de médecine*, article QUININE.
(3) *Archives générales de médecine.*

Il faut maintenant voir quelles lumières l'expérimentation sur les animaux et l'observation des malades peuvent apporter sur cette question.

L'idée qui se présente la première à qui veut chercher l'action d'une substance sur l'encéphale est d'injecter directement cette substance dans les artères de cet organe.

J'ai fait cette expérience quatre fois (expériences 33, 34, 35 et 36e); chaque fois j'ai graduellement injecté une solution de 2 grammes de bisulfate de quinine dans 64 grammes d'eau. Mais les effets ont varié, et ils se sont plusieurs fois combinés avec ceux que doit produire l'introduction forcée d'un liquide dans le cerveau où l'espace est déjà rempli. En effet, à chaque impulsion imprimée au piston de la seringue, il s'est développé de l'agitation, des cris, une expression de malaise ainsi que de la roideur des membres et du tronc, qui cessaient constamment sitôt qu'on cessait de pousser le piston.

L'injection terminée, il s'est produit au bout de quelques instants, chez deux des animaux, de la titubation et de la prostration, tandis que chez les deux autres il n'est rien survenu. L'un des animaux est mort au bout de quarante-huit heures dans la prostration et dans l'affaissement; un second a succombé par accident, et les deux autres se sont bien rétablis.

A l'autopsie de celui qui a péri lentement, on a trouvé, comme cela est indiqué page 90, une méningo-encéphalite, une distension des cavités droites du cœur et des grosses veines, des taches ecchymotiques dans les poumons et une rougeur uniforme de la muqueuse gastro-intestinale.

Il résulte évidemment de ces expériences, que le sulfate de quinine introduit brusquement, en grande quantité et d'une manière directe, dans la substance de l'encéphale, l'excite fortement, et peut en provoquer la phlogose, comme on verra qu'il le fait sur quelques autres parties avec lesquelles on le met directement en contact.

Mais si l'on voulait conclure de là, que les quantités de sulfate de quinine que l'absorption peut transmettre à l'encéphale doivent produire les mêmes effets d'irritation, on se tromperait beaucoup, ainsi qu'on va le voir dans les expériences suivantes.

Dans les injections de sels de quinine vers l'encéphale il se développe des phénomènes qui résultent évidemment, d'une part, de la pression sur l'encéphale, et d'autre part de l'action d'un corps étranger mis brusquement en contact avec les parties les plus intimes du tissu de cet organe. Par conséquent, les injections par les carotides vers le cerveau sont un moyen infidèle de connaître l'action de ce médicament sur l'encéphale, mais je devais en faire connaître les résultats afin d'éviter une lacune dans les expériences.

J'ai pensé qu'en poussant les injections par l'aorte à l'endroit où est la crosse de cette artère, je pourrais faire pénétrer dans le cerveau, par l'intermédiaire de la circulation artérielle, une assez forte quantité de sulfate de quinine, sans exercer de pression anormale sur cet organe; il m'a semblé, en outre, qu'en introduisant le sel de quinine au delà du cœur, et ménageant ainsi ce viscère si impressionnable à l'action de la quinine, je pourrais en porter la dose à un chiffre plus élevé que dans les injections par la veine jugulaire, et obtenir par ce moyen le maximum des effets de cette substance.

J'ai donc tenté les expériences suivantes :

Quatre-vingt-quatrième Expérience.

Sur un chien de 30 kilogrammes, à l'aide d'une canule fixée dans la carotide gauche, et enfoncée jusqu'à ce qu'elle eût pénétré dans l'aorte, j'ai injecté rapidement, et en une fois, une solution de 3 grammes de bisulfate de quinine dans 90 grammes d'eau.

Aussitôt après l'injection, il y eut de l'agitation et une extrême titubation, l'animal cherchait à s'échapper et à fuir; mais comme au moindre mouvement il tombait sur le côté, il se traînait sur le ventre en se cramponnant après le sol avec ses pattes, et ne pouvait pas se tenir en équilibre un seul instant. Son œil était animé, sa respiration agitée, sa circulation accélérée, et il y avait une sorte de tremblotement de ses muscles.

Au bout de quelques minutes, il fut saisi par un accès de convulsions de tous les membres qui dura cinq ou six minutes, et s'accompagna d'écume à la gueule.

Quelques heures après, la titubation avait diminué et elle était dissipée quatre heures après l'expérience.

Le lendemain au matin, l'animal était calme, en bon état, point fatigué; néanmoins il avait refusé de manger. Puis, dans la journée, il s'est remis peu à peu, et au bout de quelques jours il était complétement rétabli.

Quatre-vingt-cinquième Expérience.

Sur un chien assez fort, de 17 kilogrammes, j'ai injecté en une seule fois, dans l'aorte, par la carotide gauche garnie d'une longue canule, une solution de 2 grammes de bisulfate de quinine dans 90 grammes d'eau.

Pendant le temps de la première moitié de l'injection, il y eut de l'agitation et des mouvements convulsifs; puis, l'injection terminée, il est aussitôt survenu de la prostration. L'animal est resté abattu, accablé, les pupilles dilatées; puis la respiration s'est graduellement ralentie, et la mort a eu lieu au bout de dix minutes après l'injection.

Dans la cinquante-septième expérience, où 2 grammes de sulfate de quinine avaient été injectés de la même manière dans l'aorte, il n'y avait rien eu de particulier pendant l'injection ; mais dès qu'elle fut terminée, il y eut de la tristesse, de l'abattement et de la lenteur dans les mouvements sans aucune titubation. Huit heures après l'expérience, l'animal était complétement remis.

Quatre-vingt-sixième Expérience.

Désirant diminuer la susceptibilité de l'encéphale, et produire de cette manière une sorte de tolérance artificielle du sulfate de quinine, sur un chien de 24 kilogrammes, en bon état, j'ai injecté en deux fois, par la veine jugulaire du côté du cœur, une solution de 10 centigrammes de chlorhydrate de morphine dans 90 grammes d'eau.

Aussitôt après l'injection, l'animal s'est trouvé légèrement affaibli, chancelant, et un peu moins vif qu'auparavant : la pression que supporte le sang dans les artères avait à peine diminué. Cet état se prolongea durant une demi-heure sans changer d'une manière appréciable, les pupilles se tenant constamment un peu étroites. A ce moment j'injectai dans l'aorte par l'intermédiaire de la carotide gauche, une solution de 2 grammes de bisulfate de quinine dans 90 grammes d'eau tiède.

A l'instant même, l'animal éprouva de l'agitation, une extrême titubation, de l'accélération dans la respiration, et un tremblotement avec frémissement des membres.

Au bout de quatre heures, la titubation avait diminué, l'animal commençait à se soutenir sur les pattes et à faire quelques mouvements ; l'agitation était complétement dissipée, mais la respiration continuait à être fréquente, et il y avait une grande répugnance au mouvement.

Dans la nuit, la torpeur augmenta ; le lendemain, l'animal était immobile, couché sur le flanc, les pupilles étroites, la respiration lente, le pouls petit et fréquent et la peau froide. La mort a eu lieu dans la journée.

Ces quatre expériences sont fort concordantes, car dans trois d'entre elles il a manifestement existé, dans les premiers moments, une assez vive excitation de l'encéphale. Ainsi, immédiatement après l'injection, les animaux ont été agités, tremblants, cherchant à fuir, se cramponnant avec force après le sol, ayant l'œil vif, animé, la respiration et la circulation accélérées, et présentant en même temps une extrême titubation ; deux fois il y eut des convulsions.

Cet ensemble constitue évidemment une période d'excitation dont la durée est fort courte.

Puis au bout de quelques instants, dans deux de ces expériences, et au bout de quatre heures dans les deux autres, l'agitation a cessé ; les animaux sont restés abattus, répugnant à se mouvoir, ou se mouvant très lentement quand on les forçait à se remuer, ayant l'œil terne, la pupille dilatée, la respiration lente, le pouls petit et la peau froide.

L'affaiblissement de la pression dans les artères, mesuré à l'hémodynamètre, ne s'est prononcé d'une manière évidente, dans la plupart des cas, qu'au moment de l'affaissement.

Cet état a duré jusqu'au rétablissement ou jusqu'à la mort de l'animal, et il a constitué une seconde période, dans laquelle a dominé la sédation ; période qui a commencé très promptement dans deux cas, et un peu plus tard dans les deux autres cas, mais qui a toujours eu une durée infiniment plus longue que la période d'excitation.

Dans l'une de ces expériences, l'introduction préalable d'une assez forte dose de sel de morphine n'a point empêché la période d'excitation d'avoir lieu, mais elle a rendu plus prolongée et plus intense la période de sédation.

On remarquera que dans les quatre cas d'injection vers le cerveau, et dans les quatre cas d'injection par l'aorte, on a pu faire pénétrer chaque fois, sans causer la mort instantanée, une quantité de sulfate de quinine bien supérieure à celle que permettent les injections par la veine jugulaire vers le cœur.

Ainsi j'ai pu en injecter de 2 à 3 grammes vers le cerveau, tandis que le plus souvent je n'ai pas pu dépasser 15 à 18 décigrammes de ce sel en injection vers le cœur, sans produire la mort instantanée.

On peut conclure de ces deux expériences :

1° Que le sulfate de quinine, agissant directement sur l'encéphale, offre dans cette action une première période dans laquelle il existe une excitation non douteuse de cet organe, mais que cette période a ordinairement peu de durée et une intensité modérée.

2° Que dans la seconde période, qui se produit promptement et dure longtemps, il se manifeste des signes de sédation, lesquels par leur durée et leur importance constituent en quelque sorte la véritable action de cette substance.

3° Que l'encéphale résiste avec plus d'énergie que le cœur à l'action sédative de ce sel.

On a vu, dans les expériences précédentes, le sulfate de quinine arrivant brusquement et en quantité considérable dans la substance propre du cerveau, on va maintenant voir, dans une seconde série d'expériences, les effets qu'il produit quand il arrive pour ainsi dire molécule à molécule dans cet organe, par la voie de l'absorption.

Si l'on se reporte à ce qui se passe lorsque l'injection se fait par les veines du côté du cœur, on trouve : 1° que lorsqu'on a rapidement injecté une forte quantité de ce sel dans la jugulaire, l'animal jette quelques cris faibles, ou s'agite légèrement pendant un instant, ou enfin éprouve un léger roidissement comme pour résister à du malaise, puis meurt aussitôt ; 2º que quand l'injection se fait lentement, ou quand la dose du sel n'est pas aussi forte, il se produit à l'instant même de la titubation, une très faible agitation, la dilatation des pupilles, point d'accélération de la respiration, un peu de tremblotement musculaire, mais surtout de l'affaissement et de la stupeur. Ainsi l'agitation des premiers moments a eu lieu neuf fois sur dix-neuf cas d'injection, et presque toujours quand l'injection avait été faite en une fois à la dose d'un gramme de sel, ou quand, s'étant faite en plusieurs fois, on en avait fait pénétrer une plus forte quantité. Les convulsions ne se sont manifestées que quatre fois, et toujours dans les expériences où l'on avait injecté une forte dose des sels du quinquina en l'introduisant très étendu, et par portions à d'assez longs intervalles.

La titubation s'est ordinairement dissipée dans un laps de temps qui a varié de deux à quatre heures.

Lors des autopsies, on a trouvé constamment un certain degré d'injection de la pie-mère, portant principalement sur les grosses veines, et une seule fois sur dix-neuf il y eut des traces de méningite et d'encéphalite. Ce fut sur un animal qui, après avoir reçu 4 grammes de cinchonine, eut des convulsions.

Si l'on étudie à leur tour les effets qui se produisent après l'ingestion dans l'estomac, on observe :

1º Que quand on introduit dans cet organe, en une seule fois, une forte quantité des sels de quinquina (3 à 4 grammes de sulfate de quinine), il se manifeste au bout de peu d'instants, toujours de la titubation, quelquefois de l'agitation, et rarement des convulsions ; puis la sédation et la tendance à l'immobilité.

Ainsi sur douze cas d'ingestion de 2 à 4 grammes de bisulfate de quinine en une fois, soit par l'incision de l'œsophage, soit par la sonde œsophagienne, toujours la titubation s'est produite au bout de quelques instants, a été graduellement en croissant pendant cinq à six heures, ne s'est dissipée que très lentement, et n'a définitivement cessé qu'au bout de vingt-quatre heures.

Une seule fois il y eut au début de l'agitation, de l'excitation et de l'accélération des mouvements respiratoires ; deux fois il est survenu des convulsions momentanées quelques heures après l'ingestion. Dans tous les autres cas il y avait du calme, de la tendance à l'immobilité, de la lenteur dans les mouvements, et une dilatation très prononcée des pupilles. Constamment à la titubation ont succédé l'abattement, la faiblesse, la torpeur et la disposition à l'immobilité.

2° Que dans les cas où l'introduction du sulfate de quinine s'est faite lentement et graduellement, il n'a plus existé de phénomènes d'excitation : les animaux n'ont plus éprouvé que la titubation, l'affaissement, la torpeur, la répugnance au mouvement ; ils avaient une démarche lente, incertaine, vacillante, les quatre pattes fort écartées pour agrandir la base de sustentation, un air hébété et une forte dilatation des pupilles. Deux fois sur huit expériences il a existé quelques accès de convulsions.

La titubation alla graduellement en croissant presque jusqu'à la mort, et ne se dissipa que pour faire place à une profonde torpeur.

Dans tous les cas d'autopsie on a trouvé une injection plus ou moins forte de la pie-mère, jamais de tracés d'encéphalite, bien que les animaux eussent dans ces deux catégories d'expériences vécu au delà de vingt-quatre heures.

Enfin si l'on observe ce qui a lieu après les injections faites dans l'artère crurale, dans la plèvre et dans le tissu cellulaire, on reconnaît toujours la même série d'accidents, mais il n'y a plus de période d'excitation, on ne voit plus que la période de sédation.

En résumant ce qu'offrent de commun les divers groupes de cette seconde série d'expériences, on trouve que la nature des phénomènes éprouvés par les animaux est la même que dans les expériences de la première série; ce sont toujours des troubles qui indiquent la perversion, l'affaiblissement, la sédation et enfin la destruction des fonctions du système nerveux encéphalo-rachidien, mais qui varient pour la forme qu'ils ont et pour la marche qu'ils suivent, selon que la pénétration du sel de quinine, dans le tissu de l'encéphale, se fait en masses plus ou moins considérables.

Ainsi les phénomènes d'excitation de l'encéphale avaient eu lieu, lors des expériences d'injection directe vers le cerveau, cinq fois, et les convulsions trois fois sur huit. Après l'injection dans les veines, ces phénomènes n'ont plus eu lieu que neuf fois et les convulsions quatre fois sur dix-neuf. Après l'ingestion en une seule fois dans l'estomac, il n'y eut d'agitation qu'une seule fois et des convulsions également qu'une fois sur douze. Enfin, après l'ingestion faite en plusieurs heures on n'observa ni agitation, ni convulsion dans aucun des huit cas.

Il résulte évidemment de ces faits, que la période d'excitation du cerveau est d'autant plus courte et d'autant plus rare, que la pénétration des sels de quinine dans cet organe se fait lentement et que le sel est plus divisé. Que par conséquent cette période, qui est l'inconvénient de la médication par les sels de quinine à haute dose, peut ne pas exister, quand on administre ces substances par l'estomac, à l'état de division extrême et par doses fractionnées.

La seconde période, celle de sédation, se comporte d'une manière tout à fait opposée ; elle est d'autant plus prononcée et d'autant plus durable que la dose de sulfate de quinine a été plus forte ou a été donnée d'une manière continue et par doses plus fractionnées. Ainsi les phénomènes qui la constituent ont dans mes expériences été à leur maximum chez les animaux dans l'estomac desquels le sulfate de quinine avait été ingéré en plusieurs fois. Or comme cette période de l'action du médicament est précisément celle que le médecin veut obtenir, il en résulte qu'en administrant le sulfate de quinine par l'estomac et à hautes doses, on se place dans les conditions les plus favorables au succès de la médication.

Les différences dans la marche des phénomènes, étant fort tranchées, doivent être étudiées relativement à l'époque à laquelle ces troubles de l'encéphale commencent à se faire sentir et relativement au moment où ils se dissipent.

Cette étude est indispensable, car ce sont précisément ces troubles qui vont servir de moyen de reconnaître le moment où les sels du quinquina pénètrent dans les organes, celui où ils en sortent et le degré d'énergie avec lequel ils agissent sur eux. C'est sur la connaissance exacte de ces troubles que vont s'appuyer toutes les règles destinées à guider le médecin dans l'administration des préparations de quinquina.

Quelle que soit la voie d'introduction de la quinine, la titubation, qui est le phénomène le plus apparent, se manifeste rapidement; on l'observe aussitôt que l'expérience est terminée, lorsque l'introduction a eu lieu par voie d'injection dans les artères carotides ou dans les veines jugulaires, et dans ces cas elle a été tout de suite à son maximum; lorsque l'introduction s'est faite par la voie de l'ingestion dans l'estomac, la titubation s'est produite au bout de quelques minutes quand le sel de quinine a été donné en une seule dose; elle a eu lieu, au contraire, graduellement, lentement et plus d'une heure après le commencement de l'expérience, quand l'ingestion s'est faite par doses fractionnées. Les choses se sont passées de la même manière après l'injection dans l'artère crurale, dans la plèvre et dans le tissu cellulaire; dans tous ces derniers cas, la titubation a été graduellement en croissant et n'a atteint son maximum qu'au bout de quatre ou cinq heures.

Ce qui vient d'être dit de la titubation se rapporte également aux vertiges, à l'affaiblissement de la vue, à la dilatation de la pupille et à la stupeur qui se développent habituellement en même temps et dans la même proportion qu'elle.

Cette rapidité de l'action des sels du quinquina sur l'encéphale, qui équivaut presque à l'instantanéité, prouve encore, comme elle l'avait déjà fait pour le cœur, l'existence d'une action directe de ces sels sur les organes, et démontre que pour le cerveau comme pour le cœur, elle ne peut pas être, ainsi que M. Mélier l'a prétendu, un effet de la liquéfaction du sang. Il n'est pas plus possible d'attribuer à la dissolution générale du sang la titubation, les vertiges, la perte de la vue et l'affaissement extrême qui se produisent à l'instant même où l'on vient d'injecter 1 ou 2 grammes de sulfate de quinine dans une artère du côté du cerveau, qu'il ne l'a été de lui attribuer la cessation brusque des battements du cœur, aussitôt une injection dans la veine jugulaire.

Ces troubles fonctionnels de l'encéphale ont eu une persistance qui a varié en raison de la voie par laquelle l'introduction des sels de quinine a eu lieu, et en raison du temps que celle-ci a duré.

Ainsi après les injections faites en une fois soit par les carotides, soit par l'aorte, ces troubles ne se sont dissipés qu'au bout de deux à quatre heures. Après les injections dans la veine jugulaire, ce n'a été qu'au bout de quatre à six heures, et après l'ingestion dans l'estomac, seulement au bout de douze à quinze heures.

Quand l'introduction s'est faite en plusieurs fois, pendant un laps de cinq à six heures, ces phénomènes ont eu une bien plus grande intensité et surtout une durée bien plus prolongée ; l'intensité, peu considérable de prime abord, s'est graduellement et très notablement accrue, à la différence de ce qui était arrivé quand l'introduction s'était faite en une seule fois, où les effets, intenses d'abord, allaient graduellement en décroissant. En thèse générale, la durée des troubles de l'encéphale après l'administration des sels de quinine par doses fractionnées a généralement été le double de celle qui suit l'administration de ces sels en une seule prise.

Il faut induire de ce fait constant, que lorsqu'on veut frapper un coup énergique dans les maladies, le quinquina doit être donné en peu de doses, tandis que lorsqu'on a besoin d'une action permanente, il faut le donner à doses fractionnées.

Enfin, si l'on remarque que ces troubles se produisent instantanément, qu'ils se dissipent d'eux-mêmes, et que quand la mort a lieu pendant qu'ils subsistent dans toute leur intensité, on ne trouve pas dans l'encéphale de lésions matérielles suffisantes pour expliquer leur existence, on sera disposé à penser que ces altérations de fonctions sont des troubles purement dynamiques.

Il faut conclure, de toutes ces expériences, que les sels du quinquina ont une action directe et instantanée sur l'appareil encéphalo-rachidien, dont ils pervertissent, affaiblissent et anéantissent les fonctions.

Que cette action se décompose en deux périodes, l'une pendant laquelle il y a de la perversion et de l'excitation, l'autre pendant laquelle se produit la sédation. Que la première période est d'autant plus prononcée que ces sels ont été introduits brusquement, directement et pour ainsi dire en masse, dans le cerveau, mais qu'alors elle a presque toujours une durée assez courte. Que la seconde période, celle qu'on cherche à obtenir dans la médication à haute dose, est en général dominante, mais qu'elle vient d'autant plus vite et dure d'autant plus longtemps, que ces sels ont été introduits indirectement, lentement et pour ainsi dire molécule à molécule dans l'encéphale ; enfin, que cette action est purement dynamique, et n'arrive au degré de phlegmasie que dans des cas rares, où l'action a été trop énergique ou trop directe.

Giacomini, Sandri et M. Mêlier ont observé la même série de phénomènes, c'est-à-dire, une excitation passagère, à laquelle succédait une sédation prolongée des centres nerveux, et ils ont également remarqué les mêmes altérations anatomiques, c'est-à-dire, des traces de congestion dans les grosses veines de la pie-mère, et point de signes de méningite.

Quittant le champ de l'expérimentation et se plaçant sur le terrain de l'observation des phénomènes qui se produisent chez les personnes qui prennent le sulfate de quinine à haute dose, on observe une série d'effets analogues à ceux qui viennent d'être étudiés.

Ainsi, les malades qui prennent ce sel à la dose de 25 à 30 centigrammes en une seule prise, ou à celle d'un gramme par plusieurs prises en douze heures, éprouvent ordinairement de la pesanteur et de l'embarras dans la tête, quelquefois de la céphalalgie, souvent des bourdonnements d'oreilles, des vertiges et une légère titubation.

Si la quantité du sel a été plus forte ou si les doses en ont été très rapprochées, ces troubles sont bien plus prononcés ; ils peuvent s'accompagner d'un sentiment de plénitude, de tension et de battement dans la tête, de rougeurs et de bouffées de chaleur à la face, d'agitation et d'inquiétude dans les membres, de quelques épistaxis et d'animation dans les regards, tous phénomènes qui indiquent un certain degré d'excitation de l'encéphale.

Ces troubles sont le plus souvent peu prononcés, et ont une durée de quelques heures, après quoi surviennent un affaissement et une somnolence modérés, un léger engourdissement et une faible prostration.

Si la quantité de sulfate de quinine va à 2 grammes et au delà, donnés d'une manière continue pendant plusieurs jours, au lieu d'une sédation légère, on observe de l'accablement, un affaissement très prononcé, de la

9*

stupeur, de la somnolence, beaucoup de titubation, de la dureté de l'ouïe, de l'affaiblissement de la vue, avec dilatation des pupilles, un état très obtus de la sensibilité, un affaiblissement très prononcé des mouvements musculaires et du frémissement avec tremblotement des membres, phénomènes qui dénotent une diminution notable dans la sensibilité générale et dans la contractilité des muscles. Et si enfin la dose de sulfate de quinine est excessive, ces accidents vont jusqu'à la perte complète de connaissance, la perte absolue de la vue et de l'ouïe, l'insensibilité de la peau et l'immobilité complète des membres.

Comme ces divers troubles sont importants à connaître, parce qu'ils indiquent d'une manière bien précise le mode d'action du quinquina, ils vont être étudiés chacun en particulier.

CÉPHALALGIE.

Il est rare que des malades puissent prendre au delà de 40 centigrammes de sulfate de quinine en une seule dose sans éprouver quelque sensation particulière dans la tête; quelques malades en ressentent après 20 centigrammes. Le plus ordinairement, chez les personnes qui prennent ce sel à la dose de 1 à 2 grammes par jour, ces sensations se font ressentir à la troisième prise.

Le plus souvent, c'est une pesanteur, un embarras, une sorte de plénitude, de trouble dans la tête; quelquefois ce sont des battements ou une tension semblable à celle que produirait un bandeau fort serré.

Ces malaises sont ordinairement fort légers et ne dépassent pas, quand ils provoquent de la douleur, les limites d'un mal de tête ordinaire. Sur plus de trois cents malades auxquels j'ai administré le sulfate de quinine, je n'ai jamais vu la céphalalgie acquérir la moindre gravité. MM. Monneret et Legroux n'en ont pas vu davantage ; cependant M. Mélier, d'après le rapport de M. Baron, a parlé d'un cas dans lequel cette céphalalgie serait devenue intolérable.

Les malades affectés de fièvre typhoïde ne s'en plaignent pas. MM. Rilliet et Barthez disent même que la céphalalgie et les troubles des fonctions des organes cérébraux, qui sont propres à la fièvre typhoïde, ont, dans les cas observés par eux, très promptement cédé au sulfate de quinine. M. Pereira et M. Kapeler ont fait la même remarque. M. Blache et moi avons aussi très positivement constaté la même chose, car le soulagement que ces malades éprouvent du côté de la tête nous avait frappés l'un et l'autre. M. Pereira va jusqu'à dire qu'un malade habituellement pris de céphalalgie en fut débarrassé pendant toute la durée d'un traitement par le sulfate de quinine.

Chez les rhumatisants cette douleur est généralement peu prononcée.

La céphalalgie, ou les sensations de pesanteur et de tension dans la tête, paraissent ordinairement au bout d'une heure, quand la dose de sulfate de quinine ingéré est arrivée à 30 ou 40 centigrammes ; elle ne cause le plus souvent de douleur que pendant trois à quatre heures, malgré la continuation du médicament, puis elle se transforme habituellement en une sorte de pesanteur de tête qui provoque le sommeil et à laquelle les malades finissent par faire peu d'attention. Cependant chez quelques malades dont la sensibilité est vive, elle dure plus longtemps.

Je ne connais qu'un nombre extrêmement petit de sujets chez lesquels elle a persisté quelque temps après la cessation de l'emploi du médicament ; encore ne suis-je pas certain qu'elle ait été un effet de la médication.

Cet épiphénomène, qui se produit dans ce cas comme dans tous ceux où il y a de la congestion vers l'encéphale, paraît dépendre de la même cause, et tenir à l'injection des vaisseaux de la pie-mère. Il s'accompagne de temps en temps d'épistaxis.

Il cède le plus souvent à l'application de quelques sangsues sous les oreilles et à des pédiluves sinapisés.

TROUBLES DE L'AUDITION.

Ces dérangements sont l'un des effets les plus constants de l'absorption du sulfate de quinine ; il suffit d'une quantité de 25 à 30 centigrammes de ce sel prise en une dose pour qu'il se produise des bourdonnements d'oreilles.

Ce bourdonnement se compose de bruits très différents les uns des autres : tantôt il imite le bruit du vent qui passe à travers les fentes d'une clôture, ou qui souffle dans le feuillage ; d'autres fois il ressemble au bruit d'une chute d'eau, ou de la vapeur qui s'échappe avec force par l'ouverture du couvercle d'une chaudière ; quelquefois il imite le bruit des cloches qui sonnent dans le lointain.

Quand le bourdonnement a pris de l'intensité, ce qui a lieu lorsque les malades prennent de 1 à 2 grammes de sulfate de quinine par jour, il s'accompagne de l'affaiblissement de l'ouïe. D'abord cet affaiblissement est plus apparent que réel, car les malades qui se croient

sourds entendent même les mots dits à voix basse ;
mais bientôt il n'est plus douteux : les sons perdent de
leur éclat, de leur rondeur et ne produisent plus sur
l'oreille qu'un bruit faible, sec, dur et désagréable ;
enfin il arrive un moment où la surdité est complète.
Cette surdité complète est fort rare, je ne l'ai vue que
deux fois : la première chez une nourrice atteinte d'un
rhumatisme articulaire aigu, et qui, dès le lendemain de
la prise de 4 grammes de sulfate de quinine en vingt-
quatre heures, n'entendait plus les cris de son enfant ;
la seconde eut lieu chez un malade après deux jours de
l'administration du sulfate de quinine à la dose de
5 grammes par jour. MM. Kapeler, Legroux et Monneret, qui ont beaucoup usé du sulfate de quinine à
haute dose, ne parlent pas de surdités complètes, de
telle sorte que cet accident, peu important quand il
n'est que passager, doit être assez rarement permanent.

Le bourdonnement d'oreilles se produit, ainsi que la
céphalalgie, peu de temps après l'ingestion du sulfate de
quinine ; on le voit souvent apparaître une demi-heure
ou une heure au plus après l'ingestion de 40 centigrammes de ce sel, en une prise. Les malades qui en prennent de 1 à 2 grammes par jour, une cuillerée toutes
les heures, commencent ordinairement à le ressentir
après la troisième cuillerée, c'est-à-dire quand ils ont
déjà pris 30 à 40 centigrammes de ce sel.

Le temps pendant lequel le bourdonnement persiste
varie selon la dose du médicament et selon le temps
pendant lequel son usage est continué.

Ainsi, les malades qui prennent de 25 à 30 centigrammes de sulfate de quinine en une seule dose n'é-

prouvent de bourdonnements que pendant une demi-heure au moins, ou deux heures au plus.

Ceux qui en prennent de 40 à 50 centigrammes en une seule fois les éprouvent pendant deux ou trois heures.

Ceux qui en prennent de 1 gramme à 15 décigrammes en solution, par plusieurs doses, dans l'espace de dix heures, les ressentent pendant huit ou dix heures après la dernière prise.

Ceux qui prennent cette même quantité plusieurs jours de suite les éprouvent tout le temps que dure la médication, et jusque douze ou quinze heures après la dernière prise.

Enfin, ceux qui prennent ce sel à la dose de 2 à 4 grammes par jour les ressentent jusqu'à vingt-quatre à trente-six heures après la dernière prise.

La surdité s'est comportée à peu près de la même manière que les bourdonnements d'oreilles ; et dans les cas où je l'ai vue, elle s'est constamment dissipée très rapidement.

La dureté de l'ouïe, et surtout la surdité, sont bien moins fréquentes que les bourdonnements d'oreilles; elles ne se voient ordinairement que lorsqu'on est arrivé à des doses de 15 décigrammes à 2 grammes de sulfate de quinine, et se rencontrent toutes les fois que ce sel produit de véritables accidents toxiques, ainsi qu'on le voit dans les faits rapportés par MM. Giacomini, Guersent et Trousseau, de telle sorte que leur présence peut être considérée comme le caractère de ce mode d'intoxication.

Cet accident cesse ordinairement comme les bourdonnements qui l'accompagnent. M. Maillot, qui a traité plus de six mille malades par le sulfate de quinine à haute dose, déclare avoir constamment observé qu'il avait été passager chez les malades qui l'avaient éprouvé, et qu'il s'était dissipé au bout de quelques jours. J'ai fait la même observation.

Il n'a eu de durée plus prolongée que chez les personnes qui avaient pris le sulfate de quinine à dose excessive. Ainsi on voit, dans les observations rapportées par Giacomini et par M. Guersent, que chez ces sujets, dont l'un avait pris 12 grammes de sulfate de quinine en une seule dose, la surdité ne se dissipa qu'au bout de plusieurs jours, et que chez l'autre, qui en avait pris 41 grammes en peu de jours, l'ouïe ne revint que très lentement.

Enfin, il paraît avoir existé quelques cas, infiniment rares à la vérité, dans lesquels la surdité, qui ne s'était point dissipée, est devenue permanente et incurable. MM. Deleau et Ménière disent avoir rencontré l'un et l'autre quelques uns de ces cas, mais ils reconnaissent que la surdité n'était survenue qu'après un usage du sulfate de quinine à très haute dose, répété pendant un laps de temps de quatre à six mois.

La nature de ces troubles de l'audition est facile à déterminer. Les simples bourdonnements d'oreilles sont ici, comme dans toutes les autres maladies où ils s'observent, le signe d'un certain degré de congestion vers l'encéphale; mais les bourdonnements plus forts avec accompagnement de bruits particuliers constituent la paracousie, regardée comme un premier degré de l'affaiblissement de l'ouïe. Enfin, la surdité, ne laissant aucune trace sur le cadavre des animaux qui l'ont éprouvée, cessant assez promptement dans les cas où elle est passagère, et s'étant présentée aux praticiens qui s'occupent des maladies de l'oreille, sans aucune altération appréciable des oreilles externe et moyenne, est évidemment le résultat de l'affaiblissement, puis de la paralysie du nerf auditif.

Les bourdonnements d'oreilles sont fatigants et ennuyeux pour les malades, mais comme ils n'ont aucun inconvénient, on n'a point un grand intérêt ni à les éviter ni à les faire cesser; cependant s'ils devenaient par trop gênants, ou s'ils ne cessaient point, le sulfate de quinine étant suspendu, on les arrêterait avec des topiques froids, placés sur la tête, et des sangsues appliquées sous les apophyses mastoïdes.

Il n'en est pas de même de la surdité : tant qu'elle se borne à de la dureté de l'ouïe, on n'a guère à s'en occuper; mais quand elle est complète, elle doit éveiller l'attention, car elle réclame immédiatement la suspension ou la diminution notable du médicament ; et si elle ne cessait pas, il faudrait avoir recours aux frictions et injections excitantes, à l'électricité, aux vésicatoires, à la strychnine et aux médicaments toniques.

L'étude de la manière d'être du bourdonnement d'oreilles est plus importante qu'elle ne le paraît au premier abord, car elle conduit à des déductions pratiques destinées à faire connaître le meilleur mode d'administration du sulfate de quinine dans les fièvres intermittentes.

En effet, l'action de cette substance se produisant, comme on va le voir, sur le système nerveux, la série des troubles fonctionnels de l'encéphale qu'elle détermine indique évidemment, par son intensité et par sa manière d'être, le degré de puissance et de durée de cette action : or, les bourdonnements d'oreilles étant de tous ces troubles celui dont on peut le mieux saisir la marche et l'intensité, il en résulte qu'ils peuvent servir de moyen de mesurer cette action.

L'observation des faits établit, ainsi qu'on l'a vu, que l'action du sulfate de quinine sur le système nerveux se manifeste d'une demi-heure à une heure au plus après l'introduction dans l'économie d'une dose suffisante de ce sel.

Elle établit en outre que cette action apparente peut durer, terme moyen :

1° De deux à trois heures après l'ingestion de 30 à 40 centigrammes pris en une seule fois ;

2° De huit à dix heures après l'ingestion de 60 centigrammes à 1 gramme pris en huit ou dix heures ;

3° De douze à quinze heures après l'ingestion de 1 gramme par jour, continuée pendant quelque temps ;

4° De vingt-quatre à trente-six heures après l'ingestion de 2 à 4 grammes par jour.

Il ne reste plus qu'à distribuer les doses de ce médicament dans les maladies périodiques, de manière que le maximum de son action se produise précisément au moment où se prépare le molimen fébrile. C'est ce qui sera indiqué lorsqu'il sera question, dans ce travail, du mode d'administration du quinquina dans les fièvres intermittentes.

TROUBLES DE LA VISION.

Ces dérangements sont beaucoup moins communs que ceux de l'audition, et se produisent beaucoup moins facilement qu'eux.

Ils n'ont ordinairement lieu qu'après l'emploi pendant

plusieurs jours de doses de 15 décigrammes à 2 grammes de sulfate de quinine ou après celui de doses de 3 à 4 grammes pour un seul jour.

Les malades commencent par se plaindre d'une sensibilité assez vive au contact de la lumière ; la clarté les fatigue, l'action de fixer les yeux sur les objets leur est pénible ; ils éprouvent dans les yeux une sensation de tiraillement semblable à celui que produit l'usage momentané de lunettes trop fortes ; leur œil est plus brillant ; les pupilles sont le plus souvent dans l'état normal et la conjonctive n'est point injectée ; il existe alors, d'une manière évidente, un léger degré d'excitation du nerf optique, analogue à celui qu'on observe si souvent au début des paralysies de ce nerf.

Dans un degré un peu plus avancé, les malades voient trouble, la lumière du jour leur paraît moins vive, les objets semblent plus petits, doubles, et ne sont plus aperçus nettement à une distance de 2 ou 3 mètres.

Enfin on peut voir arriver l'amaurose incomplète ou même complète, et alors les pupilles sont dilatées ou insensibles à la lumière.

Je n'ai observé que quatre fois l'amaurose incomplète, ce fut chez des malades qui avaient pris de 3 à 5 grammes de sulfate de quinine en vingt-quatre heures pendant plusieurs jours. Deux fois elle fut passagère, ne dura qu'une journée, et disparut complétement ; une troisième fois elle eut plus de durée, et, dans un dernier cas, elle ne se dissipa qu'au bout d'un mois.

M. Monneret, qui, en général, a poussé fort loin les doses du sulfate de quinine, et les a soutenues aussi longtemps que possible, a vu quatre fois l'affaiblissement

momentané de la vue. Dans deux de ces cas, cet affaiblissement ne dura que quelques heures; dans un
troisième, il dura une journée, et dans le quatrième sa
durée fut de cinq jours. M. le docteur Hatin m'a parlé
d'un malade chez lequel l'amaurose incomplète avait persisté pendant plusieurs mois. M. Legroux, qui a donné
le sulfate de quinine le plus souvent à des doses de 1 à
2 grammes seulement, paraît ne pas l'avoir observée;
moi-même je ne l'ai jamais rencontrée chez des malades
qui n'avaient pas pris des doses supérieures à 2 grammes
par jour.

L'amaurose complète ne s'est vue que dans les cas
d'intoxication par de très fortes doses : ainsi, on la voit
chez les animaux dans l'estomac desquels on introduit
4 grammes de sulfate de quinine. Alors ils n'y voient
plus, et leur pupille est tellement dilatée, qu'on n'aperçoit plus d'iris. Elle s'est vue également dans les cas de
Giacomini et de M. Guersant, où les malades étaient
complétement aveugles, et offraient une dilatation considérable de la pupille et une insensibilité complète de la
rétine.

L'affaiblissement de la vue se produit ordinairement
très rapidement, et alors il s'accompagne de bourdonnements d'oreilles, de surdité, de vertiges, de titubation
et de tremblotement des membres; il constitue l'un des
effets de l'action générale du sulfate de quinine porté à
de hautes doses. Mais, dans quelques cas, il survient
lentement, sans s'accompagner d'autre chose que des
bourdonnements d'oreilles, et après des doses de 2 à
3 grammes. C'est alors un phénomène local qu'on n'observe que fort rarement, et seulement chez des personnes
dont la vue était déjà faible. Ainsi ce fut chez l'un de ces

sujets que l'amaurose incomplète eut la persistance dont il a été fait mention ; aussi, lorsqu'on est obligé de porter le sulfate de quinine au delà de 2 grammes, il est prudent de s'assurer de l'état antérieur des yeux.

On a vu que le plus habituellement les troubles de la vue, à quelque degré qu'ils aient été, se sont dissipés rapidement, qu'ils n'ont eu de durée que dans les cas d'affaiblissement préalable de la vue, ou que dans ceux où la dose du sel de quinine avait été excessive. Dans ces derniers cas, cet affaiblissement paraît avoir persisté pendant un temps plus ou moins long. Mais néanmoins, dans aucun cas, on n'a vu d'amaurose complète et incurable.

Les troubles de la vision, comme ceux de l'audition, ne résultent pas d'une lésion matérielle de l'encéphale ou du nerf optique ; leur disparition rapide, et la non-existence de lésions appréciables lors des autopsies, prouvent qu'ils dépendent d'une simple lésion dynamique de la puissance nerveuse. D'ailleurs, leur manière de se produire dénote bien que cette lésion est comme celle du nerf auditif, un affaiblissement et une paralysie du nerf optique.

Il est évident que la simple excitation des yeux ne doit en aucune manière préoccuper le médecin, et qu'elle n'exige pas la suspension du médicament, tandis qu'au contraire, l'affaiblissement à un degré notable de la vue en réclame la cessation, et que l'amaurose indique l'usage des remèdes excitants employés en pareils cas.

VERTIGES ET TITUBATION.

Les vertiges sont, comme les bourdonnements d'oreilles,

l'un des effets les plus ordinaires du sulfate de quinine.

Ils se produisent dès que la dose de ce sel dépasse 40 à 50 centigrammes en une fois, ou 8 à 10 décigrammes en vingt-quatre heures.

On ne les voit ordinairement qu'après l'apparition du bourdonnement d'oreilles.

Ils sont d'abord très légers, se bornent à occasionner de l'étourdissement et de la vacillation, et ne se font sentir que quand le malade se met à son séant. Puis ils augmentent, et il arrive souvent que lorsque les malades veulent se lever, ils chancellent, leur figure rougit ou pâlit, leurs yeux se troublent et voient des bluettes ; il survient de la nausée, un tremblotement des membres, puis une sorte de syncope avec de légers tremblements convulsifs.

Ces troubles, qui n'ont aucune importance, quoiqu'ils aient beaucoup inquiété quelques médecins qui les voyaient pour la première fois, cessent constamment dès que la personne qui les éprouve est placée dans une position horizontale.

La disposition aux vertiges subsiste souvent plusieurs jours, après qu'on a cessé l'emploi du sulfate de quinine. Aussi, il n'est pas rare de voir des convalescents de rhumatisme être saisis, la première fois qu'ils se lèvent, d'étourdissements qui les font chanceler ; mais cette sensation ne dure qu'un instant ; il suffit de s'asseoir ou de se jeter sur un lit pour la faire cesser, et ordinairement elle ne reparaît plus.

La titubation est moins fréquente que les vertiges, et ne se voit, en général, que lorsqu'on est arrivé aux doses de 15 décigrammes à 2 grammes de sulfate de quinine par jour.

Elle s'accompagne, dans la plupart des cas, de troubles de l'audition et de la vision, d'une légère stupeur, d'une certaine indécision, et d'un air d'étonnement dans les traits de la face, de lourdeur, en même temps que de tremblotement dans les membres et de lenteur dans les mouvements.

M. Monneret paraît avoir observé cet état plusieurs fois, et a cru devoir le désigner sous un nom qui rappelle la ressemblance qu'il pourrait avoir avec la fièvre typhoïde : il l'a nommé état typhique.

La titubation se dissipe assez promptement, et ne dure jamais plus d'un à deux jours après la cessation de l'usage des sels de quinine.

Les vertiges et la titubation peuvent s'accompagner d'épistaxis, surtout chez les malades qui ont des rougeurs à la face. Cette perte de sang se borne le plus souvent à quelques gouttes de liquide, et peut se renouveler pendant quelques jours.

Ces deux symptômes, qui sont l'apanage de la fièvre typhoïde, loin de subir une augmentation par l'usage du sulfate de quinine dans cette maladie, éprouvent au contraire, ainsi que l'ont reconnu la plupart des observateurs, une notable diminution.

Leur nature ne peut être l'objet d'un doute, comme celle des troubles précédents; elle est évidemment le résultat d'un certain degré de congestion vers l'encéphale, en même temps que celui d'une perversion, puis d'un affaiblissement de la puissance nerveuse.

Quelques médecins ont voulu considérer l'épistaxis comme une preuve de la liquéfaction prétendue du sang, résultat de l'action du sulfate de quinine; ils se sont appuyés sur la fréquence de ces hémorrhagies dans les fièvres typhoïdes, où le sang, disent-ils, est liquide.

Mais on sait que les épistaxis ont lieu dans tous les cas où il existe un certain degré de congestion vers l'encéphale, que le sang soit ou non liquide ; et si ces saignements sont communs dans la fièvre typhoïde, c'est que dans cette maladie il y a constamment une injection plus ou moins forte des vaisseaux de l'encéphale.

L'existence des vertiges et de la titubation à degré modéré ne doit modifier en rien la médication par le sulfate de quinine. Mais si le dernier de ces troubles était assez prononcé, il faudrait soit diminuer la dose du médicament, soit le suspendre complétement, et n'en reprendre l'emploi qu'au bout de quelques jours.

DÉLIRE.

Ce mode d'altération de l'intelligence s'observe rarement ; il ne se voit guère que quand les sujets sont doués d'une vive susceptibilité nerveuse, quand il existe un état soit fébrile, soit pléthorique, ou enfin quand on a donné trop brusquement, et par prises trop fortes, des doses élevées de sulfate de quinine.

Ainsi M. Trousseau a vu une religieuse de l'Hôtel-Dieu de Tours et un ancien militaire être saisis du délire pour avoir pris, l'une 14 décigrammes, l'autre 3 grammes de sulfate de quinine en une seule fois. On l'a vu une autre fois à l'Hôtel-Dieu, dans le service de M. Husson, chez un homme qui en avait pris 4 grammes par doses infiniment rapprochées. Je ne l'ai observé que quatre fois sur près de deux cents malades atteints de rhumatisme et traités par ce médicament : une première fois chez une femme très bizarre et fort adonnée au vin ;

unc seconde fois chez un sujet pléthorique affecté de
congestion cérébrale habituelle, et les deux autres fois
chez des femmes très impressionnables. MM. Monneret
et Legroux paraissent n'avoir pas eu l'occasion de l'observer chez leurs rhumatisants. .

Chose remarquable, M. Blache, M. Kapeler, M. Jadelot et moi, nous n'avons jamais observé le délire dans
les cas de fièvre typhoïde où il n'existait pas avant le
traitement; bien plus, nous avons constaté que non seulement la quinine n'a point augmenté le délire quand il
existait, mais que fort souvent elle l'a diminué.

Le délire se présente sous deux formes différentes:
tantôt il est bruyant, agité, s'accompagne de rougeur à
la face, de chaleur à la peau, d'accélération du pouls, de
loquacité et de cris ; tantôt, mais plus rarement, il est
calme comme une sorte de rêvasserie. L'épouse de l'un
des médecins les plus distingués de Paris, obligée pour
une névralgie de la tête, de prendre fréquemment le sulfate de quinine à la dose de 3 et 4 grammes, est saisie
chaque fois d'un délire gai qui la fait chanter.

On a donné le nom d'ivresse quinique à cet état, attendu qu'il se comporte à peu près de la même manière
que l'ivresse par l'alcool : il se produit assez brusquement, s'accompagne de vertiges, de titubation, de bourdonnements d'oreilles, de troubles de la vue, et de tremblotement des membres comme l'ivresse par l'alcool;
il s'accroît graduellement tant que les sujets sont sous
l'influence de la substance enivrante, et durant tout ce
temps il offre les mêmes phénomènes ; puis il décroît régulièrement et cesse comme le fait l'ivresse par l'alcool,
après une durée de trois à quatre heures, en laissant
après elle de la céphalalgie et du brisement des membres.

Cette ivresse se présente, comme on vient de le dire, sous deux formes : dans l'une, les malades sont bruyants, agités, criards, leur œil est brillant et animé, leurs membres sont trémulents ; dans l'autre, au contraire, qui est la moins commune, le délire est accompagné de stupeur, de prostration et de répugnance au mouvement.

L'ivresse quinique n'a pas plus de rapport avec une phlegmasie des méninges que l'ivresse par le vin n'en a avec l'encéphalite produite par l'alcool pris en quantité immodérée.

Le délire ne se déclare guère qu'après trente-six heures d'usage du sulfate de quinine, et comme on l'a vu, il ne dure que quelques heures ; cependant chez un très petit nombre de malades, il a persisté plus longtemps, dégénérant en une sorte de déraisonnement et ne s'accompagnant point d'agitation. Cet accident n'offre ordinairement aucune gravité. Il paraît résulter d'un certain degré de congestion cérébrale avec une excitation spéciale du cerveau, une sorte de névrose.

On le prévient : 1° en n'employant qu'avec beaucoup de discrétion le quinquina à hautes doses, chez les personnes qui offrent des indices d'un travail habituel vers l'encéphale et chez celles qui sont douées d'une grande susceptibilité nerveuse ; 2° en n'administrant jamais que de petites doses de ce médicament à la fois : par exemple, de 5 à 10 centigrammes de sulfate de quinine toutes les heures dans les premiers jours.

La disposition aux congestions de l'encéphale se reconnaît aux signes ordinaires, et la susceptibilité se mesure par la manière suivant laquelle sont supportées les affections morales et les boissons fermentées.

Le traitement du délire quinique consiste dans la

10*

suspension du médicament, dans l'emploi de la saignée, dans l'application des sangsues et des topiques froids sur la tête, quand il y a des signes d'excitation, et dans l'usage des opiacés, quand il n'y en a pas.

MÉNINGITE.

Cette phlegmasie constituerait l'un des accidents les plus graves que l'on puisse attribuer au sulfate de quinine, si les faits qu'on a rapportés étaient aussi concluants qu'on a pu le penser. Trois de ces faits ont été publiés, je dois les étudier avec soin pour en déterminer la valeur.

Le premier s'est rencontré à l'Hôtel-Dieu (1) ; il a eu lieu chez un jeune homme pléthorique, convalescent d'une variole, et pris d'un rhumatisme articulaire aigu. Le traitement fut fait par le sulfate de quinine en poudre à la dose de 3 grammes. Le premier jour il y avait de l'amélioration ; mais le second jour, à peine les deux tiers du médicament avaient-ils été pris, que le malade fut saisi d'un délire violent et agité qui dura six heures, et fut suivi d'un collapsus de quelques instants, après quoi le malade succomba.

A l'autopsie, on trouva une injection très vive de la pie-mère, l'adhérence de cette membrane avec la surface du cerveau, un ramollissement du cœur avec décoloration des couches internes des fibres musculaires de cet organe, un ramollissement avec ecchymoses du foie et de la rate, un engouement général des poumons avec des ecchymoses sous les plèvres, une injection hémorrhagique de la membrane muqueuse du tube intestinal, et la liquéfaction du sang.

Dans cette observation rédigée sous l'influence évidente d'idées préconçues, manquant des détails les plus

____

(1) *Examinateur médical*, t. III, p. 194, 15 janvier 1843.

importants, à tel point qu'elle semble avoir été écrite de mémoire et plusieurs mois après l'événement, il est impossible d'attribuer, comme l'a fait son auteur, les accidents à l'emploi du sulfate de quinine.

D'abord on a omis de donner la description de l'état du malade avant l'administration du sel de quinine, puis on ne s'est pas occupé de constater s'il y avait eu disparition du rhumatisme avant ou après l'apparition du délire. Enfin on ne paraît pas avoir songé à l'existence possible d'une phlébite, lors des recherches anatomiques.

C'est cependant de ce fait qu'on est parti pour attribuer aux sels de quinine la propriété de liquéfier le sang, de produire toute la série possible des accidents toxiques, et pour établir une similitude entre les lésions cadavériques trouvées après un état d'agitation excessive d'une durée de six heures, et celles qu'on a rencontrées chez des animaux morts à la suite d'un état de prostration et de stupeur qui aurait duré de quinze à vingt heures.

Tout ce qu'on peut tirer de cette observation, est qu'on ne peut établir aucun rapport entre les altérations anatomiques et la cause prétendue des accidents. Ainsi, d'après la narration, les accidents dits toxiques ont éclaté brusquement et n'ont duré que six heures. Or, il est complétement impossible qu'une maladie de six heures puisse produire des adhérences de la pie-mère au cerveau, un ramollissement jaune du cœur et un ramollissement du foie et de la rate, comme on les a trouvés à l'autopsie de ce malade.

Il est bien probable que le rhumatisme n'était pas simple, et qu'il existait déjà une méningite. Ce fut l'opinion du médecin expérimenté qui traita le malade. Les faits suivants vont montrer à quel point sa pensée a été juste.

Le second fait (1) est à peu près analogue au précédent ; seulement le médecin qui l'a rapporté, bien que partisan du traitement du rhumatisme par les saignées coup sur coup, s'est montré plus circonspect que le rédacteur de l'observation précédente, car il s'est, relativement à la cause des accidents, renfermé dans un doute philosophique qui lui fait honneur.

Un jeune homme est admis à l'hôpital Saint-Antoine pour un rhumatisme articulaire aigu fort intense, accompagné d'accidents qui furent attribués à une endocardite. On donna le sulfate de quinine en poudre à la dose d'un gramme par jour.

Au bout de deux jours, le rhumatisme avait très notablement diminué, et le pouls était tombé de 110 à 70 pulsations. Mais, vers le soir, apparurent de l'agitation, puis du délire avec face rouge, *contraction des pupilles*, strabisme et contracture des membres supérieurs. On suspendit à l'instant même la médication ; on fit une forte saignée et une application de sangsues. Le délire n'en continua pas moins toute la nuit, et fut suivi, le lendemain matin, d'un collapsus extrême et d'une gêne de respiration qui amenèrent promptement la mort.

A l'autopsie, on trouva la pie-mère très épaissie, colorée en rouge dans quelques points, et doublée par d'autres par un épanchement de lymphe plastique, partout adhérente à la pulpe cérébrale dont la surface est ramollie et se déchire quand on veut les séparer ; la substance du cerveau fortement injectée, la membrane séreuse de la valvule mitrale sèche, dépolie, avec son tissu sous-séreux légèrement épaissi.

Ce fait est encore plus significatif que le précédent ; car il est encore plus impossible qu'une méningite avec

____

(1) *Du rhumatisme articulaire aigu*, par Bienfait, thèse de 1847.

épaississement de la pie-mère, épanchement de lymphe
plastique, adhérences générales de la pie-mère au cerveau, et ramollissement de la périphérie de ce dernier
organe, soit le résultat d'une maladie qui n'aurait duré
que quinze à dix-huit heures.

Il faut nécessairement admettre que la méningo-
encéphalite trouvée à l'autopsie existait avant l'apparition du délire et des accidents qu'on a pu attribuer au
sulfate de quinine, et l'on peut, avec quelque raison ,
rapporter à cette phlegmasie les phénomènes qu'on avait
supposés dépendre d'une endocardite qui ne laissa pour
traces que les légères altérations trouvées à la valvule
mitrale.

Dans le premier fait, le malade avait pris 2 et 5 grammes de sulfate de quinine par jour; dans celui-ci, on n'en
avait administré que 1 gramme en poudre, ce qui est
assurément une dose peu en rapport avec les accidents
produits.

Le troisième fait va servir de confirmation aux faits
précédents ; il s'est passé sous les yeux de M. le docteur
Piedagnel (1), alors médecin à l'hôpital Saint-Antoine.

Une jeune fille est prise d'attaques épileptiformes avec congestion
cérébrale, pour lesquelles on est obligé de pratiquer une saignée.
Celle-ci donne naissance à une phlébite grave avec gonflement
phlegmoneux de tout le membre supérieur, accidents comateux et
fièvre vive. Au bout de quelques jours, un rhumatisme articulaire
aigu semble s'ajouter à la maladie ; puis un érysipèle se déclare le
long du membre supérieur déjà malade, et la jeune fille se trouve
être dans un état des plus graves. Presque toutes ses articulations
sont douloureuses et tuméfiées ; un érysipèle phlegmoneux occupe
tout le bras et l'avant-bras ; la respiration est accélérée, et le pouls

(1) Observations communiquées par M. le docteur Piedagnel.

est à 130. Ce fut alors que, ne pouvant plus faire de traitement antiphlogistique, on eut la pensée de recourir au sulfate de quinine qui fut donné en poudre, à la dose de 3 grammes par jour en trois prises. Il parut se faire une certaine amélioration, et l'on porta graduellement le sulfate de quinine à 5 grammes; mais le quatrième jour de cette médication, la malade, qui avait déjà pris les quatre cinquièmes de cette dose en quatre fois, fut brusquement saisie d'agitation et de délire, ce qui n'empêcha pas les gens de service de lui administrer encore son cinquième gramme en une fois. A l'instant même, les accidents augmentèrent; la tête se renversa en arrière, les yeux devinrent insensibles à la lumière et au toucher avec dilatation des pupilles et convulsion du muscle droit supérieur. Il y eut perte de connaissance. Bientôt survinrent des alternatives d'agitation et de coma; la respiration s'accéléra, le pouls s'affaiblit tout en se maintenant à 100 pulsations. Cet état dura dix heures, après quoi survint une résolution complète des membres, la gêne de la respiration, l'affaiblissement du pouls, puis la mort au bout de treize heures d'accidents.

A l'autopsie, on trouva la pie-mère fort injectée, l'arachnoïde de la convexité couverte d'une exhalation albumineuse concrétée en longs filets très durs : le cerveau affaissé et toute sa périphérie fortement injectée, ramollie et presque diffluente; le cœur rempli de sang noir et poisseux, ses cavités droites contenant des caillots dont l'un paraissait ancien; les poumons engoués dans leur partie postérieure; toutes les articulations d'un côté du corps pleines de pus, et celles de l'autre côté rouges et renfermant une assez grande quantité de synovie d'aspect purulent; la veine saignée, rouge, épaissie, avec son tissu cellulaire ambiant infiltré de sérosité.

Il est encore évident, dans ce cas, que l'exhalation pseudo-membraneuse déjà concrète qui se voyait sur l'arachnoïde, et le ramollissement diffluent de toute la périphérie de l'encéphale jusqu'à une certaine profondeur, sont des lésions qui n'ont pas pu se produire en treize heures, et que les accidents qui se sont manifestés durant ce temps n'ont point été leur expression symptomatique. En considérant le développement successif des accès épileptiformes, du coma, d'une phlébite intense, d'un érysipèle phlegmoneux de tout un membre et de la formation du pus dans la plupart des articulations, il n'est pas douteux que la malade n'ait été affectée de l'un de ces états graves à la suite desquels naissent les encéphalites, les phlébites et la purulence, et que ce ne soit à cet état que doivent être rapportées les lésions trouvées à l'autopsie, et non au sulfate de quinine.

Seulement l'administration de ce médicament me paraît n'avoir pas été faite d'une manière convenable, et devoir être considérée avec raison comme la cause des derniers accidents éprouvés par la malade.

En effet, donner le sulfate de quinine pas masses d'un gramme en une prise, plusieurs fois par jour, est un mode d'administration vicieux, et de plus ingérer une de ces doses au moment où éclatent des accidents qui devraient au contraire les faire suspendre, c'est ajouter à ces accidents. Aussi chez cette malade se sont produits les phénomènes caractéristiques de l'intoxication quinique, l'insensibilité des nerfs optiques et l'insensibilité générale, la chute du pouls, etc., phénomènes qui précisément ont manqué dans les deux faits précédents.

Par conséquent, il faut admettre que les trois faits qui viennent d'être rapportés, et qui sont les seuls qu'on ait publiés, sont tout simplement des cas où la méningite, latente pendant quelques jours et à des degrés différents, s'est terminée par une explosion brusque d'accidents.

Il reste maintenant à déterminer si la médication par le sulfate de quinine à haute dose doit être considérée comme la cause de cette explosion, où si elle ne doit être regardée que comme une simple coïncidence. Pour cela il faut peser les motifs sur lesquels on s'est fondé pour attribuer ces accidents au sulfate de quinine ; puis constater s'ils ne se produisent pas dans des cas où ce médicament n'a pas été employé.

M. Mélier a présenté, le premier, la liquéfaction du sang comme une preuve de la spécificité de l'action du sulfate de quinine dans le cas qu'il a rapporté.

On a déjà vu que la liquéfaction du sang ne pouvait pas rendre raison des accidents qui se produisent chez les animaux à l'instant même où l'on introduit brusquement dans leur économie une assez forte dose de ce sel ; accidents qui sont exactement les mêmes que ceux qui se produisent plus tard. On a vu ensuite que non seulement il n'y avait pas de liquéfaction dans la plupart des expériences d'intoxication par la quinine, mais même que le sang contenait une plus grande proportion de fibrine. On va voir maintenant que même en faisant à ce médecin la concession de l'existence de cette liquéfaction, elle serait loin d'être un argument favorable à son hypothèse.

En effet, si l'on examine, sous le rapport de l'état du sang, les trois faits dont je viens de donner l'analyse, on trouve :

1° Que dans l'un d'eux, qui a été vu le premier au moment où M. Mialhe venait de publier quelques expériences desquelles il semblait résulter que les sels de quinine avaient la propriété d'épaissir le sang et de le rendre plus concrescible, M. Piedagnel avait rencontré le sang poisseux, c'est-à-dire visqueux, collant, et le cœur contenant des caillots dont l'un paraissait ancien, par conséquent fait pendant la vie.

2° Que dans le second, sur lequel M. Mélier s'est appesanti lorsqu'on a pensé que la quinine liquéfiait le sang, on avait trouvé le sang liquide dans le cœur et dans les gros vaisseaux.

3° Et que dans le troisième qui a été observé plus tard que les précédents, et à une époque où l'idée de la liquéfaction du sang avait abandonné les esprits, l'auteur de l'observation n'avait rien vu d'anormal dans le sang. Donc rien ne prouve que la liquéfaction de sang soit la cause de ces accidents morbides.

Les expériences, faites sur les animaux qui démontrent à la vérité une action excitante momentanée sur l'encéphale de la part des sels de quinine, démontrent aussi que cette action ne devient la cause de phénomènes graves d'excitation que quand ces sels sont introduits trop brusquement ou à doses excessives, et qu'ils ne produisent la véritable méningite que par exception, puisque je n'en ai trouvé que deux cas sur 60 autopsies d'animaux morts par intoxication quinique.

L'observation de ce qui s'est passé chez les malades constate bien l'existence de troubles cérébraux et d'un délire passager, mais point celle de la méningo-encéphalite. Sur plus de deux cents rhumatisants et sur plus de cent malades pris d'affections diverses, que j'ai traités par le sulfate de quinine à haute dose, je n'ai rien vu qui approchât de cette phlegmasie. M. Monneret, qui a employé ce sel avec beaucoup d'énergie, n'a pas non plus vu de méningite; M. Legroux n'en cite pas d'exemples.

M. Delens et M. Mélier lui-même, qui ont conseillé ce médicament à haute dose dans les méningites, ne l'ont certainement pas fait dans des vues d'homœopathie. Par conséquent, rien ne prouve qu'administré même à doses assez fortes, le sulfate de quinine ait produit une véritable méningo-encéphalite.

Il s'agit maintenant de rechercher si, dans les rhumatismes et dans les arthrites purulentes, traitées autrement que par les sels de quinine, il ne survient pas des accidents exactement semblables à ceux qui ont été vus chez les trois malades dont il vient d'être question.

Or, précisément la méningite est une des complications qui surviennent de temps en temps dans le rhumatisme, quel que soit le traitement employé.

J'ai rapporté dans un autre travail un assez grand nombre de faits de ce genre appartenant à Stoll, à Scudamore, à feu A. Bérard, à MM. Marjolin, Chomel, Blache, Coqueret, Deguise père, etc. M. Hervez de Chégoin (1), dans une note lue à l'Académie de médecine, rapporte trois cas de méningite survenue dans le cours d'un rhumatisme, et dans l'un de ces trois cas la mort eut lieu rapidement. L'an dernier, il s'est présenté un cas semblable de méningite foudroyante sur un rhumatisant dans les salles de M. Bouillaud. Moi-même j'en ai observé un chez une femme rhumatisante qui avait suivi un traitement fort orthodoxe.

Enfin je tiens de M. le docteur Valleix le fait suivant qu'il a eu tout récemment l'occasion d'observer.

Un jeune homme de bonne santé est admis à l'hôpital de Bon-Secours, pour un rhumatisme articulaire aigu de faible intensité. Les accidents rhumatismaux et fébriles avaient si peu d'importance, qu'on ne fit point de traitement actif, et qu'on se borna à l'application de quelques sangsues et à l'extrait aqueux d'opium à pe-

____

(1) *Gazette des hôpitaux*, n° du 4 janvier 1845.

tite dose ; on comptait même sur une prompte terminaison de la maladie, lorsqu'au troisième jour, sans cause
appréciable, le malade fut brusquement saisi d'un délire
violent avec agitation extrême, sentiment de strangu-
lation et hydrophobie, qui durèrent toute la nuit, et se
terminèrent par le collapsus, le râle et la mort. A l'autopsie, on trouva l'engouement des vaisseaux capillaires
des principaux organes et les traces d'une méningite.

Ainsi les faits d'apparition brusque de délire violent
suivi de mort prompte, survenant dans le cours d'un rhumatisme aigu, et ayant pour cause une méningite, ne
sont pas rares ; ils ont tous la même marche, et sont en
tout semblables à ceux qu'on a vus chez les malades qui
avaient pris du sulfate de quinine. Ils laissent les mêmes
traces anatomiques, de sorte qu'il n'existe aucune
différence entre eux.

Rien ne prouve donc que le sulfate de quinine ait produit
les accidents qu'on lui a attribués ; je ne nie cependant
pas la possibilité de la production de la méningite chez
des sujets qui y sont prédisposés. Le sulfate de quinine
provoquant les vertiges, la titubation, les épistaxis, la
céphalalgie et le délire, doit, théoriquement parlant,
être susceptible de produire la méningite. L'expérience
démontre qu'heureusement les choses vont rarement
jusque-là, et qu'elles se passent comme elles le font
sous l'influence des alcooliques, qui produisent très fréquemment une série de troubles cérébraux assez analogues à ceux que produit le sulfate de quinine, et qui,
ainsi qu'on le sait, provoquent rarement la véritable
méningite. Quoi qu'il en soit, on évitera toujours cet accident grave en prenant les précautions convenables.

CONVULSIONS.

Ce trouble, l'un des plus graves, est excessivement rare ; il ne s'est produit dans les expériences sur les animaux, que quand on avait introduit le sulfate de quinine dans l'économie, ou trop brusquement, ou en quantité trop considérable.

Je ne l'ai vu durer d'une manière continue pendant plusieurs heures que chez un seul animal ; le plus ordinairement les convulsions arrivent par accès, soit au moment même de l'introduction du sel quand on l'injecte dans les voies de la circulation, soit quelques heures après, quand la pénétration s'est faite d'une autre manière, soit enfin au moment où les animaux sont près d'expirer.

Quelquefois il n'y a qu'une seule attaque convulsive, d'autres fois il y en a plusieurs, et leurs retours sont le plus souvent spontanés ; cependant, sur un chien, ils avaient lieu sous l'influence des excitations.

Ce sont des secousses analogues à celles des convulsions de l'éclampsie ; elles ont de l'intensité, et ne se bornent à de faibles tremblotements que quand elles ont lieu au moment de la mort.

Deux fois seulement elles furent l'effet ou l'accompagnement d'une méningite ; dans deux autres cas elles ne laissèrent après elles que des traces de congestion dans la pie-mère et dans le cerveau.

Sur l'homme, on a très rarement vu le sulfate de quinine provoquer des convulsions. Talbot, au rapport de Blégny,

avait vu cet accident survenir après l'usage du quinquina pris en très grande quantité.

M. Pereira (1) rapporte que, parmi les cas de fièvre
typhoïde traités à l'hôpital Saint-Antoine par le sulfate
de quinine à la dose de 4 grammes par jour, il y en eut
quatre dans lesquels il y eut des convulsions épileptiformes.

M. Mêlier (2), qui, dans un mémoire inséré dans
le tome X° du recueil de ceux de l'Académie de médecine, a rapporté, page 558, un cas où il prescrivit
le sulfate de quinine à haute dose contre les convulsions
des enfants, en conseillant de suivre son exemple, n'en
rapporte pas moins, page 736 du même volume et dans
un autre travail, un cas où il attribue un accès de convulsions épileptiformes survenu chez un vieillard à une
quantité de ce sel, qui avait cependant été relativement
plus faible que celle que lui-même avait employée chez
son malade atteint de convulsions.

Je dois ajouter que cet accès convulsif s'était déclaré
douze jours après la suspension du sulfate de quinine,
qui n'avait été administré que pendant trois jours, et
que huit ou dix mois après ce malade eut un second
accès tout à fait semblable au premier pour la forme,
pour l'intensité et pour la durée, sans avoir repris de
quinquina, et que cet accès fut le dernier, car la personne mourut quelque temps après : on peut donc rayer
ce fait. Enfin M. Piédagnel a fait connaître le cas, rapporté plus haut, où une sorte de rigidité tétanique avait
succédé à l'usage du sulfate de quinine donné à doses
mal réglées.

(1) Pereira, *Emploi du sulfate de quinine à haute dose*, thèse de 1841.
(2) *Mémoires de l'Académie de médecine*, t. X.

M. Blache et moi n'avons jamais observé la moindre apparence de convulsions ni chez les malades atteints de fièvre typhoïde, ni chez les rhumatisants, et cependant le sulfate de quinine a été journellement porté chez les premiers de 3 à 6 grammes en vingt-quatre heures.

Nous pensons que les convulsions qu'on a observées à l'hôpital Saint-Antoine ont été provoquées par quelque irrégularité commise dans l'administration du médicament (ce qui fut évident pour l'un des cas), et nous avons la certitude qu'en fractionnant les doses, et en ne les poussant pas trop haut, on évitera cette sorte d'accidents.

Dans les quatre cas où les malades avaient été pris de ces convulsions durant le cours de la maladie à laquelle ils succombaient, on ne remarqua, lors de l'autopsie, rien autre chose que les altérations spéciales à la maladie, et qu'une simple injection de la pie-mère ; ce qui porte à supposer que, dans ces cas, les convulsions ont été, comme cela se voit dans d'autres circonstances, le résultat d'une simple congestion des vaisseaux de la pie-mère.

On préviendra ce très grave accident en n'administrant jamais le sulfate de quinine à haute dose chez un malade dont le cerveau serait le siége d'une phlegmasie de cet organe, et en n'en donnant jamais de trop fortes doses à la fois. Le traitement consistera dans l'emploi des évacuations sanguines, locales ou générales, dans l'application des topiques froids sur la tète et dans l'usage de l'opium.

COLLAPSUS GÉNÉRAL.

On a vu, dans les expériences, que les animaux auxquels on administre les sels de quinine, après avoir éprouvé pendant un temps assez court des phénomènes d'agitation, se calment, ont des mouvements qui deviennent de plus en plus lents, et qu'ils finissent par tomber dans l'immobilité, leur respiration et leur pouls se ralentissant et s'affaiblissant graduellement, la surface de leur corps se refroidissant peu à peu, et la mort arrivant au milieu du collapsus le plus complet.

Des phénomènes de même espèce et de semblable intensité se sont présentés chez l'homme. M. le docteur Favier, qui a observé sur lui-même les effets du sulfate de quinine, qu'il s'était administré en état de santé normale, les décrit de la manière suivante (1) :

A 8 décigrammes de sulfate de quinine pris en solution concentrée, il éprouvait d'abord des bourdonnements d'oreilles, des vertiges, puis un besoin très vif de manger.

A 16 décigrammes, somnolence, trouble des idées, bourdonnements intenses, surdité presque entière et tiraillements d'estomac.

A 32 décigrammes, tendance insurmontable au sommeil, besoin absolu de repos, vertiges, affaiblissement extrême comme après un jeûne très prolongé et tel que la marche était impossible.

Dans les cas où le sulfate de quinine avait été porté à des doses excessives, comme dans le fait de Giaco-

_____

(1) Favier, thèse de Montpellier, 1848.

mini, où, par erreur, la personne avait pris 12 grammes de quinine dans un verre d'eau, en une seule fois, et comme dans les deux cas cités par M. Guersant, où les malades avaient pris de 16 à 32 grammes de ce même sulfate, plusieurs jours de suite, on a observé la même série d'accidents, mais qui étaient portés à un plus haut degré. Ces personnes offraient les accidents de collapsus quinique portés au plus haut degré; elles se sont affaiblies graduellement jusqu'à tomber dans l'affaissement le plus complet; il y avait une extrême prostration, une immobilité absolue, un coma profond, une perte totale de connaissance, une insensibilité complète de la peau, la perte de la vue et de l'ouïe, la dilatation et l'immobilité des pupilles, une coloration livide ou violacée de la face, une respiration profonde, un affaiblissement graduel du pouls et un refroidissement de toute la peau.

Lorsque les malades ne prennent que de 2 à 3 grammes de sulfate de quinine par jour, on n'observe pas de semblables accidents. M. Blache et moi n'avons jamais rien vu de pareil chez nos malades pris de fièvre typhoïde, malgré la prédisposition qu'offre cette maladie à la prostration, et bien que nous ayons quelquefois donné jusqu'à 6 grammes par jour.

Chez les rhumatisants, on observe seulement de l'abattement, une expression de fatigue dans les traits de la face, de la titubation, une apparence de stupeur, de la disposition à la somnolence, de l'accablement, de la répugnance au mouvement, et un pouls mou.

Ces troubles, que n'explique aucune altération matérielle de l'encéphale, ainsi que des autres organes, et qui ne sont pas nécessairement liés, ainsi qu'on l'a vu, à une liquéfaction du sang, ne peuvent dépendre que d'un affaiblissement et d'une destruction de la puissance nerveuse ; ils sont exactement de la même espèce de ceux qu'on a vus se produire sur les nerfs auditif et optique.

Les stimulants, tels que l'éther, le café, le vin généreux, les frictions avec le baume de Fioraventi ou les fumigations avec le benjoin ou les baies de genièvre, sont les moyens à opposer à cet état, que je n'ai jamais vu offrir de gravité, mais qui cependant paraît en avoir eu dans un cas observé par M. Monneret, où néanmoins le malade se rétablit ; il en fut de même chez le malade de Giacomini, et je ne connais de cas de mort que celui qu'a cité M. Guersant.

J'avais cru avoir observé quelque chose d'analogue chez un homme qui n'avait pris que de 2 à 4 grammes de sulfate de quinine en vingt-quatre heures, pendant quelques jours, mais je me suis convaincu depuis, que les accidents observés chez lui avaient été complétement indépendants de l'action du sulfate de quinine.

Dans le désir de ne rien dissimuler, et même d'aller au delà, j'avais, dans une de mes communications précédentes, compté ce cas parmi ceux où le sulfate de quinine pouvait avoir provoqué des accidents ; on s'en est emparé et on l'a fait servir à grossir le nombre des cas où le sulfate de quinine avait été nuisible.

Je reprends la concession que j'avais faite, et je donne ici l'analyse de l'observation à l'appui de ma manière de voir.

Un homme de quarante-deux ans, d'une constitution très détériorée, fort affaibli, fort maigre, entra à l'hôpital Cochin en novembre 1842, pour des douleurs anciennes de tout le membre inférieur droit, qui simulaient une arthrite avec névralgie chronique du nerf sciatique. On lui donna le sulfate de quinine en poudre à la dose de 4 grammes pendant deux jours, de 3 grammes pendant un jour, et de 2 grammes le quatrième jour. Le malade avait éprouvé une diminution notable dans ses douleurs, et supportait fort bien la médication, lorsque, le troisième jour, il ressentit de la constriction à la base de la poitrine et une sorte d'anxiété à la région précordiale, qui engageaient à diminuer la dose du sulfate de quinine.

Dans la nuit du quatrième jour, cet homme, qui s'était trouvé très bien dans la soirée, fut pris brusquement, dans le courant de la nuit, d'une abondante diarrhée : il eut coup sur coup plusieurs selles ; deux ou trois d'entre elles contenaient beaucoup de sang et furent une véritable hémorrhagie ; à la suite de ces évacuations il se manifesta rapidement un état syncopal dont voici les traits.

Figure décolorée, yeux profondément déprimés dans leurs orbites, pupilles étroites ; pas de céphalalgie, pas de vertiges, pas de titubation ; quelques bourdonnements d'oreilles, intelligence entière, langue pâle et humide, sentiment de constriction à la gorge ; pas de nausées, pas de coliques ; respiration normale, battements de cœur faibles et précipités, absence de pouls aux radiales, peau pâle et froide, et sentiment de faiblesse extrême. On tenta de ranimer les forces avec du vin, du café, de l'éther, des frictions stimulantes, des linges chauds, mais on ne put y parvenir, et la mort eut lieu au bout de quatre heures de cet état.

A l'autopsie, on trouva l'encéphale dans l'état normal, sans la plus légère trace de congestion ; les poumons souples, non engoués, et d'aspect normal, même dans leur partie postérieure ; le cœur de consistance normale, contenant, ainsi que l'aorte, du sang en caillots denses, mais peu abondants ; la membrane muqueuse de l'estomac et de l'intestin grêle, à l'état normal, et la membrane muqueuse de la grande partie du côlon, seulement avec une teinte uniforme d'un rose vif, résultant d'un pointillé très serré, semblable à celui qu'on voyait dans certains cas de choléra ; enfin, la rate petite.

Cet état syncopal ne ressembla en rien au collapsus produit par le sulfate de quinine; il s'est développé brusquement, ne s'est accompagné d'aucun des phénomènes qui se sont toujours montrés dans les cas d'intoxication, et qui en sont, en quelque sorte, les signes caractéristiques; on n'y a vu ni coma, ni vertiges, ni titubation, ni dilatation des pupilles, ni insensibilité des nerfs auditif et optique; on y a vu, au contraire, les phénomènes opposés : une intelligence entière, la conservation, sans aucune altération, de la sensibilité générale, de la vue, de l'ouïe, l'étroitesse des pupilles, etc.

A l'autopsie, on trouva la même différence : point de congestion des veines de la pie-mère, point d'engorgement des poumons, point de coloration des membranes muqueuses, comme on les trouve après l'action du sulfate de quinine; au contraire, un état anémique et seulement une phlogose et une coloration assez vives de la plus grande partie du côlon.

Évidemment ce malade n'a présenté, soit pendant la vie, soit après la mort, aucun des phénomènes de l'intoxication par le sulfate de quinine, et il a succombé, non au collapsus quinique, mais bien à un état syncopal survenu à la suite d'évacuations alvines excessives, et d'une hémorrhagie intestinale, comme cela se voit dans quelques cas. Les personnes qui supposent que les sels de quinine liquéfient le sang seraient peut-être disposées à attribuer l'hémorrhagie intestinale à cet état du sang. Mais comme à l'autopsie on a trouvé ce liquide en caillots très fermes, il est évident que cette hypothèse tombe d'elle-même. Il faut donc admettre que la mort a été complétement indépendante de l'action du sulfate de quinine.

PARALYSIES DES MEMBRES.

Le docteur Scott, dans ses essais sur lui-même, avait observé une certaine impotence des membres. On trouve dans un compte rendu de la clinique de M. Récamier (1), que le sulfate de quinine, donné à trop fortes doses, avait causé des paralysies ; mais cette assertion est une simple citation de ce professeur, et ne se trouve accompagnée d'aucun fait précis.

J'ai injecté une fois 2 grammes de sulfate de quinine dans l'artère crurale d'un chien vers l'extrémité du membre, de manière que le liquide pénétrât vers les capillaires artériels ; il en est résulté rapidement une forte titubation, mais pas d'affaiblissement appréciable de ce membre, où pourtant l'injection a dû séjourner.

Chez les rhumatisants, on observe qu'il y a dans quelques cas une sensation de fourmillement, d'agitation dans les membres, quelquefois plus forte dans ceux qui sont le siége des douleurs que dans les autres ; qu'enfin, chez quelques uns d'entre eux il s'y est manifesté un sentiment de pesanteur et d'engourdissement ; mais jamais rien qui ait ressemblé à de la paralysie.

EFFETS SUR LE PROLONGEMENT RACHIDIEN.

Le sulfate de quinine a été donné comme moyen thérapeutique de la myélite chronique, dans trois circonstances différentes.

(1) *Bibliothèque médicale*, 1827, t. I, p. 127. Martinet.

1° Dans les cas où il existe dans les membres influen-cés par la maladie, de vives douleurs, soit de fourmil-lement, soit d'élancement, soit de déchirure, et dans ces cas la douleur a diminué ou a cessé d'autant plus brusquement qu'elle était plus intense, le sulfate de quinine a agi dans ces cas évidemment comme un stu-péfiant.

2° Dans les cas de tremblement comme convulsif des membres, et là il n'a donné aucun effet autre que quel-ques soubresauts involontaires dans ces membres.

3° Dans les cas d'affaiblissement, et même de paralysie des muscles des membres, il s'est encore produit des soubresauts et des contractions involontaires des mus-cles, surtout dans ceux qui étaient le plus sous l'influence de la portion de moelle épinière malade, de telle sorte qu'il n'est pas douteux que le sulfate de quinine n'ait agi comme un excitant de la partie de moelle épinière prise de phlegmasie chronique.

En résumant tous ces effets de l'action des sels de qui-nine sur l'encéphale, on est forcé de reconnaître : 1° que ces sels déterminent d'abord un degré faible et passager d'excitation sur cet organe, puis bientôt une sédation qui s'accroît graduellement, et peut aller jusqu'à la des-truction de la puissance nerveuse; 2° que cette action s'accompagne d'un certain degré de congestion des grosses veines de la pie-mère, comme celle qui se voit après l'ac-tion de tous les stupéfiants.

Il faut maintenant étudier l'influence que les autres composés du quinquina exercent sur l'encéphale.

1° La cinchonine pure et tenue en dissolution dans l'eau acidulée avec l'acide sulfurique.

Sur les animaux, injectée à la dose de 2 et 4 grammes dans la veine jugulaire (expériences 68° et 74°), elle a provoqué des convulsions qui ont été passagères dans la 1re expérience, mais qui ont duré jusqu'à la mort dans la seconde; ces convulsions se sont comportées comme celles que cause le sulfate de quinine, et n'ont eu lieu que parce qu'une très grande quantité de cinchonine avait pénétré brusquement dans l'économie.

Les animaux ont éprouvé, comme avec la quinine, de la stupeur, de la prostration, de la lenteur dans les mouvements et de la tendance à l'immobilité; mais dans aucun cas la vue n'a paru altérée, et les pupilles ont conservé leur dimension normale ou étaient rétrécies, circonstances qui seraient particulières à la cinchonine.

A l'autopsie, on a trouvé l'injection de la pie-mère, la distension des grosses veines, et les autres signes de congestion et de ralentissement de la circulation qu'on a l'habitude de trouver après l'administration des sels de quinine.

Dans l'un des cas, l'injection était portée jusqu'au point de constituer une méningite, et il y avait des adhérences avec la substance du cerveau : l'animal avait reçu 4 grammes de sulfate de cinchonine en injection, et avait eu des convulsions.

Sur les malades, on observe à peu près les mêmes effets que ceux que produit le sulfate de quinine, à l'exception du trouble des yeux, dont je n'ai jamais aperçu la moindre trace. Les vertiges, la titubation, les bourdonnements d'oreilles, se produisent de la même manière. Cependant, comme je n'ai point eu l'occasion de porter les quantités que j'ai administrées au delà de 2 grammes par jour, je ne puis déterminer ce qui arriverait à des doses plus élevées; mais il est probable.

d'après ce qui s'est produit sur les animaux, qu'elles se comporteraient comme celles de la quinine.

Si la nature des effets est la même, la puissance n'est pas égale. Ainsi jamais les animaux n'ont résisté à 2 grammes de sulfate de quinine en injection, ils sont toujours morts pendant l'injection elle-même ; tandis que deux animaux sur sept ont pu résister à cette dose de cinchonine, et l'un d'eux en a supporté 4 grammes.

Sur les malades, j'ai constaté qu'il fallait 15 décigrammes de sel de cinchonine pour obtenir les mêmes résultats que ceux que donne 1 gramme de sel de quinine. Ainsi la cinchonine agit sur l'encéphale comme la quinine, seulement sa puissance d'action est plus faible du tiers.

2° La quinoïdine se comporte de la même manière que la cinchonine, elle a la même action et paraît avoir la même puissance.

3° L'extrait mou de quinquina (expériences 75, 76 et 77), injecté dans les veines à la dose de 4 à 5 grammes, n'a pas produit les phénomènes d'excitation que provoquent la quinine et la cinchonine. Immédiatement après l'injection, on n'a observé que des phénomènes de prostration, un affaiblissement extrême, des pupilles très dilatées, une diminution de la vue, une respiration lente et haute, la presque immobilité des membres, l'animal restant à plat sur le ventre ou sur le côté, sans exécuter le moindre mouvement, comme s'il était ivre-mort. Tous ces accidents ont persisté jusqu'à la mort de l'animal, ou jusqu'à son rétablissement.

A l'autopsie, congestion des veines de la pie-mère, et distension des gros troncs veineux.

Sur les malades, l'observation ne donne pas des résul-

11*

tats aussi évidents. Je n'ai pas fait de nombreuses tentatives pour en obtenir; les extraits de quinquina n'étant point identiques entre eux, relativement aux quantités de quinine et de cinchonine qu'ils contiennent, plusieurs d'entre eux n'en contenant même pas du tout.

J'ai voulu parer à cet inconvénient et constituer en quelque sorte un quinquina artificiel, en combinant le sulfate de quinine avec des extraits amers ou astringents, tels que ceux de ratanhia, de genièvre, et j'ai bien souvent observé qu'à dose égale, le sulfate de quinine ainsi combiné donnait moins de titubation, moins de vertiges, moins de bourdonnements d'oreilles et moins de céphalalgie que le sulfate de quinine administré seul.

Bien des auteurs avaient déjà remarqué que le quinquina en substance occasionnait moins de troubles que les sels de quinine. Malheureusement cette absence d'effets toxiques tient à ce que le sulfate de quinine s'unissant au tannin et aux matières colorantes contenues dans ces extraits, ainsi que nous l'avons constaté M. Quevenne et moi, il en résulte des sortes de tannates ou de gallates encore plus insolubles que le sulfate de quinine bibasique lui-même, bien moins absorbables que lui, et par conséquent moins actifs, de sorte que les choses se réduisent à la prise d'une moindre quantité de quinine(1).

4° L'extrait sec de quinquina (expériences 78, 79 et 80), injecté dans la veine jugulaire à des doses qui ont varié de 6 à 12 grammes, n'a provoqué, dans aucune des expériences, la moindre altération appréciable des fonctions

(1) Ces recherches ont été faites en 1846, et publiées dans mon mémoire en 1848, avant qu'il fût question du tannate de quinine de M. Barreswil.

de l'encéphale, car les animaux n'ont présenté aucun trouble, et ont paru aussi fermes dans leurs mouvements et aussi vifs qu'avant les expériences.

Chez les malades , l'extrait sec de quinquina délayé dans des potions à la dose de 4 à 8 grammes n'a produit non plus aucun effet appréciable sur l'encéphale et sur ses dépendances ; de telle sorte qu'on peut le considérer comme absolument sans action sur ces organes.

Il était rationnel d'expérimenter l'action des substances qu'on est dans l'usage de considérer comme douées de la propriété de produire la sédation du système nerveux , pour comparer leur puissance avec celle du quinquina. *Parmi tous ces médicaments, l'acide cyanhydrique* est la substance dont les effets se rapprochent le plus de ceux du sulfate de quinine.

Injecté dans la veine jugulaire du côté du cœur , l'acide cyanhydrique médicinal du Codex , à la dose de 60 gouttes, a produit un affaiblissement dans la pression du cœur, indiqué bientôt par un grand abaissement de la colonne de mercure de l'hémodynamètre ; puis il est survenu de l'agitation, des cris, une roideur convulsive, suivis bientôt de l'affaissement et de la mort.

Introduit à haute dose dans l'estomac des animaux, il détermine toujours des convulsions et une roideur tétaniques qui durent pendant un certain temps, après lesquelles surviennent le collapsus et la mort.

On remarque dans cette action, comme dans celle du sulfate de quinine, deux périodes bien distinctes, mais on y trouve cette différence qu'avec ce dernier sel, la période d'excitation dure peu de temps, que la roideur des membres est infiniment faible, passe comme l'éclair quand elle existe, et que les convulsions n'ont lieu que par exception ; tandis qu'avec l'acide cyanhydrique l'excitation dure longtemps, la roideur tétanique et les convulsions sont fortes et constantes. La période de prostration qui succède est, au contraire, très courte avec l'acide cyanhydrique, tandis qu'elle est fort longue avec le sulfate de quinine.

Les *sels de morphine*, injectés à la dose de 10 à 20 centigrammes dans la veine jugulaire, produisent aussi la prostration, la lenteur dans les mouvements, l'affaissement, le ralentissement de la respiration ; mais à un degré moins prononcé qu'avec le sulfate de quinine à dose de 1 à 3 grammes. Ils n'amènent pas d'affaiblissement de la vue, car ils déterminent au contraire le rétrécissement de la pupille (88ᵉ, 89ᵉ et 90ᵉ expérience).

L'extrait de belladone, injecté de la même manière à la dose d'un gramme, a produit les mêmes effets, sauf l'influence sur les pupilles (91ᵉ expérience).

L'extrait de jusquiame, injecté à la dose d'un gramme, n'a déterminé sur l'encéphale aucun effet appréciable. La décoction de feuilles de digitale et la digitaline brune n'ont amené que des étourdissements et de la lenteur dans les mouvements, mais jamais une prostration et un affaissement semblables à ceux que produit le sulfate de quinine, et aux doses où ils produisent ces effets même à degré modéré, ils occasionnent la mort des animaux.

On peut donc regarder comme établi, que parmi les substances stupéfiantes, l'acide cyanhydrique est la seule dont la propriété sédative ait une puissance égale à celle du quinquina, mais qu'en même temps il recèle une action tétanique incomparablement plus forte que celle du quinquina, ce qui lui donne une grande infériorité quand il s'agit d'en obtenir des effets sédatifs.

Les autres narcotiques n'ont point de propriétés hyposthénisantes aussi prononcées ; ils produisent l'assoupissement, mais ils ne détruisent pas la puissance nerveuse et ne l'annihilent pas comme le fait le sulfate de quinine.

Il résulte des travaux des toxicologistes, de ceux des thérapeutistes et des expériences comparatives que j'ai faites, qu'il existe une grande différence entre le mode d'action du quinquina et celui des opiacés et des narcotiques de la même classe.

L'opium et les narcotiques qui lui ressemblent calment les douleurs, combattent l'agitation, amènent le sommeil, provoquent le coma, rétrécissent les pupilles, n'influencent que très peu la propriété spéciale de chacun des sens ; ils excitent assez fortement le cœur, et ne le débilitent ensuite que très modérément ; ils n'ont aucune influence sur la calorification ; loin d'engourdir la peau, ils y provoquent un sentiment de prurit très incommode ; ils excitent les organes génitaux ; et enfin ce n'est qu'à des doses fort élevées et dans des cas fort rares qu'ils produisent la paralysie. Comme effet matériel, les opiacés provoquent une congestion considérable de l'encéphale et de ses enveloppes.

Les alcalis du quinquina ne se bornent point à calmer, ils détruisent directement la force nerveuse ; ils ne stupéfient pas, ils paralysent ; leur action ne se borne pas à influencer l'encéphale, elle se fait sentir sur les sources de la vie, sur le cœur, sur la circulation et sur la calorification. Comme effets matériels, ils laissent après eux une très médiocre congestion de l'encéphale, mais une stagnation considérable du sang dans les gros vaisseaux du thorax et de l'abdomen.

De deux sujets sursaturés, l'un d'opium, l'autre de sels de quinine, le premier sera dans le coma, son facies sera celui d'un apoplectique ; il aura la figure turgescente, la peau chaude et sudorale, le pouls plein ; les membres exécuteront çà et là des mouvements automatiques. Le second conservera l'intégrité de son intelligence, mais il ne verra plus, n'entendra plus, sentira d'une manière fort obtuse ; sa peau sera pâle et froide, il n'aura plus de voix ; son souffle glacé s'exhalera avec peine ; sa peau sera pâle et froide, ses membres seront flasques et sans mouvements ; enfin les battements du cœur, petits et rares, finiront par s'arrêter.

On peut considérer la quinine et la cinchonine comme placées par la nature dans l'écorce du quinquina pour servir de moyens de protection, à l'aide desquels l'arbre lui-même est mis à l'abri des atteintes destructives des insectes.

On sait que, chez ces animaux, le système nerveux viscéral est prédominant, et qu'il joue le rôle principal ; or, j'ai constaté par expériences que les mouches, les fourmis, les limaçons, les vers de terre, sont rapidement tués quand on les mouille suffisamment d'une solution concentrée de sulfate de quinine. Les sels de quinine agissent d'une manière extrêmement toxique sur le système nerveux de ces animaux ; ceux d'entre eux qui ont la peau molle se contractent et se contournent dans tous les sens avant de mourir.

Muni de cette notion, je me suis adressé aux droguistes, et tous m'ont assuré que les écorces des quinquinas étaient, de toutes, celles qui se conservent le plus longtemps saines ; on ne voit jamais, quelque anciennes qu'elles soient, les écorces de quinquina être piquées des vers tant qu'elles conservent un certain degré d'amertume. J'ai vu chez M. Dubail, commerçant très distingué, un suron de quinquina oublié depuis plusieurs années dans un coin obscur de ses magasins ; on l'a ouvert devant moi : les écorces, quoique déjà ramollies et moisies, n'offraient pas trace de piqûres de vers.

Je ne fais qu'indiquer cette particularité, de laquelle, je n'en doute pas, on pourrait faire dans les actes des applications utiles. Ainsi, par exemple, la reliure des livres faite avec des peaux imprégnées de sels de quinine vaudrait certainement autant que celles qu'on fait avec le cuir si vanté de la Russie ; en rendant aux livres cet éminent service, le quinquina ne ferait que leur rendre ce que ceux-ci lui ont donné : le privilége de l'immortalité. Ainsi les solutions de sels de quinine pourraient être employées comme des insecticides.

Il est rationnel de supposer que la médecine peut tirer parti de propriétés aussi prononcées, dans les cas où les actions du système nerveux sont élevées au-dessus du type normal.

Gandini (1), en 1761, avait déjà reconnu par des expériences, que le quinquina, pris en substance, mais à dose élevée, augmentait la disposition au sommeil. Plus tard M. Bally, dans sa clinique, M. Delens et M. Guersant, aux articles *Quinine*, ont considéré les sels de quinine comme des calmants ; j'ai moi-même, nombre de fois, produit ou enlevé le sommeil à volonté, en don-

____
(1) *Traité des maladies nerveuses*, t. II, p. 497.

nant ou en supprimant à des malades le sulfate de quinine.

Je dois citer le fait suivant comme type de sa puissance.

La nommée Camben, femme âgée de vingt-sept ans,
brune, grande, forte, et n'ayant jamais été atteinte de
rhumatismes, accouche à la Maternité le 17 mai 1843.
Deux ou trois jours avant l'accouchement, elle ressentait déjà quelques douleurs dans l'épaule et dans le bras
droit.

Le lendemain, elle fut décidément prise d'un rhumatisme aigu du poignet et de la main gauche, puis de
l'articulation coxo-fémorale gauche.

Après quelques jours de topiques émollients et de
bains, le genou droit se prit à son tour et devint gonflé,
douloureux et tendu. On appliqua en plusieurs fois un
grand nombre de sangsues, puis des cataplasmes arrosés de laudanum ; on continua à faire prendre deux bains
par jour, et l'on administra de fortes doses d'opium à
l'intérieur.

Mais, malgré ce traitement, les douleurs du genou
devinrent telles, que la malade jetant nuit et jour des
cris perçants, on fut obligé de l'éloigner des autres malades dont elle empêchait le repos, et de la faire trans-
porter à l'hôpital Cochin, où elle arriva le 27, après dix
jours de souffrances. Ne me souciant pas d'employer le
sulfate de quinine dans une monoarthrite phlegmoneuse,
je prescrivis 10 centigrammes d'extrait aqueux d'opium
et deux bains par jour, en même temps que des cataplasmes arrosés de laudanum.

Ce traitement n'amena pas la plus légère amélioration,
bien que l'opium eût été porté à 20 centigrammes par

jour, et qu'on eût encore appliqué quatre-vingts sang-sues autour du genou.

Enfin, au bout du troisième jour, les douleurs avaient la même violence qu'au commencement ; la malade était dans un état d'agitation inimaginable, elle n'avait cessé de gémir nuit et jour et de pousser des cris qui effrayaient les assistants.

Voulant à tout prix faire cesser cet état, je remplaçai l'opium par 25 décigrammes de sulfate de quinine en solution dans un julep gommeux. L'effet fut si prononcé, qu'à la troisième cuillerée de la potion, il survînt du calme ; la malade s'assoupit pour la première fois depuis treize jours, dormit le reste de la journée et toute la nuit. Le lendemain, il n'y avait presque plus de douleurs ; non seulement le simple contact du doigt, qui auparavant, était si douloureux, pouvait être supporté, mais même la malade pouvait remuer le genou. A partir de ce moment les douleurs ont cessé, bien que la maladie ait suivi la marche lente d'une monoarthrite.

M. Sandras (1) raconte l'histoire d'une femme hystérique affectée depuis longtemps de contracture des membres, accompagnée de douleurs très vives le long des muscles contracturés. Les douleurs étaient habituellement calmées par une dose de sulfate de quinine d'un gramme, et, dit M. Sandras, la malade a l'habitude de demander son sulfate de quinine chaque fois qu'elle souffre trop de ses douleurs.

Il résulte de là que les affections apyrétiques, dans lesquelles la douleur est un phénomène dominant, peuvent être combattues avec avantage par le sulfate de quinine,

____

(1) *Traité des maladies nerveuses.*

ou par l'extrait mou de quinquina, donnés à des doses plus élevées que celles auxquelles on peut donner les autres narcotiques.

La propriété calmante ne se borne pas aux maladies apyrétiques, elle se continue même dans les maladies fébriles, et dans celles où il existe des altérations organiques. C'est d'après ce principe que le sulfate de quinine est utile dans le rhumatisme articulaire aigu. J'ai vu, dans des cas de suppuration intérieure, des douleurs très vives qui accompagnaient la collection purulente être complétement dissipées par le sulfate de quinine, quoique la collection purulente elle-même n'ait pas été modifiée. Enfin, dans les phlegmasies de l'encéphale et de ses annexes, cette propriété se montre d'une manière remarquable, malgré la coexistence d'une phlegmasie. C'est de là que dérivent les avantages qu'on peut tirer du quinquina dans les affections ataxiques.

Enfin, l'un des effets les plus puissants qui résultent de la puissance destructive de la vie que recèle le quinquina, est la propriété d'enrayer, ou au moins de troubler les divers actes pathologiques qui nécessitent pour leur exécution le concours simultané d'un certain nombre d'organes; de prévenir de cette manière toute congestion, tout raptus, toute fluxion, tout sentiment inflammatoire; d'entraver, en un mot, tout travail pathologique. C'est d'après cette propriété que le quinquina peut être utile pour combattre les crises, les maladies discontinues, le travail de suppuration, et enfin les maladies intermittentes.

ACTION SUR LES ORGANES DE LA RESPIRATION.

L'appareil respiratoire est l'un de ceux sur lesquels le quinquina à hautes doses exerce le moins d'influence.

Le professeur Giacomini n'avait pu dans ses expériences constater aucune action de la part du sulfate de quinine sur les organes pulmonaires. Dans les autopsies qu'il fit pendant ses recherches, il trouva constamment les poumons rosés, souples, et sans engouement. Seulement il a été noté dans plusieurs cas que les veines pulmonaires étaient distendues par le sang.

M. Mélier, qui expérimenta quelque temps après sur le même sujet, rapporte, au contraire, que dans les six expériences qu'il fit, des altérations anatomiques fort prononcées, et qu'il résume dans les termes suivants, existaient dans ces organes.

« Poumons congestionnés, infiltrés de sang avec des » taches d'un rouge brun à leur surface ; hépatisation, » ou mieux splénisation de plusieurs portions de pou- » mon qui vont au fond de l'eau. »

Il considéra ces altérations comme les effets d'une congestion active, et après avoir entendu rapporter par un médecin des hôpitaux qu'un rhumatisant, traité par le sulfate de quinine à haute dose, avait été pris de pneumonie le second jour du traitement, il crut pouvoir en conclure que cette substance qui, par la propriété qu'elle avait de liquéfier le sang et de produire par là des congestions actives du tissu pulmonaire, devait provoquer l'engouement du poumon, y pouvait aussi produire la pneumonie.

12*

Une telle différence dans les résultats ne pouvait dépendre du fait principal, mais bien des conditions dans lesquelles s'étaient faites les expériences.

Le professeur Giacomini faisait ses recherches sur des animaux en bon état, dont la mort se produisait assez promptement, et dont les cadavres, peu volumineux, étaient ou conservés dans un lieu sec, ou examinés peu de temps après la mort.

M. Mêlier, au contraire, a fait les siennes sur des animaux qui étaient déjà en mauvais état (puisque plusieurs d'entre eux avaient servi à d'autres expériences), dont la mort avait été lente, et dont les cadavres, gros, forts, et conservés dans des lieux humides, ne furent soumis à l'examen que longtemps après la mort.

De plus, Giacomini, qui n'attachait aucune importance à l'état du sang, n'a rapporté que ce qui l'avait frappé.

M. Mêlier, préoccupé de l'idée de la liquéfaction du sang comme cause principale des accidents toniques, s'est peut-être exagéré le degré des altérations anatomiques, et certainement s'est laissé aller à des contradictions.

Ainsi, selon lui, il y avait sur les animaux, *hépatisation*, ou mieux, *splénisation des poumons*. Or on sait que ces deux états anatomiques ne sont pas, l'un le premier, l'autre le second degré d'une même altération, qu'au contraire ce sont deux états qui diffèrent complétement l'un de l'autre, et qui surtout s'excluent réciproquement; par conséquent, il devait y avoir sur ces cadavres, d'une manière bien précise, l'une de ces lésions seulement, mais pas l'une ou l'autre : cela est impossible. Selon lui encore, la liquéfaction du sang a été la cause de la pneumonie; or on sait encore que la pneumonie est une maladie qui coïncide constamment avec l'élévation du chiffre de la fibrine, et que l'existence de caillots fibrineux dans le cœur des sujets morts de pneumonie est une altération anatomique aussi constante dans ces cas que l'est la lésion des plaques de Peyer sur les cadavres des personnes mortes de fièvre typhoïde. On sait, de plus, que dans les maladies où le sang est liquéfié, l'engouement du poumon est fréquent et son hépatisation rare.

Enfin, pour démontrer d'une manière péremptoire la nature active de la congestion pulmonaire, il fallait étudier l'état de la membrane muqueuse des bronches, ce qui a été complétement omis.

Les faits étant douteux, j'ai donc noté avec grand soin l'état des poumons chez les animaux morts à la suite de mes expériences.

Or, sur huit chiens morts aussitôt l'injection du sulfate de quinine dans les veines, j'ai trouvé constamment les poumons d'un blanc un peu fauve, affaissés, souples comme l'édredon, mais traversés par de grosses veines gorgées de sang noir.

Sur vingt et un chiens morts dans l'espace d'un à quatre jours après l'introduction de 2 à 4 grammes de ce sel, soit dans les veines, soit dans l'estomac, dix fois, c'est-à-dire presque sur la moitié, les poumons étaient dans leur état normal, et la membrane muqueuse des bronches était restée blanche. Sur les onze autres animaux, six fois le tissu des poumons était coloré en rouge ou en violet, ou présentait des traces d'un rouge brun à leur surface, sans toutefois qu'il y eût de l'engouement; trois fois la coloration n'existait que dans le poumon du côté sur lequel l'animal était resté après la mort, sans aucun autre changement dans le tissu. Enfin, deux fois seulement il y avait de l'engouement porté jusqu'à la splénisation en diverses parties des poumons.

Sur ces onze cadavres, la membrane muqueuse des bronches semblait rouge, mais cela n'avait lieu que dans les points où la coloration des parties subjacentes s'apercevait à travers elle; jamais on n'y voyait l'injection et le pointillé de la phlegmasie. Les veines pulmonaires étaient également distendues par le sang. Ainsi, je n'ai jamais rencontré de signes de congestion active du tissu des poumons; dans la moitié des cas seulement j'ai trouvé des traces de congestion passive et de transsudation du sang après la mort. On peut conclure de ces résultats que le sulfate de quinine n'a pas causé de congestion active sur les poumons, et encore moins de pneumonies, mais que dans un certain nombre de cas, en raison de l'affaiblissement graduel de la circulation, et de l'espèce d'asphyxie dans laquelle périt l'animal, le sang, qui perd de sa consistance, stagne dans les poumons et les engoue pendant les derniers temps de la vie, ou transsude à travers leur tissu après la mort.

Dans les trois cas d'autopsie de sujets dont la mort a été attribuée au sulfate de quinine, on trouve que dans celui qui est cité par M. Mélier, les poumons étaient partout gorgés de sang, que dans celui de M. Piédagnel ils étaient emphysémateux en avant et engoués en arrière, et que dans celui de M. Bienfait ils étaient sains.

Si maintenant on passe des résultats cadavériques aux faits observés chez les malades, on trouvera des choses parfaitement concordantes,

ANXIÉTÉ PRÉCORDIALE.

On a vu, lors des expériences d'injection de sulfate de quinine dans les veines, que toutes les fois que la mort avait eu lieu aussitôt l'injection, constamment elle avait été précédée de petits cris, d'agitation et d'angoisse, pendant lesquelles la respiration devenait brusquement saccadée, irrégulière, gênée, avec efforts évidents du côté de la poitrine. Cette douleur ne venait pas de l'encéphale; car, dans les injections par l'aorte, il n'y avait rien de pareil, elle partait probablement du cœur et des poumons.

Un phénomène analogue se passe chez les malades qui prennent le sulfate de quinine à haute dose; plusieurs d'entre eux éprouvent à la région précordiale une constriction ou une angoisse fort gênantes, avec altération des traits de la face et de la coloration de la peau. Ces malaises n'ont guère eu lieu que chez les sujets faibles ou nerveux; ils m'ont paru annoncer une influence excessive sur le cœur, et je les ai toujours considérés comme un avertissement, soit de cesser l'emploi du médicament, soit d'en diminuer la dose.

DYSPNÉE.

La gêne avec accélération de la respiration ne s'est produite que deux fois, et je ne pense pas qu'elle ait été observée davantage. Elle s'est développée chez deux jeunes filles chez lesquelles le sulfate de quinine avait été rapidement élevé à **3** grammes par jour.

La dyspnée se montra sous la forme d'accès qui pre-

naient une ou deux fois par jour, forçant la malade à
se tenir à son séant; à l'auscultation il y avait en même
temps un râle sibilant dans la partie postérieure du thorax. L'accès durait une demi-heure , après quoi il cessait et la respiration redevenait libre. La maladie dura
cinq à six jours. Il y avait en même temps un teint
plombé, des bourdonnements et des vertiges.

Cette dyspnée, assez semblable à celle qui se produit
chez les animaux auxquels on coupe le pneumogastrique,
me paraît être un effet de l'action sédative du sulfate de
quinine sur ces nerfs, analogue à ceux qu'il produit sur
l'œil et sur l'oreille.

ENGOUEMENT DES POUMONS ET PNEUMONIE.

D'après **M. Mêlier,** le sulfate de quinine , même à
faible dose, provoque le développement de congestions
actives sur les poumons, puisque, selon lui, des animaux en présentaient après n'avoir pris qu'un gramme
de ce sel. Il serait difficile que des lésions de l'intensité
de celles qu'il a signalées sur les cadavres ne se ren-
dissent pas, si elles étaient de nature inflammatoire,
sensibles pendant la vie par quelques phénomènes appréciables à l'auscultation. Or, sur quarante cas de fièvre
typhoïde, maladie où se trouvent les conditions les plus
favorables à la production des congestions pulmonaires,
traités par le sulfate de quinine, mon collègue Blache et
moi n'avons pas remarqué des râles plus abondants et
plus étendus que de coutume ; nous n'avons pas vu de
pneumonie accidentelle , et dans les autopsies il n'y avait
pas plus d'engouement chez les malades traités par
5 et 6 grammes de sulfate de quinine chaque jour, que

chez les autres. M. Pereira va plus loin, car il pense avoir observé que ce mode de traitement hâtait la résolution de l'engouement du poumon. Enfin M. le docteur France (*Annales de la Société de médecine de Montpellier*, mars 1845) a publié un travail dans lequel il rapporte sept observations de pneumonies dans lesquelles le sulfate de quinine, à la dose de 2, 3 et 4 grammes, uni ou non aux saignées, avait promptement arrêté les accidents morbides.

Sur cent dix cas de rhumatisme aigu traités par le sulfate de quinine à haute dose, je n'ai trouvé que six cas de pneumonies développées du deuxième au quatrième jour du traitement, ce qui n'est point assurément une proportion trop forte pour l'attribuer à des circonstances autres que celles qui accompagnent ordinairement les rhumatismes.

Les autres malades ont tous été fréquemment auscultés, et, à part quelques cas de bronchite, je n'ai jamais observé le plus petit râle, quelle que fût la quantité de sulfate de quinine ingéré. Il en a été de même sur près de cinquante cas de rhumatisme chronique.

MM. Monneret et Legroux ne disent pas non plus avoir observé de congestions pulmonaires occasionnées par le traitement.

Enfin, sur six cas de malades qui, au moment de leur mort, étaient sous l'influence de fortes doses de sulfate de quinine, les poumons étaient dans l'état normal et la membrane muqueuse des bronches était parfaitement blanche.

Ainsi, le plus grand nombre des expériences et tous les faits observés chez les malades sont d'accord pour établir que le sulfate de quinine ne produit pas directement de congestion ni active ni passive sur les poumons.

- Seulement, dans un certain nombre d'expériences sur les animaux, la circulation et la respiration se ralentissent de telle manière, que les poumons présentent les lésions de l'asphyxie, et alors les altérations qu'on y rencontre dépendent du genre de mort. J'ignore quelles circonstances ont produit une asphyxie aussi intense dans toutes les expériences de M. Mêlier, et déterminé des lésions si semblables pour la forme et pour l'intensité, quelle que fût la dose, forte ou faible, de sulfate de quinine.

ACTION SUR LES ORGANES DIGESTIFS.

-- J'aborde maintenant une question grave, dans laquelle je dois m'attendre à trouver les esprits prévenus; il est difficile en effet, tout dégagé qu'on soit des idées systématiques nées sous l'influence de la doctrine physiologique, de ne pas craindre une action irritante du contact d'une substance si longtemps appelée stimulante, incendiaire, surtout quand cette substance doit être donnée à dose fort élevée.

Placé moi-même dans une semblable situation d'esprit, j'ai dû me préoccuper beaucoup de cette action locale.

Le quinquina a toujours, en effet, été regardé comme un excitant des voies digestives; les premiers qui l'employèrent disaient qu'il était chaud et sec, c'est-à-dire, irritant. Alibert et Barbier, qui représentent si bien chacun les idées de leur époque, prétendent qu'il donne du ton aux organes digestifs lorsqu'il est administré à dose convenable, mais qu'il provoque de la soif, de la

chaleur, des nausées, des coliques et de la diarrhée.
Lorsque les doses en ont été portées trop haut, quand
on le donnait en poudre, on produisait une pesanteur
incommode et une surcharge des voies gastriques, dés
qu'on dépassait une certaine limite (Gaudini).

La découverte de la quinine a mis à l'abri de cet inconvénient, mais on a dû, en revanche, craindre que le
principe excitant du quinquina, concentré sous un petit
volume, ne fût doué d'une trop grande activité.

Béraudi et Duval trouvèrent alors qu'un gramme de
sulfate de quinine ou de cinchonine en solution, et pris
en une fois, produisait la soif, la sécheresse de la bouche,
la rougeur de la langue, de la douleur et de la pesanteur de l'estomac; phénomènes qui indiquent bien un
certain degré d'excitation des voies gastriques, mais qui
n'y prouvent pas l'existence d'une phlegmasie.

Les journaux de cette époque de la médecine rapportent des cas de gastrite ou de phlegmasie gastro-intestinale survenus chez des sujets qui avaient pris du sulfate de quinine à dose supérieure à 40 ou 50 centigrammes (1). Mais chacun de ces faits est isolé, et point assez
concluant pour établir un rapport de cause à effet.

Giacomini, qui le premier fit des expériences avec des
doses élevées, paraît n'avoir rien observé de caractéristique sur la membrane muqueuse gastrique des animaux
morts après l'expérience, car on voit dans son récit que
la membrane muqueuse gastro-intestinale était restée
blanche et que le péritoine seulement avait une teinte
rosée, avec les veines mésentériques distendues par du
sang noir.

(1) Desportes, *Archives de médecine.*

M. Mêlier, qui n'a donné aucun détail sur l'état du tube digestif des animaux qu'il a soumis à ses expériences, n'en admet pas moins que la membrane muqueuse des voies digestives est congestionnée comme le sont tous les autres tissus à vaisseaux capillaires.

C'était encore une contradiction sur laquelle il fallait se faire une opinion en faisant de nouvelles recherches.

Sur onze chiens morts après avoir pris de 2 à 3 grammes de sulfate de quinine, soit en injection dans les veines, soit par l'estomac, deux fois seulement j'ai trouvé à ce dernier organe une teinte violacée uniforme; dans tous les autres cas, ou bien la membrane muqueuse était à l'état normal, ou bien, en raison du moment de la digestion, on la trouvait injectée et légèrement rosée; celle du tube intestinal fut trouvée dans tous les cas généralement blanche, avec des rougeurs en quelques points, répondant aux lieux où se trouvaient des ténias.

Les animaux n'avaient eu de vomissements que quand on leur avait lié l'œsophage, et aucun d'eux n'eut de diarrhée. On observa chez tous une teinte légèrement rosée du péritoine et de ses replis, semblable à celle que produisent l'acide cyanhydrique et la distension des grosses veines des épiploons et du mésentère. Ces résultats, analogues à ceux de Giacomini, diffèrent complétement de ceux de M. Mêlier.

On va voir maintenant les effets observés chez les malades.

AMERTUME DE LA BOUCHE.

Le sulfate de quinine est doué d'une saveur amère,

persistante, qui provoque le besoin de boire. Cette saveur, très prononcée quand le sel est en solution complète, l'est moins quand il est suspendu dans un véhicule qui le dissout mal. On peut la mitiger avec les poudres de fenouil ou d'anis dans la proportion de dix de ces substances contre un de sulfate.

D'après M. Pierquin, 15 décigrammes de sous-carbonate de magnésie suffisent pour ôter l'amertume à 3 décigrammes de sulfate de quinine. Enfin dans ces derniers temps, M. Desvouves a fait connaître que le café en infusion masquait suffisamment cette amertume pour que des enfants pussent prendre une solution de sulfate de quinine assez concentrée, sans éprouver de répugnance.

On verra plus loin que la première combinaison ne peut pas être employée, puisqu'elle se compose de substances excitantes, dont l'action se ferait en sens inverse de celle du quinquina; que la seconde précipite la quinine de sa dissolution, décompose le sulfate et en fait un carbonate insoluble, et que la troisième combinaison a pour résultat de décomposer en partie le sulfate de quinine et d'en faire un tannate de quinine très insoluble.

Le moyen le plus simple de dissimuler un peu la saveur amère est de sucrer fortement avec un sirop acide, tel que le tartrique, le citrique, le sirop de groseilles, de jus d'orange. Ainsi j'ai constaté avec M. Quévenne, pharmacien en chef de l'hôpital de la Charité, que 3 centigrammes de sulfate acide de quinine en solution, mêlés à 10 grammes de sirop tartrique, avaient à peine une saveur amère.

PHLOGOSE DE LA MEMBRANE MUQUEUSE DE LA BOUCHE
ET DU PHARYNX.

La bouche est ordinairement peu fatiguée par l'usage du sulfate de quinine et j'en ai rarement vu la membrane interne phlogosée; cependant si l'on portait cette substance à des doses fort élevées, et si on les maintenait pendant plusieurs jours, on pourrait amener la diphthérite, comme l'a vu M. Monneret.

La langue présente habituellement, au bout de quelques jours d'usage de ce sel à 2 ou 3 grammes par jour, une couche grisâtre, tenace, qui s'enlève lentement; rarement la surface de cet organe devient rouge et sèche, le plus souvent elle reste humide. Quand on n'emploie le sulfate de quinine qu'aux doses de 1 ou 2 grammes par jour, elle n'éprouve ordinairement aucune modification.

Dans les fièvres typhoïdes, on n'observe pas plus de sécheresse de la langue, ni plus de fuliginosités que d'ordinaire. Il est même arrivé, dans plusieurs cas, que la langue s'est humectée, quoique avant l'administration de la quinine elle eût été sèche, brune et croûteuse. Le pharynx, dont la surface pourrait être désagréablement affectée par le passage fréquent d'une substance de saveur très prononcée, ne s'est phlogosé que très rarement; ainsi je n'ai eu que deux fois l'occasion de voir une angine gutturale avec gêne notable de la gorge. Dans tous les autres cas, le pharynx était resté sain.

PHLOGOSE DE LA MEMBRANE MUQUEUSE DE L'ESTOMAC.

L'estomac est influencé par le sulfate de quinine

d'une manière bien différente , suivant que le malade est à l'état apyrétique, ou suivant qu'il est pris de fièvre et suivant aussi que la membrane muqueuse de l'estomac est saine ou phlogosée.

Quand les malades sont dans l'état apyrétique , comme y sont les sujets affectés de rhumatisme chronique ou de névralgie , ce médicament est habituellement toléré, même à des doses assez élevées ; il détermine seulement un peu de soif, des tiraillements et des pincements à l'estomac, desquels naît la sensation du besoin d'aliments ; l'appétit est notablement augmenté et la digestion des aliments se fait rapidement. Il résulte de cette alimentation plus abondante une hématose plus active et un surcroît de nutrition qui élèvent le chiffre des globules du sang , font promptement disparaître la teinte jaune-paille de la peau des rhumatisants et rendent à ces malades la fraîcheur en même temps que l'embonpoint. Ces modifications dans la constitution ont une grande influence sur la tendance qu'ont les rhumatismes à se guérir. Les sels de quinine agissent alors à la manière de toutes les substances amères.

Chez les malades affectés de maladies fébriles, les choses ne se passent plus de même ; il se produit dans les voies digestives plusieurs troubles qui vont être successivement étudiés.

Les premiers qui surviennent sont les vomissements ; ils sont de deux espèces.

L'une est la nausée qui suit assez fréquemment la prise du sulfate de quinine en solution (durant les premiers jours de son administration) : tantôt, en effet, les malades rejettent quelques unes des premières cuillerées de leur potion ; tantôt, au contraire, ils ne vomissent que les dernières. Ce dérangement, qui n'est jamais que passager, peut être évité en éloignant l'une de l'autre chacune des prises du médicament.

Les vomissements de la seconde espèce sont les plus rares ; le sulfate de quinine ne provoque pas la nausée au degré que le feraient supposer les vomissements observés chez les animaux auxquels on fait prendre ce sel en pratiquant ensuite la ligature de l'œsophage. Ces animaux font des efforts inouïs pour vomir ; et regardant ces vomissements comme un effet direct de la quinine, on en avait conclu que cette substance irritait fortement l'estomac. Mais si, au lieu d'inciser l'œsophage, puis de le lier, on introduit le sulfate de quinine dans l'estomac, au moyen de la sonde œsophagienne, alors il n'y a plus de vomissement, et le médicament est parfaitement gardé.

Ces vomissements, chez les malades, sont rares ; ils se bornent à produire l'éjection de quelques gorgées de matières bilieuses, n'ont lieu chez la même personne que de loin en loin, ont peu d'intensité, et peuvent s'accompagner d'épigastralgie. Sitôt que la fièvre diminue, ces malaises cessent fort vite, et sont remplacés par de l'appétit. A dose ordinaire, les sels de quinine sont habituellement bien tolérés par l'estomac.

Mais si l'on dépasse les doses moyennes, et si, ne tenant aucun compte de l'excitation développée sur les voies digestives, on continue les doses élevées, on peut provoquer la production des phlegmasies : ainsi M. Monneret rapporte dans son travail l'histoire de quelques cas de gastrite développés chez des sujets auxquels on avait continué à donner ces sels à très haute dose, quoiqu'ils parussent être mal supportés de prime abord.

Néanmoins ces cas sont peu fréquents : ainsi, sur quatorze sujets morts de fièvre typhoïde, j'ai trouvé trois fois la membrane muqueuse de l'estomac à l'état normal, trois fois cette membrane avec une teinte rosée générale, sans altération de consistance; trois fois, enfin, cette même membrane colorée en rose dans une étendue large comme la paume de la main, et cinq fois avec cette coloration, qui était intense, il y avait une sorte d'infiltration rougeâtre du tissu sous-muqueux et de la couche musculaire subjacente.

Or, d'après les recherches de M. Louis, l'estomac, dans les fièvres typhoïdes, est à l'état sain chez un tiers des sujets et à l'état malade chez les deux autres tiers, chiffre qui ne diffère pas notablement de celui que donnent les sujets traités par le sulfate de quinine. Sur cinq malades, qui ont succombé à des maladies diverses, n'intéressant pas l'estomac, pendant qu'ils prenaient le sulfate de quinine à la dose de 2, 3 et 4 grammes par jour, j'ai trouvé la membrane muqueuse gastrique, tantôt blanche, tantôt légèrement rosée, et toujours d'une bonne consistance.

Chez les rhumatisants, on voit assez souvent des signes d'une légère irritation gastrique, qui n'empêchent pas la continuation de l'emploi du médicament; plus rarement on en observe qui forcent à suspendre la médication, et dans aucun cas je n'ai vu de phénomènes d'une phlegmasie grave.

L'estomac offre même, chez certains malades, une tolérance extrême : ainsi, j'ai vu un jeune homme pris d'une monoarthrite du genou, chez lequel le sulfate de quinine fut donné à la dose de 3 et 4 grammes pendant quarante jours sans le moindre trouble des voies digestives, et ayant permis un excellent appétit. Chez une jeune femme affectée d'une fièvre typhoïde grave, qui avait pris 43 grammes de sulfate de quinine dans les onze derniers jours de sa vie, la membrane muqueuse de l'estomac était d'un blanc laiteux remarquable, d'une consistance parfaite, et d'une intégrité qu'on rencontre rarement.

M. Legroux, dans ses recherches, est arrivé aux mêmes résultats.

Ainsi, dans l'état apyrétique le sulfate de quinine est constamment bien toléré et provoque en quelque sorte l'action physiologique de l'estomac, dont il augmente l'activité. Dans l'état de fièvre, la tolérance est moins absolue; il survient assez facilement de légères excitations qui n'ont jamais de conséquences sérieuses. Enfin, quand la fièvre est vive, ou quand la membrane muqueuse de l'estomac est déjà phlogosée ou disposée au ramollissement, le sulfate de quinine peut provoquer la formation de phlegmasies non douteuses, mais jamais graves. M. Mêlier est donc dans l'erreur quand il prétend, en thèse générale, que l'usage du sulfate de quinine occasionne des gastralgies rebelles, et il ne peut fonder cette assertion que sur des oui-dire, et sur des faits vaguement énoncés.

PHLEGMASIES DE LA MEMBRANE MUQUEUSE DES INTESTINS.

L'intestin se comporte avec les sels de quinine de la même manière que l'estomac.

Il existe depuis longtemps un dissentiment entre les praticiens relativement au mode d'action du quinquina et de ses composés sur les intestins, dissentiment qui paraît résulter plutôt d'idées théoriques que de faits bien observés. Les uns, regardant le quinquina comme un remède échauffant, ont prétendu qu'il constipait; les autres, se préoccupant de ses propriétés irritantes, ont au contraire soutenu qu'il causait la diarrhée, et dans ces derniers temps M. Mélier s'est naturellement rangé parmi ceux-ci, en avançant, sur la simple opinion d'un médecin, que le sulfate de quinine causait des diarrhées interminables.

Voici ce que l'observation montre à cet égard chez les sujets qui n'ont pas de fièvre, tels qu'étaient ceux qui se trouvaient affectés de rhumatisme chronique. Chez eux les coliques et la diarrhée ont été fort rares et très passagères. On n'a pas non plus observé de constipation remarquable.

Chez les malades affectés de maladie fébrile, comme le rhumatisme aigu, les troubles du tube digestif ont été plus prononcés. Ainsi sur cent malades, il y a eu vingt-quatre fois de la diarrhée, avec coliques chez un tiers des malades, et sans coliques notables chez les deux autres tiers. L'intensité de cette diarrhée fut toujours peu considérable. Chez un petit nombre de malades le flux dura plus de dix jours, chez les autres il fut passager, cessa sans nécessiter de traitement spécial, et le plus souvent sans qu'on eût été forcé de suspendre l'emploi du sulfate de quinine. La fréquence de la diarrhée fut ordinairement en rapport avec la quantité de sel ingéré dans le cours d'une journée; ainsi le flux diarrhéique fut plus commun chez les malades qui prenaient 4 grammes de sulfate de quinine par jour; il fut, au contraire, plus rare chez ceux qui ne prenaient que des doses moyennes.

Dans quatre cas il est survenu des troubles dans la

circulation et dans la calorification, de manière à constituer une véritable entérite, et dans ceux-là le sulfate de quinine avait été donné à la dose de 4 grammes par jour. M. Monneret, qui, comme on l'a vu, paraît avoir cherché à porter le plus haut possible les doses du sulfate de quinine, dit avoir observé six cas d'entérite intense avec langue sèche et fièvre vive, sur un total de vingt-deux malades seulement. M. Legroux, qui, au contraire, a essayé de réduire le plus qu'il a pu les doses de ce même sel, n'a point remarqué de trouble notable du côté des voies digestives, quoiqu'il eût plusieurs fois donné ce médicament à 4 grammes par jour.

Chez les malades atteints de fièvre typhoïde, dont les plaques de Peyer sont enflammées ou ulcérées, on pourrait craindre pour les suites du contact d'une substance semblable.

Cependant M. Pereira paraît n'avoir observé rien de spécial à ce sujet, sur les malades de l'hôpital Saint-Antoine. MM. Rilliet et Barthez sur les enfants, et M. Saint-Laurent sur les adultes de l'Hôtel-Dieu, sont dans le même cas.

M. Blache et moi avons trouvé, sur quatorze autopsies, trois fois une injection plus vive que d'usage de toute la membrane muqueuse de l'intestin grêle, et une fois chez un malade qui avait pris le sulfate de quinine en poudre à la dose de 3 et 4 grammes par jour, on trouva dans le côlon un bon nombre d'escarres semblables à celles que laissent les plaques dures dans l'intestin grêle. Ce malade était déjà à une époque assez éloignée du début de la maladie, il y eut une recrudescence des symptômes de la phlogose gastro-intestinale.

Enfin chez les sujets morts de diverses affections pendant qu'ils prenaient le sulfate de quinine à haute dose, un seul qui mourut dans un état syncopal survenu brusquement après une attaque de diarrhée et hémorrhagie intestinale, offrit une rougeur étendue d'une partie du côlon. Les autres offraient la membrane muqueuse des intestins à l'état normal.

De tous ces faits on peut conclure que le sulfate de quinine exerce sur les organes digestifs une action analogue à celle que produisent plusieurs substances salines, le sel marin, par exemple ; comme lui il excite la vitalité des diverses parties de ces organes, et en active les fonctions dans les limites de l'état physiologique, tant que les organes sont sains, et que la quantité de ces substances n'est pas excessive. Évidemment, tant que les malades se trouvent dans ces conditions, le sulfate de quinine est assez facilement toléré et entretient la constipation.

Mais quand le tube digestif est dans un état morbide, alors les limites de l'état physiologique peuvent être franchies, l'action de ce sel devient morbifique, et il en peut résulter tous les degrés de l'inflammation de la muqueuse gastro-intestinale, depuis la simple phlogose jusqu'à la gangrène. On voit, d'après ce qui précède, que les prétentions absolues des médecins sur les propriétés astringentes ou laxatives du quinquina, on voit, dis-je, que ces idées banales sont dénuées de fondement et qu'il n'y a pas d'action générale, comme on le supposait autrefois.

L'étude de l'action du quinquina en poudre, de la cinchonine et des extraits de quinquina sur le tube digestif, n'offre rien de particulier. Seulement ces dernières substances paraissent douées de propriétés moins excitantes que ne le sont celles du sulfate de quinine.

Il n'en est pas de même de la quinoïdine, qui, à la dose d'un gramme par jour, produit souvent de la soif vive, un sentiment de malaise et même des douleurs à la région épigastrique, des coliques et de la diarrhée.

ACTION SUR LA RATE ET SUR LE FOIE.

Je réunis ces deux organes et je place leur étude en ce lieu, parce qu'on peut les considérer comme des annexes du tube digestif.

La science n'a pendant longtemps possédé relativement à l'action du quinquina sur la rate et sur le foie que des données en quelque sorte théoriques.

Ayant eu souvent l'occasion de trouver des altérations organiques de ces deux viscéres chez des fébricitants morts après avoir été traités par le quinquina, on a cru devoir attribuer ces altérations au médicament employé. On a regardé ces altérations comme le levain de la fièvre que le quinquina y avait poussé.

Plus tard on s'aperçut qu'au lieu d'être une cause de trouble pour ces viscéres, le quinquina avait, au contraire, la propriété de diminuer la tuméfaction de l'un d'eux, quand elle avait été préalablement occasionnée par de la fièvre.

On sait que dans ces dernières années, M. le professeur Piorry pense avoir déterminé la cause de cette propriété, en constatant que presque toujours les sels de quinine agissent d'une manière sensible sur la rate quelques secondes après leur ingestion dans l'estomac, et qu'ils en diminuent très brusquement et très notablement le volume accru par l'effet de la fièvre intermittente.

Cette opinion, soutenue avec beaucoup de persistance, a trouvé d'assez nombreux contradicteurs. M. Gourand, l'un d'entre eux, a cherché à expliquer par un dégagement de gaz opéré dans l'estomac, lors de l'ingestion des solutions alcooliques de quinine, les modifications que le plessimètre fait reconnaître dans la région occupée par la rate après l'usage de ces substances.

Un certain nombre d'observateurs des plus distingués ont cherché, mais en vain, à produire cette rétraction subite de l'organe splénique.

Depuis plus de six ans, je n'ai négligé aucune occasion de constater par moi-même la valeur de ces assertions opposées. Mais pour obtenir des résultats non douteux, et dont la réalité ne pût point être ni contestée, ni interprétée, je me suis restreint aux cas dans lesquels la rate, débordant les fausses côtes gauches, pouvait être facilement mesurée par le toucher ; cas dans lesquels il ne pouvait plus y avoir d'équivoque. J'ai donc traité tous les fiévreux qui portaient ces sortes de rates, en leur faisant prendre en une fois, à l'heure de la visite, une solution d'un gramme de quinine dans une suffisante quantité d'alcool. Or dans aucun des cas, quelque persistance que j'y aie mise, je n'ai été assez heureux pour constater la plus légère modification dans le volume de la rate, soigneusement examinée pendant huit à dix minutes après l'ingestion de l'alcoolat de quinine ; néanmoins chez la plupart de ces sujets l'hypertrophie n'était pas irrésoluble, car le volume de la rate fut plus tard graduellement réduit sous l'influence de l'emploi prolongé et continu du sulfate de quinine.

Mes observations s'accordent avec celles que M. Valleix a publiées dans l'*Union médicale*, en 1848, p. 364

et 380. Ce savant confrère a essayé, dans quatre cas de fièvre intermittente avec tuméfaction de la rate, le sulfate de quinine à la dose de 1 et de 2 grammes, donnés en une seule prise. Dans les quatre cas il n'y a pas eu de retrait appréciable de la rate, quoique les accès de fièvre intermittente aient été arrêtés, et qu'après quelque temps, la tuméfaction de la rate, attaquée par les sangsues appliquées au voisinage de l'organe, ait chaque fois marché très promptement vers la résolution complète.

Je n'ai point, à raison de ces insuccès, la prétention d'infirmer les observations du professeur que je viens de citer; loin de là, je suis tout disposé à les admettre, avec la seule restriction que le retrait brusque de la rate n'est pas un fait très commun. Un des élèves de M. Piorry, M. Pagès (1), élève interne dans son service, a institué une série d'expériences destinées à constater d'une manière expérimentale cette action instantanée du quinquina.

Il injectait 1 gramme de quinine en solution dans l'alcool, soit dans la jugulaire, soit dans l'estomac des chiens, après avoir préalablement mis à découvert la rate de ces animaux; puis il observait la rate qui se rétractait un peu, ou dont la surface lisse devenait rugueuse et comme fortement chagrinée; il s'était assuré que la simple exposition à l'air de la rate d'un animal vivant ne produisait pas cet effet de rétraction, et que l'injection de l'eau, ou toute autre substance, ne causait pas le même effet.

On sait que M. Magendie dit avoir produit les mêmes effets avec la noix vomique, et n'avoir rien obtenu du

(1) *Gazette médicale*, 1846, p. 584.

sulfate de quinine. Malgré cette contradiction, les expériences de M. Pagès me paraissent présenter des caractères suffisants d'exactitude pour en devoir admettre les résultats, et pouvoir en conclure que les sels de quinine jouissent d'une action directe sur la rate tuméfiée.

L'influence de la quinine sur le foie est encore plus obscure que celle qu'elle exerce sur la rate.

La doctrine de Broussais, en considérant le quinquina comme un stimulant, prétendait que l'irritation et la phlogose que cette substance développait dans l'estomac et dans le duodénum pouvaient irradier par voie de sympathie jusqu'au foie, et amener la phlogose lente et par suite la désorganisation du tissu de cet organe.

On a vu que les sels de quinine n'étaient pas nécessairement des stimulants de la muqueuse gastro-intestinale, et ni M. Monneret ni M. Legroux, ni moi, n'avons eu l'occasion d'observer d'action sur le foie résultant de l'emploi du sulfate de quinine, dans les nombreux cas où cette substance a été employée à haute dose. Aussi cette action sympathique sur le foie est-elle encore réduite à l'état de simple conjecture théorique.

La seule chose que l'expérience ait constatée, c'est la présence d'une assez grande quantité de quinine dans le foie des animaux qu'on a fait périr par l'ingestion dans l'estomac de doses élevées de cette substance ; ce fait, dont la connaissance est due à MM. Lesueur et Follin, concorde très bien avec les recherches de M. Orfila, sur la diffusion des substances toxiques dans nos organes.

Les ressources que la thérapeutique peut tirer de l'action du quinquina sur les organes digestifs sont assez bornées.

A l'état de poudre ou d'extrait, ou à l'état de sels de

quinine ou de cinchonine, les préparations de quinquina exercent une action légèrement tonique ou sont des stimulants physiologiques qu'on peut utiliser dans les états atoniques des membranes muqueuses des voies digestives. Aussi ces substances conviennent-elles pour exciter l'appétit.

On a vu que donné à des doses moyennes, le quinquina agissait sur la dernière partie du tube digestif, en la stupéfiant. Il ne faudrait cependant pas compter sur cette propriété pour tenter, à l'aide de ce moyen, la cessation de diarrhées à l'état aigu. On ne pourrait raisonnablement obtenir quelque effet que dans les diarrhées chroniques sans altération organique, et dans lesquelles on trouve la muqueuse décolorée et les tissus blancs et comme lavés à grande eau.

Peut-être, en vertu de la propriété stupéfiante, le sulfate de quinine conviendrait-il pour combattre certaines névroses et certaines névralgies très douloureuses du tube digestif.

Il est clair que l'action constatée sur la rate conduit naturellement à faire usage de cette substance dans les tuméfactions de cet organe.

Enfin ne pourrait-on pas chercher à activer la sécrétion biliaire dans les cas où elle fait défaut, par l'usage des sels de quinine? C'est ce qui, quoique probable, reste encore à constater.

ACTION SUR L'APPAREIL URINAIRE.

S'il est un appareil d'organes qui semble *à priori* devoir être peu modifié par les préparations du quinquina, c'est celui-ci ; cependant on va voir qu'il l'est d'une manière notable.

En 1779, Rubini (1) avait fait connaître l'existence d'une action spécifique sur les voies urinaires de la part du quinquina, mais il en ignorait la cause.

Faginoli (2), de Vérone, a donné l'histoire d'un enfant qui ressentait de la démangeaison dans l'urètre en urinant et rendait quelques gouttes de sang toutes les fois qu'il prenait quelques pilules de sulfate de quinine.

Ces faits, inexpliqués jusqu'à présent, se comprennent maintenant qu'on sait que la quinine passe très promptement dans les urines, et forme ainsi une solution très chargée, laquelle, se trouvant en contact avec la membrane muqueuse des voies urinaires, y peut occasionner une excitation plus ou moins vive.

Sur les animaux qui ont succombé au sulfate de quinine, j'ai quelquefois rencontré la face interne de la vessie injectée ; mais dans la plupart des cas je n'ai rien trouvé, attendu que ces animaux n'avaient pris qu'une fois la substance toxique.

Chez les malades affectés de rhumatisme blennorrhagique soumis au traitement par le sulfate de quinine, l'écoulement urétral en a été augmenté ; il y a eu de la dysurie, et le rhumatisme ne s'est modifié que très lentement.

Chez les malades affectés de rhumatismes sans complication syphilitique, traités de la même manière, j'ai observé une fois la rétention d'urine et la douleur en uri-

____

(1) *Sull'actione specifica della china, china sulle vie orinarie* (*Memor. della societ. d'Italia*, t. XVIII.)

(2) Giacomini, *Traité de matière médicale*, p. 363.

nant, et une autre fois la cystite avec fièvre vive. Le premier cas s'était présenté chez un malade qui prenait 4 grammes de sulfate de quinine par jour, et le second chez un vieillard affecté d'une cystite chronique, dissimulée par lui.

M. Legroux a vu également la rétention d'urines, et M. Monneret a parlé d'une hématurie. M. le docteur Duchassaing, médecin à la Guadeloupe, vient de donner connaissance de plusieurs cas, dans lesquels l'hématurie et des ardeurs d'urine avaient immédiatement suivi l'administration du sulfate de quinine à la dose de 75 centigrammes à 1 gramme chez des enfants. Cet accident, qui peut être commun dans les pays chauds, doit être fort rare ailleurs. En effet, je ne connais que Faginoli et M. Monneret qui l'aient observé.

Chez les malades atteints de fièvre typhoïde, à laquelle ils ont succombé, pendant qu'ils prenaient de hautes doses de sulfate de quinine, trois fois sur huit la vessie fut trouvée injectée dans toute son étendue, quoique ces malades n'eussent point été traités par les vésicatoires et qu'ils n'eussent point été pris de rétention d'urine pendant leur vie.

Enfin, sur six malades morts de diverses maladies traitées par le sulfate de quinine, deux fois la muqueuse vésicale était finement injectée.

On sait, d'ailleurs, que les urines des sujets qui prennent le sulfate de quinine à haute dose contiennent quelquefois de l'albumine. Cette propriété excitante locale de l'urine chargée de quinine peut servir à déterminer la formation de nouvelles phlegmasies capables de modifier avantageusement les anciennes, à la manière des substances balsamiques.

Chantourelle (1) a cité un cas de cystite chronique, suite de lithotritie, qui fut guérie par le sulfate de quinine. MM. Gimelle et Emery (2) ont vanté comme un bon moyen de guérir la blennorrhagie, le mélange de baume de copahu et de quinquina, connu sous le nom de *quino-baume*.

J'ai moi-même administré le sulfate de quinine à 1 et 2 grammes par jour dans trois cas de cystite catarrhale chronique d'intensité moyenne, et deux fois j'ai obtenu une amélioration très prononcée dans les douleurs et dans la quantité de matière purulente mêlée à l'urine; dans le troisième cas, j'ai amené une guérison très prompte.

Je conseille néanmoins de n'employer cette médication que chez des sujets jeunes, de bonne constitution, et dans les cas où la phlegmasie n'a qu'une intensité qui permette de tenter la guérison par voie d'inflammation substitutive, et de ne pas s'en servir chez les vieillards et chez les malades de mauvaise constitution.

Las des écoulements urétraux chroniques et difficiles à modifier, on tirera de l'avantage de cette médication; plusieurs fois, en effet, on a arrêté de cette manière cette espèce de suintement chronique connu sous le nom de *goutte militaire*.

ACTION SUR LES ORGANES GÉNITAUX.

Plusieurs praticiens, s'appuyant sur quelques faits,

____

(1) *Archives de médecine*, janvier, 1818, séance de l'Académie de médecine, 4 décembre 1827.

(2) *Académie de médecine*, 19 mars 1833.

ont pensé que le sulfate de quinine employé à dose un peu élevée devait déterminer l'excitation de l'utérus, et pouvait occasionner l'avortement.

Aussi M. Petitjean, médecin à Sauve, pays infecté par les miasmes marécageux, dit avoir constaté que le sulfate de quinine donné à la dose de 1 gramme par jour causait fréquemment l'avortement.

Mais il résulte de faits bien plus nombreux, tirés de la pratique des médecins qui habitent les lieux où sévissent les fièvres intermittentes, que cette opinion n'est pas fondée.

M. le professeur Delmas, de Montpellier, M. le docteur Alamo (1), en Espagne, M. Thazet, de Rochefort (2), médecins de lieux où les fièvres paludéennes sont endémiques et où l'on est souvent obligé d'employer le sulfate de quinine à la dose de 75 centigrammes à 1 gramme par jour, assurent n'avoir jamais vu d'avortements produits par ce traitement.

On trouve dans le *Journal de médecine et de chirurgie* le fait d'une femme enceinte qui fut rapidement guérie d'un rhumatisme articulaire aigu par le sulfate de quinine à haute dose, sans qu'il soit survenu d'avortement. M. Duchassaing croit avoir observé que le sulfate de quinine avait provoqué l'éruption des menstrues chez plusieurs jeunes personnes; M. Petitjean prétend avoir fait la même observation.

Quant à moi, parmi tous les malades que j'ai eu l'occasion de voir, je ne connais qu'un cas dans lequel les menstrues aient apparu avant l'époque ordinaire, pendant le traitement d'un rhumatisme par ce sel.

(1) *Gaceta medica di Madrid.*
(2) *Gazette médicale*, 17 octobre 1846.

ACTION SUR LA PEAU ET SUR LE TISSU CELLULAIRE
SOUS-CUTANÉ.

Les effets produits sur ces tissus par les sels de quinquina sont en général fort limités.

Cependant ces parties peuvent servir de voie d'absorption : ainsi on a vu dans la 62ᵉ expérience que 2 grammes de sulfate de quinine dissous dans 90 grammes d'eau, injectés dans le tissu cellulaire sous-cutané, avaient été en partie absorbés et avaient produit la titubation et la diminution de la pression supportée par le sang contenu dans les artères.

Dans la 61ᵉ expérience, 4 grammes de ce sel, dissous dans 80 grammes d'eau, ayant été injectés dans le tissu cellulaire sous-cutané du thorax, l'animal est mort au bout de deux heures. La matière de l'injection avait complétement disparu, et le tissu cellulaire dans lequel elle avait été poussée, examiné le lendemain, avait un aspect d'un gris roussâtre, analogue à celui d'une escarre, ce qui prouve bien l'action irritante de ce liquide. Cependant Giacomini dit s'être fait insuffler dans l'œil de la poudre de sulfate de quinine, et n'avoir pas ressenti de douleur à la suite de ce contact.

M. Maunoury dit avoir mis du sulfate de quinine sur un vésicatoire récent, application de laquelle il n'est résulté ni douleur ni phlogose. J'ai répété cette expérience en prenant toutes les précautions convenables pour que la poudre fût bien en contact avec le derme dénudé, et constamment il en est résulté une vive douleur de cuisson et de légères escarres grisâtres.

M. Trousseau (1) a vu un vésicatoire pansé avec 15 à

____

(1) *Traité de thérapeutique*, art. QUINQUINA.

20 centigrammes de ce sel, déterminer de très vives douleurs, et la plaie se couvrir aussitôt d'une escarre grisâtre.

M. Lambert avait déjà constaté qu'on ne pouvait point employer les sels de quinine par la méthode endermique, à cause de leur action irritante et caustique.

Ces expériences, qui s'accordent avec celles de M. Orfila, prouvent encore la propriété irritante du sulfate de quinine agissant au contact.

On a pensé qu'après avoir été absorbé, le sulfate de quinine pouvait dans son action générale avoir quelque influence sur le tissu cellulaire. Ainsi M. Monneret rapporte qu'il a vu des ecchymoses de petit diamètre répandues sur la peau de l'abdomen, chez un malade qui avait pris le sulfate de quinine. Dans un cas de fièvre typhoïde très grave traitée par le sulfate de quinine à la dose de 3 grammes par jour, j'ai vu une large ecchymose développée sous la peau de la hanche et de la partie externe de la cuisse, ainsi que des pétéchies fort pâles, en même temps qu'une diarrhée sanguinolente ; cette tache devint au bout de quelques jours une gangrène assez étendue de la peau. Mais ces choses se rencontrent dans les fièvres typhoïdes.

Aucun des nombreux observateurs qui ont employé le sulfate de quinine à haute dose n'a parlé d'effets semblables ; aussi les deux faits dont il vient d'être question ne sont-ils peut-être qu'une coïncidence.

Cependant M. le docteur Bouchut, médecin des hôpitaux de Paris, dit avoir observé quelques roséoles chez des rhumatisants qu'il avait traités par le sulfate de quinine à haute dose. MM. Rilliet et Barthez parlent, dans leur travail, d'une desquamation de l'épiderme analogue à celle que produisent des petites phlyctènes ou des sudamina lors de leur dessiccation, qu'ils ont observée sur des enfants atteints de fièvre typhoïde et traités par le sulfate de quinine.

M. Girard rapporte que les ouvriers employés à l'excortication des quinquinas éprouvent ordinairement des démangeaisons analogues à celles que provoque le *dolichos pruriens* (pois à gratter).

Enfin M. Chevallier, dans une communication faite à l'Académie des sciences en octobre 1850, a fait connaître que les ouvriers employés à la fabrication du sulfate de quinine sont sujets à une éruption cutanée qui empêche le travail pendant un espace qui varie de quinze jours à un mois, et qui quelquefois ne se guérit pas et force les ouvriers à renoncer complétement à leur profession.

Ces derniers effets paraissent être dus à une action excitante locale qui n'a aucun rapport avec les propriétés des sels de quinine pris à l'intérieur. Quant à l'exfoliation épidermique et à la roséole observées par MM. Bouchut, Rilliet et Barthez, je n'ai jamais rien vu de semblable, non plus que les autres personnes qui comme moi ont beaucoup employé de sulfate de quinine.

Un effet bien plus remarquable, très constant et dont la cause est aisée à trouver, c'est l'abaissement de la température de la peau.

On a vu que dans toutes les expériences dans lesquelles le sulfate de quinine a fini par faire périr les animaux, la peau se refroidissait, la circulation s'affaiblissait, la respiration se ralentissait, de manière à être presque en équilibre de température avec celle de l'atmosphère.

Dans les cas cités par Giacomini et M. Guersant, le

même refroidissement général a été remarqué. Chez les malades affectés de fièvre typhoïde, dont la peau est, comme on le sait, habituellement le siége d'une chaleur âcre, on voit, au bout de quelques jours de l'usage du sulfate de quinine, la chaleur de la peau diminuer en même temps que le pouls perd de sa fréquence, et arriver bientôt à donner une sensation de frais qui a frappé tous les observateurs, car elle a été mentionnée par MM. Rilliet et Barthez chez les enfants, et par M. Pereira chez les adultes. Mon collègue Blache et moi avons également fait la même observation. Je regrette, pour l'édification du lecteur, de n'avoir pas pris au thermomètre la température de la peau; mais la différence de chaleur était si grande, qu'elle ne pouvait pas le moins du monde être mise en doute.

Dans le rhumatisme articulaire aigu, cet effet est loin d'être aussi prononcé; la chaleur halitueuse, qui est le propre de ce genre de maladies, a beaucoup plus de persistance que n'en a la chaleur âcre et sèche de la fièvre typhoïde; cependant l'abaissement de température n'en existe pas moins et se reconnaît d'une manière certaine. Cette réfrigération de la peau est le résultat du ralentissement de la circulation et se trouve toujours en rapport avec lui.

Telles sont les modifications que le sulfate de quinine et les autres matériaux tirés du quinquina exercent sur les appareils organiques.

DEUXIÈME PARTIE.

MODE D'ABSORPTION ET D'ÉLIMINATION DES SELS DU QUINQUINA.

La recherche du temps que l'absorption des sels du quinquina met à se faire, celle du mode de pénétration de ces substances dans l'économie animale, de la durée de leur séjour dans les diverses parties du corps et de la rapidité de leur élimination, intéressant vivement la thérapeutique des fièvres intermittentes, il était utile de s'occuper de l'étude de ces questions.

On sait que la quinine et la cinchonine, bases organiques facilement décomposables, passent néanmoins en nature dans le sang, y séjournent pendant un certain temps, puis sont éliminées sans subir de décomposition.

Ce passage se démontre à l'aide de l'analyse chimique, qui fait reconnaître l'existence de ces substances dans le sang. MM. O. Henry, Lesueur, Lanneaux et Follin, et M. Fordos, pharmacien de l'hôpital Saint-Antoine, ont mis ce fait hors de doute.

Mais la présence de ces alcalis dans les liquides de l'économie se décèle encore d'une manière plus commode pour le clinicien à l'aide du bi-iodure de potassium. Ce réactif indiqué par M. Bouchardat, mis en contact avec la solution d'un sel de quinine ou de cinchonine, y pro-

14*

duit à l'instant même un précipité d'iodure de quinine ou de cinchonine, qui est de la couleur de la poudre du quinquina orangé.

Ce réactif est d'une sensibilité si grande, qu'avec une solution de 2 milligrammes de sulfate de quinine dans 100 grammes d'eau, il produit un précipité très abondant.

Il semble qu'il n'y ait plus qu'à mettre ce réactif en contact avec les divers liquides de l'économie, dans lesquels on suppose l'existence du sulfate de quinine, pour obtenir le précipité ; mais comme il faut que ces liquides n'aient point par eux-mêmes une prédominance alcaline, il en résulte que le sang, dont la réaction est fortement alcaline, n'est aucunement influencé par ce réactif, et que si l'on y ajoute un acide quelconque, celui-ci coagule l'albumine et trouble les résultats à tel point qu'il est impossible d'y découvrir la quinine, ainsi que la cinchonine, à l'aide de ce moyen, et qu'il faut avoir pour cela recours à l'analyse.

Heureusement il n'en est pas de même avec les urines, les bases organiques du quinquina s'y retrouvent avec la plus grande facilité à l'aide de ce réactif; et comme elles ne peuvent s'y rencontrer qu'après avoir traversé le sang, on a de cette manière un moyen indirect de suivre les diverses phases de leur absorption.

MODE D'ABSORPTION DES SELS DU QUINQUINA.

La connaissance de la manière suivant laquelle les sels de quinine et de cinchonine sont absorbés est, comme on le voit, d'un grand intérêt pour le médecin, car elle seule peut le guider dans l'administration de ces substances.

Le quinquina et les sels qui en dérivent s'administrant surtout dans des maladies où les exacerbations se font à des époques déterminées, il faut que les médicaments développent aussi leur action à des moments également déterminés. Ces maladies ayant dans plusieurs circonstances une haute gravité, il faut encore que la médication puisse leur opposer, à temps voulu, toute son énergie. Pour cela il faut fixer : 1º le temps que les sels de quinine mettent à être absorbés et à agir sur l'économie ; 2º celui pendant lequel ils séjournent dans les organes, et y font sentir leur influence ; 3º enfin, les rapports qui existent entre les quantités administrées, les quantités absorbées et les effets produits.

J'espère être arrivé à la solution de ces problèmes thérapeutiques par les deux séries suivantes de recherches : l'une est l'étude de la pénétration de la substance médicamenteuse dans nos organes ; l'autre est l'observation de effets qui s'y produisent après cette pénétration.

Le moyen le plus sûr de suivre la marche des sels de quinquina dans l'économie animale, serait de faire l'analyse du sang ; mais le travail serait trop compliqué, il aurait besoin de comprendre tant de circonstances qu'il n'est pas extraordinaire que personne ne s'y soit livré. Heureusement on a pu suppléer à cette difficulté par un moyen moins direct, mais tout aussi décisif, par l'emploi de l'iodure de potassium mis en contact avec des liquides dans lesquels on recherche la présence de la quinine.

Le sang ne peut donc se prêter à ce mode d'investigation.

Mais il n'en est pas de même de l'urine, où la réaction

se fait parfaitement bien. Or, comme les médicaments passent en général fort rapidement du sang dans l'urine, il en résulte que les recherches peuvent se faire sur ce dernier liquide, comme elles se seraient faites sur le sang. M. Bouchardat a proposé un iodure ioduré qui est trop épais, et qui d'ailleurs donne quelquefois des précipités dans des urines qui ne contiennent pas de quinine, circonstance qui a probablement induit en erreur les personnes qui ont annoncé avoir trouvé la quinine dans les urines, quelques minutes après son ingestion dans l'estomac. Je me suis constamment servi d'un iodure fait dans les proportions suivantes :

<pre>
Iode. . . . .   2 grammes.
Iodure de potassium.   8   —
Eau. 250   —
</pre>

Cette solution est assez sensible pour produire un précipité très évident dans un liquide contenant 2 milligrammes de sulfate de quinine pour 100 grammes d'eau, ou 2 centigrammes par litre. Elle ne trouble jamais les urines qui ne contiennent pas d'alcaloïdes.

En expérimentant avec cette solution, j'ai obtenu les résultats suivants :

1° L'époque de l'apparition du précipité est d'autant plus rapprochée du moment de l'ingestion du sel de quinine dans l'estomac, que la quantité en a été plus grande.

Ainsi, chez les malades qui prennent en une fois une solution de 50 centigrammes de bisulfate de quinine dans 120 grammes d'eau, le précipité commence à paraître quelquefois au bout d'une demi-heure, et le plus souvent au bout d'une à deux heures.

Chez ceux qui en prennent de 20 à 30 centigrammes également en une fois, il paraît ordinairement au bout de deux à trois heures.

Chez ceux qui en prennent au-dessous de 15 centigrammes en une fois, le précipité, quand il a lieu, ne paraît qu'au bout de cinq à six heures.

Quand le sulfate de quinine est administré par doses fractionnées, le précipité paraît plus tard.

Ainsi, chez les malades qui prennent une solution de 1 gramme de ce sel et au delà, dans 120 grammes d'eau, de laquelle on administre une cuillerée à bouche toutes les heures, le précipité paraît dans les urines ordinairement au bout de deux à trois heures, quand ils ont, par conséquent, déjà pris la valeur de 30 centigrammes de sulfate de quinine.

Chez ceux qui ne prennent que 50 centigrammes, le précipité ne paraît jamais guère avant quatre heures.

Chez ceux qui ne prennent que 25 centigrammes de la même manière, il ne paraît qu'environ de six à huit heures après la première prise.

Enfin, après la prise de 5 centigrammes, il ne paraît guère qu'au bout de vingt-quatre heures.

2° L'abondance du précipité est toujours en raison directe de la quantité de bisulfate ingéré.

Ainsi, avec 50 centigrammes de ce sel, pris par doses fractionnées en douze heures, on n'observe dans les urines qu'une teinte jaunâtre ou un léger trouble, tandis qu'avec 2 grammes on obtient un précipité qui ressemble à un magma de poudre de quinquina orangé.

3° La constance du précipité est en raison directe de la quantité de bisulfate ingéré.

Ainsi, chez dix-huit malades qui avaient pris une solution de 5 à 10 centigrammes de ce sel, par doses fractionnées d'une cuillerée à bouche toutes les heures, la moitié seulement eurent un précipité dans leurs urines.

Chez dix malades qui avaient pris de la même manière 15 centigrammes de ce sel, il y eut un précipité sur six.

Chez quinze malades qui en avaient pris 20 centigrammes, dix fois il y eut un précipité.

Chez seize malades qui en avaient pris 25 centigrammes, il y eut quatorze fois un précipité.

Enfin, avec 30 centigrammes et au-dessus, le précipité est constant et ne manque que par exception.

On verra plus loin que l'époque de l'apparition de ce précipité et son abondance varient, à doses égales de sel, selon la voie par laquelle le sulfate de quinine est introduit dans l'économie et selon la forme pharmaceutique sous laquelle l'administration en a été faite.

La cinchonine se comporte avec les urines de la même manière que la quinine.

Il résulte de ces données expérimentales :

1° Qu'on a des signes évidents de l'absorption des sels de quinine chez la moitié seulement des malades qui en prennent de 5 à 15 centigrammes, et chez la totalité de ceux qui en prennent au-dessus de 25 centigrammes ;

2° Que la quantité de ce sel qui pénètre par la voie de l'absorption est constamment en raison directe de la quantité ingérée ;

3° Que la pénétration de ces sels dans l'économie peut se faire très promptement, et que la rapidité est d'autant plus grande, que la dose a été plus forte ; que le minimum est d'une demi-heure et le maximum huit heures.

On peut tirer comme conséquences pratiques de ces résultats : 1° Que pour avoir la certitude de l'absorption du sulfate de quinine, il faut le donner au-dessus de 15 centigrammes par jour en solution ; 2° qu'il ne faut point compter sur une absorption suffisante pour produire un effet thérapeutique qu'après une heure d'ingestion au moins ; 3° qu'enfin, plus on donne de ces sels, plus il en est absorbé, et plus ils agissent rapidement.

On comprend que le moment où le précipité paraît dans les urines n'indique pas précisément le moment où le sulfate de quinine pénètre dans le sang. L'observation des phénomènes physiologiques produits par cette substance vient combler la lacune que laissent les expériences qui viennent d'être relatées.

Celle-ci va donc compléter les premiers résultats.

Elle fait voir : 1° Qu'au-dessous de 20 centigrammes de bisulfate de quinine en solution dans 100 grammes de liquide pris en une fois, il ne se produit que très rarement des effets physiologiques appréciables ;

2° Qu'au-dessus de cette dose, et surtout au-dessus de celle de 30 centigrammes, prise en une fois, il se produit au bout d'une demi-heure dans plusieurs cas, d'une heure le plus souvent, et au bout de deux heures plus rarement, de la céphalalgie, des vertiges, de la pesanteur de tête et des bourdonnements d'oreilles, qui indiquent l'action de la quinine sur le système nerveux ;

3° Qu'à un gramme et au-dessus ces effets peuvent se produire au bout d'un quart d'heure ;

4° Que quand, au contraire, ce sel est pris par doses fractionnées, on n'aperçoit jamais ces effets au-dessous de 60 centigrammes, mais qu'à partir de cette dose et au-dessus, on les observe ordinairement à la troisième prise, c'est-à-dire au bout de deux heures.

Ainsi, il faut ne compter sur une action du sulfate de quinine sur le système nerveux que d'une demi-heure à une heure au moins après son ingestion.

On sait qu'après avoir pénétré dans le sang, le sulfate de quinine va dans les divers organes ; les expériences d'injection dans les veines et dans l'aorte montrent qu'il gagne tout de suite le cerveau. MM. Launay et Follin ont prouvé, par des analyses, qu'il allait aussi dans le foie.

On ne connaissait pas, en 1842, de faits prouvant la présence de ce sel dans les autres liquides. J'ai cherché à la découvrir dans la salive et dans le mucus bronchique des malades qui prenaient le sulfate de quinine à haute dose, et je n'ai rien obtenu. M. Landerer (1) a été plus heureux, il en a trouvé dans les larmes, ainsi que dans le liquide des hydropiques. J'ai fait plusieurs fois la même tentative sur le sérum acide du lait des nourrices qui prenaient, pour des rhumatismes aigus, des doses de 2 et 3 grammes de ce sel par jour, et n'ai jamais pu avoir de précipité. M. le docteur Robert Latour, qui a donné plusieurs fois de suite le sulfate de quinine à 1 gramme par jour, à une nourrice, n'a jamais pu trouver la moindre trace d'amertume dans son lait (2).

(1) *Journal de pharmacie*, juillet, 1847, p. 43.

(2) Ayant voulu de nouveau reprendre la question de la présence de la quinine dans le lait des nourrices, j'ai profité du séjour dans mes salles d'une femme qui avait besoin de prendre du sulfate de quinine, et j'ai prié M. Quevenne, pharmacien en chef de l'hôpital de la Charité, dont l'habileté est si connue, de vouloir bien faire les recherches nécessaires pour étudier son lait. Il m'a remis la note suivante, que je transcris.

Cependant ce même M. Landerer, chimiste d'Athènes, connu par des travaux importants, dit (*Journal de pharmacie*, juillet 1847, p. 103) avoir constaté la pré-

en entier, parce que cette recherche est ce qu'on a pu faire de mieux en ce genre; qu'elle établit bien positivement l'état des choses, et qu'elle s'accorde parfaitement avec les données précédentes.

Femme de trente ans, atteinte d'un ictère simple depuis vingt-trois jours. Elle a pu, dit-elle, se tirer dans les premiers temps (son lait est maintenant âgé de dix mois) jusqu'à trois verres de lait par jour; maintenant elle n'en pourrait fournir qu'un ou deux.

Cette malade ayant pris, le 31 janvier 1851, 0,80, et le 1er février 0,60 de sulfate de quinine, on a recueilli, le 1er dans le courant de la journée, et le 2e au matin, différents échantillons de lait. Ce liquide offre la saveur douce, sucrée, fade, ordinaire au lait de femme, sans le moindre soupçon d'amertume.

57 grammes de ce lait sont additionnés de 4 vol. alcool à 90°.

On précipite ainsi le caséum et la matière grasse, et le liquide filtré, retenant la lactine et les sels solubles, est évaporé à siccité.

Le résidu, pulvérisé finement, est traité par l'alcool à 96° bouillant, qui laisse indissoute la presque totalité de la lactine, et enlève les sels et les matières extractives.

Le nouvel extrait fourni par cette solution est repris par un peu d'eau très légèrement acidulée avec de l'acide sulfurique; le liquide filtré et limpide, réduit par évaporation à 1 gramme, et qui devait contenir la quinine s'il en avait passé dans le lait, offre les propriétés suivantes :

Saveur saline non amère.

Solution de tannin au 1/10e, rien.

Réactif de M. Bouchardat (iodure de potasse ioduré), opalinité très prononcée.

La dernière réaction semble indiquer la présence de la quinine, et, d'après des expériences comparatives que nous avons faites avec une solution de sulfate de cette base, on peut croire que le degré de trouble obtenu correspondrait à une quantité de quinine d'environ 1/15,000^e du poids du liquide sur lequel on opérait (1 gramme).

Or, en admettant moitié ou même deux tiers pour la perte inévitable dans toutes recherches sur les matières organiques, ce serait donc sence de la quinine dans le lait des femmes mises à l'usage de ce médicament.

Je suis loin de prétendre que ce sel ne passe point

tout au plus 1/5000ᵉ de quinine (lesquels correspondraient à 1/5ᵉ de milligramme) passés dans les 57 grammes de lait sur lesquels on a opéré.

C'est bien peu, et encore devons-nous ajouter que nous aurions besoin, pour établir chimiquement notre conviction relativement au passage de la quinine dans le lait, de faire de nouveaux essais sur des quantités plus considérables.

Nous n'accordons, d'après cela, à notre expérience ci-dessus rapportée, que la valeur d'une présomption et non celle d'une certitude.

NOTA. Le lait de cette femme se tarissant chaque jour davantage, sous l'influence des circonstances dans lesquelles elle était placée, et d'ailleurs l'administration du sulfate de quinine ayant dû être suspendue, il n'y a pas eu possibilité de pousser plus loin cette recherche.

Pendant l'usage du sel de quinine, et en même temps que le lait était recueilli, les urines accusaient d'une manière évidente la présence de l'alcaloïde, par l'iodure de potassium ioduré.

Analyse de la sérosité d'un hydropèque à l'usage du sulfate de quinine.

Un homme atteint d'une maladie de Bright fut mis, dans le but de modifier l'état organique de ses reins, à l'usage du sulfate de quinine; il prit chaque jour, pendant un mois, une potion contenant 1 gramme de bisulfate de quinine; et durant ce laps de temps, ses urines, examinées plusieurs fois avec l'iodure ioduré de potassium, donnèrent constamment un précipité d'iodure de quinine assez abondant. La médication ne produisit aucun effet curatif, et le malade succomba leuco-phlegmatique. Le jour de sa mort il avait encore pris du sulfate de quinine, et ses urines, examinées avec le réactif, donnèrent le précipité caractéristique.

On prit 1960 grammes du liquide épanché dans l'une des plèvres. Ce liquide, très légèrement rosé, fut soumis à l'analyse par M. Qué-

dans le lait, mais il est certain qu'il en passe moins
de 3 centigrammes par litre; d'où il résulte qu'il ne
faut pas trop compter sur l'intervention des nourrices

venne, qui a bien voulu me remettre la note suivante, que je rapporte
littéralement, afin que les lecteurs se trouvent à même de juger de la
valeur de cette analyse, et de la répéter s'ils le désirent.

Par un repos de douze heures, il fut séparé quelques rares flocons
blanchâtres que l'on rejette. Alors le liquide est limpide. On ajoute :

4 l. alcool à 89° c , environ deux fois le volume du liquide primitif.

Le mélange se trouble et laisse former par le repos des flocons d'albumine que l'on isole plus tard, et dont on se débarrasse au moyen
de la filtration.

Le liquide filtré est distillé, puis évaporé jusqu'à réduction à environ
30 grammes.

Dans cet état il précipite par le tannin et l'iodure de potassium ioduré; mais comme on ne distingue d'ailleurs qu'une saveur fortement
saline, sans amertume, ces deux premières réactions, accomplies au
milieu de ce liquide *très chargé de sels*, ne prouvent absolument rien,
quant à la quinine, et peuvent très bien être attribuées à de tout autres corps.

La seule conclusion permise jusque-là était celle-ci : S'il y a de la
quinine dans ce liquide, ce ne peut être qu'en quantité très minime;
il s'agissait donc de se débarrasser le plus possible des sels étrangers.

En conséquence, la masse du résidu, dans lequel il s'est formé un
dépôt cristallin, est additionnée de 1 gramme de tannin dissous dans
un peu d'eau. Le mélange s'épaissit en bouillie et paraît contenir des
matières organiques et des sels minéraux. On étend d'un peu d'eau ,
on verse le tout sur un filtre, où on laisse égoutter, puis on comprime.
On redélaye dans 25 grammes d'eau, on fait égoutter et l'on comprime
comme la première fois.

On mêle au résidu ainsi lavé 2 grammes de chaux éteinte, on
laisse à l'air pendant dix heures , puis on achève de dessécher à l'é-
tuve.

Le résidu, de couleur chocolat, est réduit en poudre fine, et traité
par l'alcool à 96° c, bouillant.

dans le traitement des maladies des enfants par le quinquina.

La solution filtrée, limpide, incolore, évaporée au bain-marie, laisse un résidu jaunâtre cristallin pesant 0gr.,13.

Ce résidu est repris par 2 grammes d'eau chaude, très légèrement acidulée avec de l'acide sulfurique. Une portion s'y dissout, l'autre reste suspendue sous forme de flocons jaunâtres. On verse sur un très petit filtre, et l'on obtient ainsi finalement une solution limpide, d'une teinte légèrement paille, dont voici les propriétés :

Nul reflet opalisant ;

Saveur d'une *amertume très marquée*, et en même temps un peu saline ;

Solution de tannin au 1/10ᵉ, flocons blancs très abondants ;

Iodure ioduré de potassium (1), trouble brunâtre fortement prononcé ;

Oxalate d'ammoniaque, simple nébulosité ;

Solution de sublimé au 1/20ᵉ, flocons blancs moyennement abondants ;

Protonitrate de mercure, trouble blanc très prononcé, mais fugace ;

Acide nitrique concentré, rien :

Chlorure de barium, trouble très léger, ne disparaissant pas par l'acide nitrique ;

Ammoniaque, trouble blanc léger ; un excès de réactif éclairait le liquide.

La saveur, le tannin, l'iodure, indiquaient qu'il y avait là une base alcaline végétale, qui, dans le cas dont il s'agit, ne pouvait être que la quinine.

Quant à l'absence du reflet particulier, opalisant, qui forme un des caractères de cette base, nous allons en trouver l'explication un peu plus loin.

La grande abondance du précipité fourni par le tannin, le trouble produit par les sels de mercure, devaient faire présumer qu'il s'y rencontrait aussi quelque matière organique provenant de la métamor-

(1) Proportions de M. Briquet : iode, 4 grammes ; iodure de potassium, 16 grammes ; eau distillée, 500 grammes.

MODE D'ÉLIMINATION.

Les sels de quinquina paraissent séjourner peu de temps dans le sang et ne faire en quelque sorte qu'y passer pour traverser les organes et être éliminés. Les urines sont la voie de prédilection de l'économie pour cette élimination. Si l'on étudie, à l'aide de l'iodure

phose de substances protéiques, susceptible de former une combinaison insoluble avec les réactifs dont il s'agit.

Dans l'impossibilité où l'on se trouvait, de débarrasser une si petite quantité de quinine des matières étrangères, et de la soumettre à la balance, il a fallu recourir aux solutions comparatives progressivement étendues jusqu'à disparition de saveur.

Nous avons dissous du sulfate de quinine dans de l'eau acidulée avec l'acide sulfurique, et nous y avons ajouté les chlorures sodique et potassique, que nous savions exister dans la liqueur à doser. Cette addition a fait tout de suite disparaître le reflet azuré qu'avait la solution pure de l'alcaloïde.

Alors, nous avons constaté que, pour avoir un degré d'amertume analogue à celui du liquide à doser, il fallait 20 centigrammes de sulfate de quinine pour 100 grammes d'eau, ou 2 milligrammes par gramme.

Or, le poids de la solution qui contenait tout le sulfate de quinine dissous dans les 1960 grammes du liquide de la plèvre étant de 2 grammes, on en doit conclure que celui-ci contenait une quantité de quinine représentée par 4 milligrammes de sulfate de quinine.

Comme il est impossible de supposer qu'on ait pu retirer sans perte toute la quinine qui se trouvait engagée dans une masse de liquide organique si considérable, il faut bien admettre qu'on en a perdu de la moitié aux deux tiers, de telle sorte qu'on doit admettre qu'il y avait en réalité à peu près 6 milligrammes de sulfate de quinine par litre de sérosité.

On voit par là que la quinine ne reste guère dans le sang, qu'une partie séjourne dans les tissus, et qu'une autre partie est promptement éliminée.

ioduré de potassium, les circonstances de cette élimination, on trouve :

1° Que la quantité de sel éliminé est toujours proportionnelle à celle qui a été ingérée. Ainsi l'abondance du précipité dans les urines est, comme on l'a vu, toujours en raison de la quantité ingérée, qu'il y ait eu ou non tolérance.

2° Que la durée de cette élimination varie selon la quantité de sel ingéré. Ainsi, après la prise de 15 à 25 centigrammes de ce sel en solution, en une seule fois, les urines donnent un précipité abondant pendant dix à douze heures, lequel disparaît seulement au bout de vingt à vingt-quatre heures. Après la prise de 30 grammes en solution, administrée en douze heures par fractions, le précipité dure de vingt à vingt-six heures. Après la prise de 2 grammes en douze heures, il dure près de quarante heures.

3° Que constamment l'élimination est terminée au bout d'un temps qui n'est jamais de longue durée.

Ainsi, chez les malades qui prennent le sulfate de quinine à haute dose, pendant plusieurs jours, le précipité cesse de paraître au bout de soixante heures après la cessation de l'usage du médicament, sur la moitié d'entre eux, et au bout de quatre-vingts heures sur l'autre moitié, c'est-à-dire au bout de deux jours et demi à trois jours et demi, après la suspension de la médication.

Ces résultats ne donnent qu'une idée approximative de la durée d'action des sels de quinquina, et montrent seulement à peu près au bout de quel temps on ne doit plus compter sur leur action, mais ils ne disent pas précisément quand elle cesse définitivement. Or cette onnaissance est de la plus grande utilité pour le traitement des fièvres intermittentes, dans lesquelles il faut être certain que le quinquina agit encore sur l'économie au moment où doit commencer l'accès de fièvre.

Heureusement on trouve, ainsi qu'on l'a vu plus haut, dans la durée des phénomènes cérébraux, et surtout dans celle du bourdonnement d'oreilles en particulier, des renseignements suffisants pour cet objet.

Après l'ingestion dans l'estomac d'une quantité de 30 à 40 centigrammes de sulfate de quinine en une seule prise, l'action sur le système nerveux ne cesse qu'au bout de deux à trois heures.

Après l'ingestion en une seule fois de 1 gramme, elle dure de trois à cinq heures.

Après l'ingestion en plusieurs fois de quantités allant de 60 centigrammes à 1 gramme, prises par fractions en dix à douze heures, cette action ne cesse qu'au bout de huit à dix heures de durée.

Après l'ingestion de 1 à 2 grammes, continuée pendant plusieurs jours, elle dure de douze à quinze heures.

Enfin, après celle de 2 à 4 grammes, elle dure de vingt-quatre à trente-six heures.

Ces données sont également utiles comme fait physiologique, elles font voir que l'élimination des sels de quinine se fait suivant un mode analogue à celui qui a été signalé par M. Orfila pour l'arsenic et pour l'antimoine.

Les sels de quinquina sont-ils, au bout d'un temps aussi court, complétement éliminés, ou bien en reste-t-il quelques parties dans les tissus? On l'ignore complétement; mais il est certain que la quantité qui s'y trouve encore doit être peu considérable et ne passer dans les urines qu'en proportion bien minime, puisque les réactifs, dont la sensibilité est si grande, n'y font rien reconnaître. De ce que l'économie est débarrassée de ces substances au bout de quatre jours au plus, il ne s'ensuit pas que tout effet modificateur doive cesser au bout de ce temps, puisque quelques uns d'entre eux peuvent, comme les vertiges, la céphalalgie, l'affaiblissement de la vue, durer un temps plus ou moins long. Seulement on est certain qu'il ne peut plus se produire d'effets nouveaux.

ÉTUDE DES DIVERSES CIRCONSTANCES QUI PEUVENT MODIFIER L'ACTION DES SELS DU QUINQUINA.

Diverses circonstances peuvent faire varier l'influence des préparations de quinquina sur l'économie. Les principales d'entre elles vont être étudiées sous le triple rapport : 1° de la rapidité et de la facilité de cette absorption ; 2° de l'intensité des effets physiologiques produits ; 3° du degré de résistance que l'économie oppose à l'action toxique de ces sels, et par conséquent de la facilité à en élever les doses.

INFLUENCE DE L'AGE.

Je n'ai pas de faits qui constatent les doses auxquelles chez les enfants les urines commencent à contenir de la quinine, mais tout porte à faire penser qu'elles doivent être d'un peu plus du tiers de celles qui produisent ce résultat chez les adultes.

Quant aux doses capables de produire des effets physiologiques, et au degré de résistance que cet âge oppose à l'action toxique du sulfate de quinine, cela se déduit des considérations suivantes.

Les expériences montrent que les jeunes animaux supportent les fortes doses de ce sel, et résistent à son influence débilitante beaucoup mieux que les animaux âgés. Ainsi les seules expériences dans lesquelles l'animal ait résisté à l'injection de près de 2 grammes de sulfate de quinine dans la jugulaire (expérience 14e), ou bien ait supporté sans périr l'ingestion de 3 grammes de ce sel dans l'estomac (2e expérience), ont eu lieu sur de jeunes animaux.

L'observation de ce qui se passe chez les malades donne des résultats semblables. MM. Guersant, Baudelocque et Blache, médecins de l'hôpital des Enfants, sont dans l'usage de traiter par le sulfate de quinine à haute dose tous les enfants atteints de rhumatisme articulaire aigu, qui se présentent dans cet établissement. Ils préfèrent ce mode de traitement à tout autre, comme étant le plus facile, et comme leur ayant toujours donné des résultats satisfaisants. Or, ils donnent le sulfate de quinine en solution fortement sucrée, à des doses qui varient de 60 centigrammes à 2 grammes par jour, pendant toute la durée de la maladie, laquelle, à la vérité, n'est ordinairement pas longue.

Il résulte de leurs observations que les enfants prennent facilement le sulfate de quinine ; qu'on peut en porter les doses assez haut, puisque M. Baudelocque a été jusqu'à 2 grammes ; qu'on ne remarque pas de vomissements, jamais de céphalalgie, jamais de délire, peu de bourdonnements d'oreilles, point de titubation, pas de coliques ni de diarrhée ; qu'enfin cette substance est parfaitement supportée par eux.

15*

Cette concordance entre l'expérimentation et l'observation est un fait d'une haute importance, en ce qu'il permet d'appliquer le sulfate de quinine aux maladies des enfants avec plus d'assurance qu'on ne l'a fait jusqu'à présent, et de l'employer, comme l'a fait avec succès, même dans les maladies convulsives intermittentes, M. le docteur Mélier.

Les sujets âgés, au contraire, sont facilement influencés par cette substance ; ils sont très rapidement prostrés, éprouvent facilement du trouble dans l'intelligence et des phénomènes ataxiques ; leur tube digestif est aisément dérangé, et leur vessie se frappe facilement d'inflammation.

Aussi ne convient-il point, en général, d'employer les sels du quinquina à haute dose chez les vieillards.

INFLUENCE DU SEXE.

Les deux sexes ne sont pas, comme on le présume bien, également influencés par les préparations de quinquina. L'observation constate en effet, ainsi qu'on va le voir, l'existence de différences très notables entre eux.

. Elle démontre en premier lieu que l'absorption des sels de quinine ne se fait pas chez l'un et chez l'autre au même degré.

Ainsi j'ai donné, à un certain nombre de malades affectés de rhumatisme apyrétique, le sulfate de quinine à des doses qui ont varié entre 15 et 35 centigrammes, à prendre en une seule fois, en laissant toujours quarante-huit heures d'intervalle entre deux prises, afin que l'effet de la première ne fût pas confondu avec celui de la suivante.

Avec le bisulfate de quinine mis en solution complète dans une potion simple de 100 grammes, prise d'un seul trait, j'ai trouvé sur les hommes auxquels je l'ai administré 38 fois :

Que l'urine, examinée régulièrement au bout de trois heures de la prise du médicament, avait donné avec l'iodure de potassium dont j'ai indiqué la formule :

Avec 15 centigrammes de sulfate, un précipité . .   2 fois sur 4.
Avec 20 centigrammes. . . . .   1 fois sur 4.
Avec 25 centigrammes. . . . .   14 fois sur 20.
Avec 30 centigrammes. . . . .   7 fois sur 10.

Tandis que chez les femmes j'ai trouvé :

Avec 15 centigrammes de sulfate, un précipité. . .   2 fois sur 4.
Avec 20 centigrammes. . . . .   5 fois sur 9.
Avec 25 centigrammes. . . . .   6 fois sur 7.
Avec 30 centigrammes. . . . .   4 fois sur 4.

Pour étudier la question sous toutes ses faces, j'ai fait des recherches sur l'absorption de ce même sel administré sous forme solide.

Ainsi, avec le sulfate de quinine neutre, pris soit en poudre dans du pain azyme, soit en pilules, toujours en une seule prise, l'urine examinée au bout de trois heures, a donné chez les hommes, sur 29 fois :

Avec 25 centigrammes de sulfate, un précipité. . .   2 fois sur 11.
Avec 30 centigrammes. . . . .   2 fois sur 8.
Avec 35 centigrammes. . . . .   2 fois sur 10.

Chez les femmes, où il a été donné 15 fois, il y eut :

Avec 25 centigrammes de sulfate, un précipité. . .   4 fois sur 7.
Avec 30 centigrammes. . . . .   2 fois sur 6.
Avec 35 centigrammes. . . . .   2 fois sur 2.

Ce qui donne pour le sulfate de quinine en solution, la fraction de 24/38 chez les hommes et celle de 17/24 chez les femmes.

Et pour le sulfate sous forme solide, les fractions 6/29 chez les hommes et 8/15 chez les femmes.

Ainsi de quelque manière que le sulfate de quinine soit administré, l'absorption s'en fait mieux chez les femmes que chez les hommes; seulement la différence est moins prononcée pour la forme liquide que pour la forme solide.

De telle sorte qu'on peut sensiblement représenter les rapports des degrés d'absorption par les chiffres 15/33 pour les hommes et 12/19 pour les femmes; lesquels équivalent approximativement à 1/2 pour les hommes et à 2/3 pour les femmes, ou 3/6es pour les premiers et 4/6es pour les secondes.

D'où l'on peut induire que l'absorption est plus forte d'un sixième chez les femmes, et que par conséquent les doses de sulfate de quinine peuvent être d'un sixième moins fortes chez elles que chez les hommes.

1° L'action physiologique est également différente dans son intensité.

Chez les malades dont il vient d'être question j'ai noté l'existence des effets physiologiques sur l'encéphale, tels que vertiges, céphalalgie, bourdonnements d'oreilles, etc., en même temps qu'on soumettait les urines aux réactifs.

Or il est résulté de cette seconde série de recherches :

1° Sur les malades qui prirent le sulfate de quinine en solution,

Chez les hommes :

Avec 15 centigrammes de sulfate, il y eut des effets physiologiques très évidents. . . . . 0 fois sur 4.

Avec 20 centigrammes. . . . . 1 fois sur 4.

Avec 25 centigrammes. . . . . 4 fois sur 7.

Avec 30 centigrammes. . . . . 1 fois sur 2.

Chez les femmes :

Avec 15 centigrammes de sulfate , il y eut des effets physiologiques évidents . . . . 2 fois sur 5.

Avec 20 centigrammes. . . . . 4 fois sur 10.

Avec 25 centigrammes. . . . . 8 fois sur 8.

Avec 30 centigrammes. . . . . 2 fois sur 2.

Ainsi l'action du sel en solution est plus forte sur les femmes que sur les hommes.

Étudiant ce qui s'est passé dans l'action du sulfate de quinine neutre, pris en poudre ou en pilules, j'ai trouvé que chez les hommes :

Avec 25 centigrammes de sulfate , il y a eu des effets physiologiques évidents. . . . . 3 fois sur 8.

Avec 30 centigrammes. . . . . 0 fois sur 8.

Avec 35 centigrammes. . . . . 3 fois sur 9.

Et chez les femmes :

Avec 25 centigrammes de sulfate, les effets ont été de 2 fois sur 8.

Avec 30 centigrammes. . . . . 0 fois sur 6.

Et avec 35 centigrammes. . . . . 2 fois sur 2.

Ce qui donne pour le sulfate de quinine en solution les fractions 6/17 pour les hommes et 16/25 pour les femmes, et pour ce sel sous forme solide 6/25 chez l'homme et 4/16 pour la femme.

La différence beaucoup moindre qui se voit entre les effets produits par le sulfate de quinine sous forme solide tient à ce que l'absorption s'en fait mal dans les deux sexes.

En définitive, en réunissant les résultats, on trouve que les rapports des degrés d'action du sulfate de quinine sur le système nerveux peuvent être représentés par les chiffres 12/42 pour les hommes et 20/42 pour les femmes ; ou sensiblement 3/10es pour l'homme et 5/10es pour les femmes : différence 1/5e en plus chez les femmes.

On peut rationnellement étendre aux diverses préparations de quinquina les résultats fournis par le sulfate de quinine, et l'on peut en déduire que l'action du quinquina est sur le système nerveux d'un cinquième plus forte sur les femmes que sur les hommes. Que par conséquent encore, les doses peuvent être chez elles plus faibles d'un cinquième que chez les hommes.

Ces résultats sont déduits d'un nombre assez grand d'observations (142) pour mériter de la confiance ; d'autant mieux que toutes les séries de recherches sont d'accord.

Le degré de résistance qu'offre chacun des sexes à l'action agressive des sels provenant du quinquina ne peut point être déterminé comme les actions qui précèdent, mais néanmoins l'expérience constate que les phénomènes indiquant le trouble des fonctions de l'encéphale sont plus prononcés chez les femmes ; je n'ai en effet observé le délire que chez elles. Aussi doit-on porter les doses élevées à un chiffre moins fort chez elles que chez les hommes.

INFLUENCE DE LA STATURE ET DE LA FORCE.

Les animaux en bon état, ceux qui sont de grande taille et qui ont de la force, résistent à de fortes doses des sels de quinine ; au contraire, les animaux affaiblis par la diète, ceux qui ont déjà servi à d'autres expériences, ceux qui sont chétifs ou de petite taille, périssent avec des doses deux ou trois fois moindres que celles qui sont nécessaires pour abattre des animaux en bon état.

Il en est de même pour les malades. Les sujets forts, en bon état de nutrition, ceux qui sont pléthoriques, ceux qui ont les formes athlétiques, supportent très bien l'influence des sels de quiquina.

Au contraire, les constitutions faibles, détériorées, soit par la fatigue, soit par la mauvaise nourriture, soit par les maladies., le tempérament nerveux, la susceptibilité extrême, sont des circonstances qui ne permettent pas de pousser loin les doses du sulfate de quinine.

Aussi on peut élever les doses lors de la réunion des premières conditions, ce qui a lieu surtout chez les hommes du peuple, chez les gens de la campagne ; par conséquent, on a toutes raisons d'employer la médication par les hautes doses chez eux, tandis qu'avec les conditions opposées qui se rencontrent dans les hautes classes et chez les gens du monde, il faut ne s'en servir qu'avec discrétion et avec beaucoup de prudence.

INFLUENCE DE LA SAIGNÉE.

Des auteurs ayant eu la pensée qu'on pourrait démontrer d'une manière positive le mode d'action du quinquina à hautes doses par l'influence qu'auraient les saignées d'une part, et les toniques de l'autre part, sur les effets de cette substance, j'ai dû étudier l'un et l'autre de ces agents avec d'autant plus de soin que les divers expérimentateurs qui ont abordé la question l'ont résolue en sens contraire.

Ainsi le professeur Giacomini ayant le premier cru pouvoir déduire de ses expériences et de son observation, que les saignées augmentaient les effets toxiques du sulfate de quinine, tandis que les toniques les diminuaient, M. Desiderio, de Venise, qui vint après, prétendit, aussi d'après les expériences sur les animaux, qu'au contraire les saignées diminuaient les accidents, et avaient même arrêté des empoisonnements par ce sel, tandis que les substances excitantes les avaient aggravés.

A leur tour, MM. Saudri, de Brescia, Balardini, Ludi, Bergnoni et Pedironi (1), toujours d'après les expériences, revinrent à l'opinion de Giacomini, en soutenant que l'usage de la digitale, de l'eau de laurier-cerise, et celui des saignées augmentaient les effets du sulfate de quinine, tandis que l'alcool et les toniques les diminuaient. On connaît les expériences de Giacomini, et on les a jugées; mais celles des autres expérimentateurs n'étant qu'indiquées, il serait impossible de déterminer

(1) *Gazette de Milan*, t. XLI, octobre 1846.

la valeur de leurs assertions, si les expériences et les observations que j'ai faites à ce sujet ne venaient en quelque sorte y porter la lumière. Ce point de doctrine mérite bien l'intérêt qu'on y a porté, car il touche à de graves questions. En effet, de sa solution peut se tirer la connaissance du mode général d'action du sulfate de quinine à haute dose, ainsi que celle des moyens propres à augmenter la puissance de ce sel dans les fièvres intermittentes, et celle des remèdes capables de combattre le développement des accidents toxiques qu'il pourrait causer.

Pour mettre de l'ordre dans les faits, j'étudierai d'abord l'effet des saignées avant l'introduction du sulfate de quinine dans l'économie animale.

On a vu plus haut que la dose de sulfate de quinine nécessaire pour tuer un chien à l'instant même était de 15 à 18 décigrammes en injection dans la veine jugulaire ; les choses ne se passent plus de même après les saignées.

Quatre-vingt-treizième Expérience.

Sur un chien de 11 kilogrammes, bien portant, au moment où l'on découvrait la jugulaire pour y faire une injection, il s'est produit une hémorrhagie veineuse qui, en peu d'instants, a donné deux verres de sang. Néanmoins l'hémodynamètre marquait encore de 75 à 80 millimètres. J'ai alors injecté dans la veine, en une seule fois, une solution de 50 centigrammes de sulfate de quinine dans 60 grammes d'eau ; à peine l'injection était-elle terminée, que l'hémodynamètre a rapidement marqué 60, 50, 40, 30, 20, 15, 10 et 5 millimètres. A ce moment l'animal est tombé dans une sorte de syncope, faisant de loin en loin quelques profondes inspirations, puis il mourut en quelques secondes.

Quatre-vingt-quatorzième Expérience.

Sur un fort chien de 25 kilogrammes, auquel on avait tiré, le

16

premier jour de l'expérience, 200 grammes de sang en deux fois, et injecté en trois jours 21 décigrammes de sulfate de quinine dans la jugulaire, à la dose de 12 décigrammes le premier jour, de 50 centigrammes le second, et de 40 centigrammes le troisième, le chien ayant à peine éprouvé de la titubation après les injections du second et du troisième jour.

Le quatrième jour, l'animal étant en bon état, bien vif, et mangeant bien, on fait une saignée de 200 grammes ; puis aussitôt on injecte dans la jugulaire une solution de 50 centigrammes de sulfate de quinine dans 64 grammes d'eau ; à peine la moitié de l'injection avait-elle pénétré, qu'il y eut un faible gémissement, suivi d'une roideur tétanique de quelques secondes, puis collapsus et mort instantanée.

Ainsi, voilà deux cas où dans l'un 50 centigrammes, et dans l'autre moins que 50 centigrammes, introduits immédiatement après une saignée, amènent la mort comme le font, dans les cas ordinaires, 15 à 18 décigrammes.

Dans la dernière expérience le fait n'est plus aussi simple que dans la première, l'effet a pu dépendre de l'affaiblissement dû au sulfate de quinine déjà administré. On ne peut point admettre d'autre élément, car l'animal était en bon état, il mangeait bien, et l'opération nécessaire pour faire une injection dans la veine est trop peu de chose pour être mise en ligne de compte. Quoi qu'il en soit, on peut toujours conclure de ce fait que non seulement la saignée n'a point détruit l'effet du sulfate de quinine des jours précédents, mais encore qu'elle a dû entrer pour sa part dans la mort après une si faible dose de sulfate.

On a vu qu'avec 3 et 4 grammes de sulfate de quinine introduits brusquement dans l'estomac, les animaux ne mouraient ordinairement qu'au bout de vingt-quatre heures au plus tôt.

Voici une expérience où la mort a eu lieu plus rapidement, quoique l'animal fût d'assez forte taille.

Quatre-vingt-quinzième Expérience.

Sur un chien en bon état, de 11 kilogrammes, il y eut, en découvrant la carotide, une hémorrhagie artérielle de deux verres de sang.

L'hémodynamètre donna alors 30 , 35 et 40 millimètres.

J'ai aussitôt injecté, à travers une plaie de l'œsophage ; une solution de 2 grammes de sulfate de quinine dans 120 grammes d'eau : il se produisit aussitôt une très forte titubation, les pupilles se dilatèrent, et l'animal se tint immobile ; au bout de six heures , il était moribond. On lui fit une saignée de la jugulaire : le sang se prit en longs caillots le long de la veine, l'animal s'affaiblit de plus en plus et mourut au bout de quatre heures, dix heures après l'introduction de la substance toxique.

Dans trois autres expériences, les effets n'avaient pas été aussi prononcés ; néanmoins les animaux saignés offraient une titubation et une prostration bien plus fortes qu'elles n'étaient sur les animaux qui, soumis à des doses semblables, n'avaient pas été saignés, quoique dans ces trois cas la perte de sang n'eût pas été considérable ; le lendemain ils offraient peu de traces des malaises de la veille. Ainsi, dans tous les cas, la saignée a agi comme les autres débilitants, elle a rendu les animaux moins susceptibles de résister à l'action du sulfate de quinine.

SAIGNÉES APRÈS L'INTRODUCTION DU SULFATE DE QUININE.

Sur un animal, la phlébotomie a produit une amélioration évidente.

Quatre-vingt-seizième Expérience.

Sur un chien de 22 kilogrammes, en bon état, l'hémodynamètre marquant de 72 à 62 millimètres.

J'ai injecté une fois, dans la jugulaire, une solution de 11 décigrammes de sulfate de quinine dans 64 grammes d'eau ; l'hémodynamètre ne marqua plus que de 45 à 50 millimètres. L'animal était modérément titubant, il pouvait se tenir sur ses pattes sans tomber ; on lui fit en deux fois, à quelques minutes d'intervalle, une saignée d'un grand verre de sang, l'écoulement du liquide fut prompt, et l'hémodynamètre ne marqua plus que de 35 à 40 millimètres.

Aussitôt la titubation diminua notablement, l'animal s'est assez bien remis, cependant il refusa de manger ; au bout de trois jours l'hémodynamètre était revenu à 65 ou 70 millimètres,

Dans l'expérience suivante il s'est produit quelque chose de moins prononcé.

Quatre-vingt-dix-septième Expérience.

Sur un fort chien, tout jeune, j'ai injecté dans la jugulaire une solution de 1 gramme de sulfate de quinine dans 250 grammes d'eau. Aussitôt l'injection, il a coulé par le bout supérieur de la veine jugulaire une assez forte quantité de sang.

Il ne s'est produit aucun effet ; l'animal se trouvait après l'expérience comme auparavant.

Ici le sulfate avait été infiniment délayé, et l'animal était jeune ; néanmoins, dans toute autre circonstance, il aurait présenté quelque chose ; il est le seul qui n'ait rien éprouvé ; de telle sorte qu'il est probable que dans ce cas la saignée a eu de l'influence. Voilà les seuls faits dans lesquels la saignée ait été utile.

Dans les trois expériences suivantes elle paraît avoir été sans influence, car les accidents ont continué à suivre une marche croissante.

Sur le chien de la 58ᵉ expérience, qui avait pris 3 grammes de sulfate de quinine, on fait dans la journée une assez forte saignée ; le lendemain les accidents de prostration continuent et se terminent par la mort.

Sur le chien de la 59ᵉ expérience, qui avait pris 4 grammes de sulfate, il survint des accidents convulsifs ; on fit trois petites saignées dans la première journée, la prostration et l'affaissement n'en survinrent pas moins, et l'animal périt le troisième jour.

Sur le chien de la 5ᵉ expérience, qui était dans les mêmes conditions, il y eut une assez forte hémorrhagie, la prostration survint et la mort eut lieu le deuxième jour.

Dans les trois expériences suivantes, les émissions de sang paraissent au contraire avoir eu des effets nuisibles.

Sur le chien de la 30ᵉ expérience, l'animal, affaibli par des expériences, avait pris au matin 2 grammes de sulfate de quinine, il en était résulté une série d'accès convulsifs pendant une partie de la journée ; dans la soirée on fit une forte saignée de l'artère crurale ; à dater de ce moment, l'animal, qui jusque-là avait paru se remettre, s'est affaibli de nouveau, et est mort au bout de deux heures.

Sur le chien de la 53ᵉ expérience, l'animal était fort titubant, et fort prostré six heures après l'expérience ; on fit alors une saignée de la jugulaire, aussitôt la prostration augmenta et la mort eut lieu au bout de quatre heures.

Sur le chien de l'expérience n° 6, l'animal avait pris 3 grammes de sulfate de quinine, il était survenu des mouvements convulsifs et une grande prostration. On lui fit une forte saignée quatre heures après l'injection ; son sang, soit artériel, soit veineux, se coagulait parfaitement bien, et néanmoins il mourut au bout d'une demi-heure.

Enfin, dans une dernière expérience, les effets nuisibles ont été on ne peut plus évidents.

Quatre-vingt-dix-huitième Expérience.

Sur un chien de 25 kilogrammes, en bon état, j'injectai en plusieurs fois et dans l'espace d'un quart d'heure, dans la veine jugulaire, une solution de 2 grammes 25 centigrammes de bisulfate de quinine dans 260 grammes d'eau.

A la fin des injections, il y avait une forte titubation sans agitation ; l'animal se tenait immobile, les pattes écartées ; la vue était conservée, et il y avait une anhélation très prononcée ; de temps en temps il se manifestait un frissonnement de tout le corps, lequel était suivi de quelques efforts de vomissements.

Il y avait une demi-heure que les accidents existaient sans augmenter, je fis une saignée de la jugulaire dont le sang coula rapidement du bout supérieur de la veine ; l'hémorrhagie fut environ d'une palette et demie.

Aussitôt après la saignée, la titubation augmenta ; l'animal, auparavant fort calme, s'agita et voulut s'enfuir, il tombait à chaque pas, faisait des efforts pour se relever et retombait ensuite ; ces efforts furent bientôt suivis de mouvements convulsifs, d'abord avec roideur générale, puis avec des alternatives de flexion et d'extension, lesquels durèrent au plus deux à trois minutes ; après quoi survinrent des collapsus, une respiration faible et très lente, et la mort eut lieu au bout de quelques instants.

A l'autopsie, ou trouve tous les organes dans l'état normal, les poumons dans une intégrité parfaite, et le sang ayant un goût amer très prononcé.

Ce chien fut celui de tous qui a supporté la dose la plus élevée de sulfate de quinine, probablement à cause de sa force. Chez lui, l'influence de la saignée fut tellement évidente qu'il est inutile d'insister sur ce point. Ainsi on voit : 1° que rarement la saignée a été utile; 2° que quelquefois elle a été indifférente, et enfin, 3° qu'elle a été plusieurs fois nuisible.

Si des expériences on passe à l'observation sur les malades, on obtient des résultats concordant avec les faits précédents. J'ai eu l'occasion de faire deux fois précéder le sulfate de quinine par l'emploi de la saignée. Le sel de quinine fut pris, chaque fois, à 3 grammes par jour, immédiatement après une forte saignée; on observa beaucoup de prostration sur ces malades, chez lesquels une disposition à la phlegmasie et une pneumonie avaient forcé de faire cette médication composée.

Six fois j'ai fait pratiquer une ou plusieurs saignées pendant le cours du rhumatisme, en même temps que je donnais le sulfate de quinine, à raison de bronchites intenses ou de pneumonies qui coïncidaient avec l'affection rhumatismale, et, dans quatre de ces cas, où l'on n'avait fait qu'une saignée, il n'y eut aucune modification particulière qui fût appréciable, le sel ne parut point avoir d'action immédiate plus prononcée. Mais dans les deux cas où l'on fit de deux à quatre saignées, il y eut dans l'un de légers mouvements convulsifs et dans l'autre une prostration extrême.

Une seule fois j'ai vu employer la saignée pour modérer des phénomènes d'excitation occasionnés par le sulfate de quinine donné d'une manière inopportune. Ce fut chez ce malade sujet aux congestions vers l'encéphale dont il a été parlé plus haut; il n'avait pris qu'une petite quantité de sulfate de quinine, lorsqu'il fut saisi d'un délire très agité avec congestion à la face et fièvre vive. Deux saignées faites coup sur coup arrêtèrent rapidement les accidents.

Ainsi il est bien probable que, faite peu avant l'administration du sulfate de quinine, la phlébotomie rend le système nerveux plus impressionnable par ce sel, et fait que son action stupéfiante est plus prononcée. Ce résultat s'accorde avec ce qu'on sait de l'influence de la saignée sur le système nerveux dans les autres cas. On peut induire de là que, sauf les contre-indications tirées du génie intermittent des fièvres, le moyen d'augmenter la puissance du quinquina dans les fièvres intermittentes graves et dans les intermittentes à courtes périodes, où il est si nécessaire d'agir promptement et énergiquement, serait de faire précéder d'une ou de plusieurs saignées, suivant l'état des sujets ou suivant la nature de la maladie, l'administration du sulfate de quinine. Ce serait d'ailleurs un moyen de n'avoir pas besoin de recourir à des doses aussi élevées que celles qu'on aurait été obligé d'employer sans cela, et par conséquent d'être moins exposé à augmenter l'irritation du tube digestif dans les cas si communs où des phlegmasies se combinent avec l'intermittence. L'induction s'étend naturellement au traitement du rhumatisme articulaire aigu ; car il est naturel de penser qu'une ou deux saignées préliminaires faites chez les sujets pléthoriques augmenteraient la puissance sédative du quinquina, tout en agissant directement contre l'état phlegmasique du sang, l'un des éléments de cette maladie. L'observation confirme cette vue (1) ;

(1) Thèse de 1837, par M. Vinel, *obs.* 6 et 7.

sur les huit sujets qui seuls ont été saignés, soit dans mon service, soit dans celui de M. Fouquier, il en est six qui ont guéri très rapidement.

Il est également évident que la phlébotomie, pratiquée pour remédier à des effets de sulfate de quinine, peut et doit avoir des résultats différents suivant le moment où elle est faite, suivant la nature des accidents qui se sont produits, et enfin suivant la quantité de sulfate ingéré. Ainsi, sur des sujets pléthoriques, avec des phénomènes de réaction tels que l'agitation, le délire, les convulsions, la fièvre, et durant la première période de l'intoxication, la saignée est utile, et doit réussir. Mais, il faut le dire, ce sont les cas les plus rares, et le temps pendant lequel ils réclament ce moyen ne se prolonge pas au delà de quelques heures.

Au contraire, quand il est survenu de la prostration, de l'affaissement, quand le pouls est mou, quand la dose du sulfate de quinine ingéré est considérable, quand enfin l'intoxication a dejà une certaine durée, la saignée, au lieu de soulager, augmente les accidents, ajoute à la faiblesse des mouvements du cœur, rend la circulation et la respiration encore plus lentes, et précipite la terminaison de la maladie.

Il n'y a donc pas de doute que si M. Desiderio a raison dans quelques cas rares, et s'il a pu arrêter des accidents d'intoxication, ce n'a été que dans la première période; mais que dans la grande majorité des cas, la vérité est du côté du professeur Giacomini.

Il résulte de là qu'en règle générale, il faut être réservé dans l'emploi de la saignée chez les malades traités par le sulfate de quinine à haute dose, mais que celle-ci peut cependant être utile comme moyen adjuvant.

INFLUENCE DES EXCITANTS.

Les expériences montrent, comme on l'a déjà dit, que l'injection de 2 grammes de sulfate de quinine dans la veine jugulaire produit toujours la mort pendant l'expérience elle-même , ou quelques instants après. Ainsi sur douze chiens en bon état, parmi lesquels sept seulement avaient eu 2 grammes, et cinq d'un gramme à 15 décigrammes, neuf moururent aussitôt l'injection, un mourut quelques instants après, un autre dans le cours de la journée et le dernier au bout de quarante-huit heures; pas un seul animal n'a résisté.

Voici maintenant le résultat d'injections semblables, auxquelles s'ajoute un élément nouveau, les alcooliques.

Quatre-vingt-dix-neuvième Expérience.

Sur un chien pesant 25 kilogrammes, vieux, mais fort, j'ai injecté dans la veine jugulaire, en une seule fois et en deux minutes au plus, une solution de 2 grammes de bisulfate de quinine dans 100 grammes de bon vin blanc et 50 centigrammes d'alcool.

Vers le milieu de l'expérience il y eut de l'agitation, et quand l'expérience fut terminée il y avait une titubation très prononcée, qui s'est graduellement dissipée, de telle sorte qu'au bout d'une heure il ne restait plus que de la pesanteur et de la lenteur des mouvements. Les jours suivants, l'animal était complétement rétabli, et il a servi plusieurs jours après à d'autres expériences.

Centième Expérience.

Sur un chien vigoureux, âgé , de 15 kilogrammes, l'hémodynamètre oscillant en moyenne de 81^{mm},75 à 83^{mm},75, j'ai injecté dans la jugulaire une solution de 2 grammes de bisulfate de quinine dans 100 grammes de bon vin blanc et 60 centigrammes

d'alcool rectifié. A peine la moitié du liquide avait-elle pénétré,
que l'hémodynamètre a donné :

50	à 45 millimètres.
45	à 40
40	à 35
35	à 30
30	à 25
30	à 35
35	à 40

Moyenne : 37^{mm},85 à 38^{mm},57

J'ai alors injecté le reste du liquide en deux fois, à quelques minutes d'intervalle, le tout en trois ou quatre minutes. Alors l'hémodynamètre se maintint à 30^{mm},35.

L'animal était assez éveillé, mais il semblait étonné, légèrement
tremblotant, agité, restant couché et ne pouvant pas se tenir sur
les pattes. Le pouls était à 160. Il est resté près d'un quart d'heure
dans cet état, puis il s'est relevé peu à peu, et au bout de quelques
instants il s'est échappé, courant fort vite, mais ayant cependant la
démarche mal assurée. Le lendemain il était à l'état normal, et à
l'hémodynamètre on avait :

65 à 70 millimètres.   75 à 80 millimètres.

70 à 75   —

Il a servi quelques jours après à d'autres expériences.

Cent unième Expérience.

Sur un chien vigoureux de 17 kilogrammes, l'hémodynamètre
marquant de

70 à 75 millimètres,   75 à 80 millimètres,

j'ai injecté dans la jugulaire une solution de 2 grammes de bisulfate de quinine dans 100 grammes de forte eau-de-vie de cabaret.

Après la pénétration de la première moitié de la solution, il y eut
un peu d'agitation, quelques cris, et l'hémodynamètre a donné de

40 à 45 millimètres.   50 à 55 millimètres.

60 à 65   —   65 à 70   —

A ce moment, des artérioles et des veinules ont donné une hémorrhagie d'un verre de sang.

Au bout de quelques minutes, on a fait pénétrer, le reste de l'injection ; l'hémodynamètre a rapidement baissé, et n'a plus indiqué que des pressions de 15 à 20 millimètres.

Affaissement extrême sans agitation et sans le moindre mouvement, le cœur cependant battait bien.

Peu à peu l'animal a exécuté quelques mouvements, s'est ensuite redressé, mais en tremblotant, puis il a voulu marcher, mais il y avait une extrême titubation.

Le soir, la titubation était dissipée, il ne restait plus que de la faiblesse. Les jours suivants, l'animal était parfaitement rétabli.

Cent deuxième Expérience.

Sur un chien caniche vigoureux, de 15 kilogrammes, l'hémodynamètre marquant de

  70 à 90 millimètres,   65 à 90 millimètres,
  65 à 100   —

j'ai injecté rapidement dans la jugulaire une solution de 2 grammes de bisulfate de quinine dans 100 grammes de vin blanc et 70 centigrammes d'alcool rectifié.

A peine la moitié de l'injection avait-elle pénétré, que l'hémodynamètre donnait de

  50 à 40 millimètres.   40 à 45 millimètres.

Après la pénétration du reste du liquide, un peu d'agitation, l'hémodynamètre marquant de

  55 à 50 millimètres.   40 à 35 millimètres.
  40 à 45   —   40 à 35   —

Le pouls est à 120, très faible.

L'animal tombe aussitôt dans le collapsus le plus complet, et reste couché à plat sans aucun mouvement, n'offrant qu'un peu d'agitation du flanc lors des inspirations. Au bout de dix minutes il commence à se réveiller, et à exécuter avec les pattes les mouvements des chiens qui tournent la roue des cloutiers ; il reste ainsi agité et se mouvant en quelque sorte automatiquement. Puis il s'est calmé et a cessé de se mouvoir. Il est mort au bout de vingt-quatre heures, dans un état de faiblesse extrême, mais sans dilatation des pupilles.

On a trouvé, à l'autopsie, de l'injection des grosses veines de la pie-mère, quelques ecchymoses superficielles du poumon sur lequel le cadavre était couché, du sang en caillots noirs dans le cœur.

Cent troisième Expérience.

Sur un fort chien, de 23 kilogrammes, l'hémodynamètre donnant de
75 à 85 millimètres,   75 à 80 millimètres,
j'ai injecté dans la veine jugulaire une solution de 2 grammes de bi-sulfate de quinine dans 100 grammes de vin aromatique des hôpi-taux, tiède ; la liqueur était trouble et laissait un dépôt, qu'on injecta en même temps que le reste du liquide.

L'hémodynamètre baissa graduellement de 45 à 50 millimètres ; il y eut une titubation extrême, telle que l'animal se culbutait en marchant, un peu d'agitation qui se calma bientôt, et il se tint tranquille, les pattes très écartées, pour élargir la base de sustenta-tion.

La titubation se dissipa graduellement, et, dans la soirée, tout trouble avait cessé. Les jours suivants, l'animal s'est parfaitement rétabli.

Cette expérience est moins concluante que les premières, puis-qu'une partie de la liqueur avait formé un dépôt insoluble, mais à la vérité peu considérable. Toujours est-il que, malgré une tituba-tion très forte, l'animal a résisté.

Enfin, dans une dernière expérience, l'animal a suc-combé.

Cent quatrième Expérience.

Sur un chien jeune, bien portant, de 17 kilogrammes, l'hémo-dynamètre marquant de
75 à 85 millimètres,   70 à 85 millimètres,
j'ai injecté dans la jugulaire une solution de 2 grammes de sulfate de quinine dans 80 grammes de bonne eau-de-vie.

A peine la moitié de l'injection avait-elle pénétré, que la colonne de mercure de l'hémodynamètre a successivement marqué 40, 30, 20 et 10 millimètres ; l'animal jeta quelques faibles cris, puis est tombé mort aussitôt.

On voit donc, en résumé, que sur six chiens qui se trouvaient exactement dans les mêmes conditions générales que ceux auxquels on n'avait injecté que du sulfate de quinine, trois ont résisté complétement ; le quatrième avait résisté comme les précédents, mais il avait reçu en injection un sel dont une partie avait été rendue moins soluble, par conséquent moins active ; le cinquième ne succomba que vingt-quatre heures après l'expérience, et enfin le sixième fut le seul qui périt dans l'expérience elle-même. Ce qui donne une proportion de moitié des animaux ayant résisté, et d'un sixième de morts pendant l'expérience, à opposer à la proportion des autres expériences dans lesquelles il y avait trois quarts des animaux morts pendant l'expérience, et le dernier quart mort de quelques instants à quarante-huit heures après elle : opposition trop tranchée pour que la conclusion ne s'en tire pas d'elle-même.

J'ai voulu chercher si le mélange des alcooliques au sulfate de quinine n'aurait pas quelque influence sur la manière dont ce sel agit sur les contractions du cœur après la mort.

Cent cinquième Expérience.

Sur un fort chien qui venait de succomber à une expérience, on a rapidement découvert le cœur, et l'on a fait par l'aorte une injection de 2 grammes de bisulfate de quinine dissous dans 100 grammes de vin blanc chaud.

On a vu jusqu'à présent, que les injections des solutions aqueuses de sulfate de quinine ralentissaient ou arrêtaient les battements du cœur ; dans ce cas, le contraire s'est manifesté, l'injection a bien pénétré, quoiqu'on n'ait pu la voir parcourir les artères coronaires : à l'instant même, les battements du cœur droit sont devenus très forts et très fréquents, leur rapidité était bien plus grande qu'avant l'injection.

Cette expérience donne par conséquent des résultats

qui s'accordent avec ceux des expériences précédentes, pour établir que les alcooliques agissent sur le système nerveux du cœur en sens inverse du sulfate de quinine.

L'observation sur l'homme démontre également l'utilité des excitants dans tous les cas d'intoxication où la prostration est dominante. On l'a vue dans le cas si remarquable de Giacomini, et dans trois autres cas analogues, cités par cet auteur et dans lesquels les malades n'ont été retirés de l'état syncopal que par les excitants. M. Delens, dans son article QUINQUINA du *Dictionnaire des drogues*, déclare que selon lui le meilleur moyen de remédier aux accidents provoqués par le sulfate de quinine pris en excès, est de donner du vin et des aliments. J'ai plusieurs fois constaté le fait, et je l'ai déjà signalé dans un autre travail.

Ainsi se trouvent confirmées sous ce rapport les assertions du médecin italien ; seulement ces divers faits ne permettent peut-être pas de pousser l'induction aussi loin qu'il l'a fait, en admettant que cette influence des excitants était une preuve de l'action hyposthénisante générale du sulfate de quinine. Ces faits ne me semblent strictement prouver qu'une action hyposthénisante sur le système nerveux en général, et sur celui du cœur en particulier.

Désireux de savoir si les excitants auraient la propriété d'arrêter ces effets sédatifs des sels de quinine après qu'ils se seraient développés, j'ai injecté dans la jugulaire de deux chiens (104ᵉ et 105ᵉ expériences) une solution d'un gramme de bisulfate de quinine dans 60 grammes d'eau ; il en est résulté une diminution notable de la pression du sang dans les artères, puis au bout de quelques minutes et pendant que la colonne de l'hémodynamètre marchait vers le zéro, j'ai injecté chez l'un 80 grammes et chez l'autre 100 grammes d'eau-de-vie chaude, et aussitôt la mort est survenue chez tous les deux aussi rapidement et de la même manière qu'avec le sulfate de quinine seul.

INFLUENCE DES SELS DE MORPHINE.

Dans les théories où l'on ne considère l'action des substances médicamenteuses que comme se faisant d'une manière générale, il a dû nécessairement y avoir de la divergence dans l'appréciation des effets de ces sels, sur les troubles que développe le quinquina. Ainsi l'opium, regardé comme un excitant, a été considéré par Giacomini comme diminuant ces troubles, et par M. Desiderio comme les aggravant.

J'ai dû, ne tenant pas compte de cette manière de ne voir que des effets d'ensemble, étudier ce que donnerait l'expérience.

Cent sixième Expérience.

Sur un fort chien de 20 kilogrammes, en bon état, j'ai injecté lentement une solution de 15 décigrammes de sulfate de quinine dans 120 grammes d'eau.

A l'instant même, titubation extrême, agitation, efforts pour s'échapper, état trémulent, pupilles fort dilatées, respiration fréquente, pouls à 130.

Au bout de quelques minutes de cet état bien constaté, j'ai injecté dans la jugulaire une solution de 10 centigrammes de chlorhydrate de morphine dans 90 grammes d'eau tiède ; aussitôt, suspension complète et instantanée de toute agitation, de tout effort pour s'échapper, accablement ; l'animal se tient couché à plat ventre sans chercher à se relever ; ses pupilles sont très étroites.

Peu à peu l'affaissement se dissipa, et le lendemain matin l'animal était remis, il mangeait ; son pouls était à 125.

Cent septième Expérience.

Sur un fort chien, en bon état, j'ai injecté lentement une solution de 1 gramme de sulfate de quinine dans 90 grammes d'eau tiède. Aussitôt, titubation, agitation, tremblotements, efforts pour s'échapper, mais rendus inefficaces par la titubation, à un point tel que l'animal se culbute en voulant avancer ; respiration agitée.

Au bout de huit à dix minutes de cet état, j'injecte dans la même veine jugulaire une solution de 10 centigrammes de chlorhydrate de morphine dans 90 grammes d'eau tiède ; aussitôt cette injection, cessation brusque de l'agitation, de l'excitation ; l'animal reste affaissé, prostré, couché à plat ventre et ne faisant plus d'efforts pour se sauver. Sa respiration est anhéleuse, les pupilles se sont rétrécies, la vue paraît troublée ; le pouls est monté de 130 à 200 pulsations à la minute.

Au bout de deux heures, l'affaissement continue, l'animal ne peut se tenir sur les pattes.

Au bout de trois heures, il se lève sans trop de titubation ; au soir il était bien, et le lendemain il était dans son état normal apparent.

Deux expériences donnant des résultats aussi identiques m'ont semblé suffisantes.

Il m'a paru évident que les phénomènes d'excitation du système nerveux provoqués par le sulfate de quinine ont été brusquement arrêtés par la morphine, car le changement a été trop prononcé, dans les deux cas, pour supposer qu'il aurait été l'effet du passage de la première à la seconde période de l'intoxication quinique ; et l'on ne peut supposer que cette sédation ait été l'effet d'une augmentation d'intoxication, car la mort aurait eu lieu, comme dans les deux expériences précédentes, où l'alcool est venu surajouter ses effets à ceux de la quinine. Dans les deux dernières expériences, au contraire, il y a seulement eu de la modification, prouvée par le changement des pupilles qui, de l'état de dilatation, sont passées à celui de rétrécissement, et par l'amélioration des animaux, qui se sont promptement rétablis.

Dans une dernière expérience j'ai cherché à stupéfier le cerveau par les narcotiques, pour le rendre moins impressionnable aux sels de quinine.

Cent-huitième Expérience.

Sur un fort chien, j'ai injecté dans la veine jugulaire une solution de 10 centigrammes de chlorhydrate de morphine; il en résulta un abattement prononcé et un rétrécissement fort notable des pupilles.

Une demi-heure après, j'injectai par la carotide gauche, du côté de l'aorte, une solution de 2 grammes de sulfate de quinine dans 90 grammes d'eau.

Les phénomènes ont été les mêmes que de coutume; il y eut la même agitation, la même titubation, la même prostration et la mort au bout de vingt-quatre heures, comme si l'on n'avait injecté que du sulfate de quinine.

D'après ce fait, il n'est rien résulté de cette injection préliminaire, c'est là tout ce qu'on en peut conclure.

On est donc en droit d'admettre que, dans les deux premières expériences, les sels de morphine ont diminué l'effet excitant sur l'encéphale qui s'observe pendant la première période de l'action du sulfate de quinine, et augmenté la prostration ainsi que l'affaissement de la seconde période. Influence parfaitement conforme à celle que ces sels développent dans les encéphalopathies saturnine et alcoolique, qu'on peut considérer comme les analogues de l'encéphalopathie quinique.

Il faut également en conclure :

1° Que les sels de morphine doivent être fort utiles pour combattre les convulsions, l'agitation et tous les phénomènes d'excitation produits par la quinine.

2° Que l'union de la morphine à la quinine dans le

traitement des fièvres intermittentes, est une combinaison très rationnelle, puisqu'on n'a besoin, dans ce cas, que
de l'effet sédatif du quinquina, lequel est augmenté par
l'opium. Talbot unissait, dans certains cas, l'opium au
quinquina, et depuis lui cette association a fréquemment
été employée avec succès.

3° Que, dans la médication par le sulfate de quinine à
haute dose, cette combinaison, qui augmente la puissance
sédative de ce sel, et mitige ses effets excitants, est très
appropriée au traitement du rhumatisme aigu, ainsi qu'à
celui des maladies avec excitation, dans lesquelles la
période d'excitation quinique, bien que légère, est toujours un inconvénient.

INFLUENCE DU CAFÉ.

Il était rationnel de supposer que le café pourrait agir
d'une manière appréciable sur les accidents toxiques occasionnés par le sulfate de quinine ; et, en effet, Giacomini dit s'être bien trouvé des infusions de cette graine
dans des syncopes quiniques observées par lui.

J'ai voulu tenter avec le café une série d'expériences
semblables à celles que j'avais entreprises avec les alcooliques ; mais j'ai été arrêté tout de suite par une difficulté
que je n'ai pu vaincre et qui aurait ôté toute valeur aux
résultats. Le café détermine un trouble très prononcé
dans la solution de sulfate de quinine, de telle sorte
qu'une portion de ce sel passe à l'état de tannate insoluble, devient inerte et ne permet plus d'apprécier la
quantité restante de matière active.

Il n'y avait plus qu'à tenter de déterminer l'influence
du café en injection sur l'économie et de voir si les

effets qu'il produirait seraient dans un sens convenable.

Cent neuvième Expérience.

Sur un chien qui avait servi la veille à une autre expérience qui l'avait un peu fatigué, mais qui néanmoins était en bon état, l'hémodynamètre marquant de

80 à 105		millimètres.	70	105	millimètres.
90 à 110		—	80	110	—

Pression moyenne , 80 à 107 millimètres.

Le pouls étant à 100.

J'ai injecté dans la veine jugulaire la moitié d'une bonne infusion bien chaude de 64 grammes de café torréfié dans 250 grammes d'eau.

Aussitôt l'hémodynamètre a successivement marqué de

30 à 40	millimètres.	120 à 125	millimètres.		
20	50	—	135	140	—
65	70	—	60	150	—
75	80	—	70	140	—
90	95	—	90	120	—
100	110	—			

La respiration était calme , le pouls à 80, avec des intermittences. Au bout de quatre minutes , j'injecte un tiers du reste de la solution, et alors on a

20 à 30	millimètres.	70 à 80	millimètres.		
40	50	—	90	100	—
60	65	—			

Respiration à 48, pouls à 100.

Au bout de cinq minutes , injection du second tiers, et aussitôt

40 à 50	millimètres.	90 à 95	millimètres.		
55	60	—	90	100	—
65	70	—	80	100	—
75	80	—			

Respiration à 40, pouls à 95.

Enfin , au bout de cinq minutes , j'injecte le dernier tiers, et l'hémodynamètre marque

85 à 90	millimètres.	60 à 90	millimètres.		
70	95	—			

Pression moyenne, 71 à 92 millimètres.

Respiration à 12, pouls à 80.

On n'observe sur l'animal rien autre chose qu'un peu de lenteur dans les mouvements.

On voit dans cette expérience un peu de diminution d'impulsion du cœur au moment de la pénétration de l'injection, puis une réaction et une augmentation assez prononcée de cette impulsion, qui diminue vers la fin de l'expérience ; mais en définitive on ne trouve pas sur la circulation l'influence qu'on se serait attendu à trouver : peut-être se produit-elle plus tard. M. Magendie a fait une expérience semblable, qui à son grand étonnement lui a donné les mêmes résultats : point d'augmentation notable et permanente dans la pression du sang dans les artères.

Néanmoins j'ai, dans quelques cas de prostration, donné à des malades des infusions de café qui m'ont paru avoir une action utile, et bien que l'expérimentation n'ait pas prononcé d'une manière affirmative, je ne doute pas que, dans des cas de prostration et d'affaissement qui suivraient l'administration du quinquina, durant la seconde période de l'action de cette substance, le café ne soit d'une grande ressource pour relever les forces abattues et pour ranimer la circulation. Aussi je regarde le mélange du café aux sels de quinine, dans la vue de masquer l'amertume de ceux-ci, comme une combinaison irrationnelle, puisqu'elle réunit deux substances de propriétés opposées et dont les effets doivent s'entre-détruire.

J'ai essayé de déterminer également par la voie expérimentale l'influence de l'éther sulfurique et de l'ammoniaque unis au sulfate de quinine ; mais ces substances, lorsqu'elles furent introduites par voie d'injection dans les veines, suscitèrent une si forte perturbation que la mort eut lieu aussitôt l'injection, dans le premier cas avec une prostration semblable à celle qui se produit avec le sulfate de quinine seul, et dans le second cas avec des convulsions tétaniques, Par conséquent, il est impossible d'en rien conclure relativement au but que j'avais en vue.

Tels sont les divers modificateurs dont j'ai cherché à connaître l'action.

RECHERCHES PRATIQUES

SUR LES APPLICATIONS

DES PROPRIÉTÉS DU QUINQUINA

ET DE SES COMPOSÉS
A LA THÉRAPEUTIQUE

TROISIÈME PARTIE

Il me semble maintenant facile de déduire de tout ce qui précède, la détermination du mode d'action du quinquina et de ses composés à haute dose sur les divers organes de l'économie, et de démontrer dans ces agents l'existence de propriétés qui, bien qu'analogues à celles dont jouissent certains médicaments usités, n'en ont pas moins quelque chose de spécial.

Ainsi, à des doses qui correspondent à des quantités de 15 à 30 centigrammes de sulfate de quinine, le quinquina, de même que ses composés, jouit d'une manière apparente de la propriété d'activer la circulation, la respiration et la nutrition, d'élever, en un mot, le niveau des actions principales de la vie.

Mais à des doses plus fortes, telles que le sont celles qui correspondent à des quantités de 60 centigrammes de sulfate de quinine, au minimum, pris en quelques heures, la scène change complétement, et il se manifeste des effets tout différents.

Le système nerveux se montre frappé d'un affaiblissement général.

Dans les deux premières heures, on observe des phénomènes qui font reconnaître une excitation de l'encéphale avec congestion des veines de la pie-mère, à un degré suffisant pour constituer, dans l'action générale du quinquina, une première période bien tranchée.

Ainsi, on voit survenir une céphalalgie tensive et pulsative, de la sensibilité dans les yeux avec difficulté de supporter la lumière, un bourdonnement d'oreilles, accompagné de tintouin, des vertiges, de la titubation, quelques palpitations de cœur, du frémissement dans les membres, un tremblement musculaire, un sentiment d'agitation intérieure et d'excitation générale. En même temps la figure s'anime et se congestionne, la peau s'échauffe, et la circulation, ainsi que la respiration, prend une certaine fréquence.

Ces phénomènes ne se montrent qu'à de faibles degrés quand l'ingestion du quinquina et de ses préparations se fait lentement et graduellement; mais ils peuvent acquérir de l'intensité et s'élever jusqu'à l'agitation la plus vive, jusqu'au délire et jusqu'aux convulsions, si cette ingestion se fait trop brusquement ou bien à de trop fortes doses à la fois.

Ils ont ordinairement une durée assez courte, et n'offrent de la persistance que quand le médicament a été donné d'une manière immodérée.

Une partie de ces troubles a de l'analogie avec ceux qui se montrent lors du début des surdités, des amauroses, des affaiblissements du système nerveux, et des paralysies générales progressives; il démontre par conséquent une diminution dans la force de la puissance nerveuse. L'autre partie se compose des phénomènes qu'on rencontre dans les apoplexies, dans les asphyxies, dans les fièvres typhoïdes et dans tous les cas , enfin, où il existe une congestion cérébrale.

Cette période est , comme je l'ai dit plus haut, l'un des inconvénients de la médication par le quinquina donné à hautes doses ; mais aussi, comme on l'a vu, il est très facile de la maintenir dans des limites fort étroites, en ne rapprochant pas trop les doses des sels de quinine des premières heures de son administration.

Après les troubles dont il vient d'être fait mention, il apparaît une série de phénomènes dans lesquels on ne distingue plus d'excitation , et où se montre d'une manière incontestable l'affaiblissement de la puissance nerveuse. C'est la seconde période, celle dans laquelle la médication produit ses effets principaux.

Ainsi on observe, sur l'encéphale et sur ses prolongements, l'affaiblissement, la lenteur des mouvements, la tendance à l'immobilité, la prostration , la perte complète des mouvements volontaires, la dureté de l'ouïe et la surdité, l'affaiblissement de la vue, la diplopie et l'amaurose, l'aphonie par défaut d'action des muscles du larynx, les accès de dyspnée dépendant de l'affaiblissement des nerfs de la huitième paire, et enfin les paralysies des membres.

Sur le cœur et sur les vaisseaux, on trouve la diminution de la pression qu'exerce le cœur sur le sang contenu dans les artères et dans les veines , l'affaiblissement du pouls , le ralentissement et la cessation , soit lente , soit brusque, des contractions du cœur , enfin la diminution graduelle de la chaleur du corps et le refroidissement complet.

Ces phénomènes, qui sont bien plus persistants que les premiers , et dans la production desquels consiste la propriété fondamentale du quinquina et de ses préparations, ne laissent jamais après eux, dans les organes, d'altérations matérielles appréciables, et ne peuvent évidemment être rapportés qu'à un trouble dynamique.

En même temps qu'ils exercent une action si débilitante sur les organes dans lesquels ils pénètrent par voie d'absorption, le quinquina ainsi que ses composés, et surtout ses alcaloïdes pris à doses élevées, développent une action bien différente sur les parties avec lesquelles ils sont dans un contact prolongé. Après l'ingestion de ces substances par la bouche, toutes les parties du tube digestif en éprouvent une excitation qui tend à se maintenir dans les limites de l'état physiologique, et à se borner à développer une augmentation d'activité dans leurs fonctions toutes les fois que ces organes sont à l'état normal et que la dose du médicament n'est pas trop élevée, ou que celui-ci n'a point été administré pendant trop longtemps.

Mais chez les malades dont les voies digestives sont dans un état pathologique, chez ceux qui sont atteints de fièvre, et même chez les sujets sains qui prennent de trop grandes quantités de ces substances, elles peuvent provoquer des phlegmasies de ces organes avec toutes leurs conséquences. Il en est de même pour les surfaces ulcérées avec lesquelles on les met en contact. A l'état de poudre, le quinquina n'exerce sur elles qu'une action tonique modérée; mais s'il est à l'état de sel de quinine ou de cinchonine, il y provoque une ulcération très vive, caractérisée par de vives douleurs, de la phlegmasie, de l'ulcération et de la gangrène.

De quelque manière que le quinquina, et surtout que les sels de quinine ou de cinchonine soient introduits dans l'économie, ces substances déterminent sur les

17*

voies urinaires avec lesquelles elles sont mises en contact d'une manière permanente au moyen de l'urine qui s'en trouve chargée, ces substances déterminent, dis-je, des effets semblables à ceux qui se produisent sur le tube digestif : d'abord de l'excitation, puis des douleurs, enfin de la phlogose, effets qui sont à peu prés ceux que produisent les substances balsamiques.

Enfin l'administration prolongée de ces substances modifie le sang. La quantité de fibrine et celle de l'eau y augmentent dans une proportion notable, les globules diminuent souvent, et les autres éléments éprouvent des variations peu constantes. Enfin, portés à des doses excessives et prolongées, le quinquina et ses composés font perdre au sang, par le fait de sa stagnation dans les vaisseaux qui le contiennent, la propriété de se coaguler, et lui donnent la couleur noirâtre.

Tels sont les effets, sur l'économie, des préparations de quinquina et du sulfate de quinine en particulier. On peut s'étonner de l'opposition qui se remarque entre les effets de l'absorption de ces substances et ceux de leur contact direct et continu. Mais ces effets sont tellement évidents et tellement bien constatés, que tout extraordinaire que paraisse la chose, on n'en est pas moins forcé de l'admettre.

Depuis que ces observations ont été faites, la science a fait de nouvelles acquisitions, qui sont venues mettre hors de doute l'existence de cette double action à effets opposés, et corroborer mes assertions.

L'expérience a constaté que l'éther, administré par voie d'inhalation, jouissait, à un degré très élevé, de la puissance anesthénisante. En même temps les recherches expérimentales, entreprises par MM. Longet et Blandin (1), ont fait connaître que l'estomac et les intestins des animaux auxquels on a ingéré de l'éther dans les voies digestives présentent les traces d'une violente phlegmasie de ces organes.

La double action du chloroforme est encore plus évidente : cette substance, qui est maintenant l'anesthésiant le plus usité, et dont la puissance peut aller jusqu'à suspendre complétement les actions de la vie, lorsqu'on l'administre par inhalation, rubéfie, phlogose, brûle et cautérise les parties avec lesquelles cette substance est mise en contact.

Il en est de même de l'acide cyanhydrique pur, qui tue par inhalation les animaux sur la langue desquels on en place quelques gouttes, en même temps qu'il cautérise les surfaces qu'il touche. De même encore, pour la liqueur des Hollandais, qui, en même temps qu'elle est un anesthésiant très puissant, est également un caustique très actif.

Il ne reste plus qu'à tenter l'explication de cette influence à effets opposés ; je n'essaierai pas de faire cette recherche, qui n'est pas de mon sujet, et je me bornerai à constater deux faits importants.

Le premier est que par l'absorption, les organes ne sont mis en contact avec la substance absorbée que d'une manière fort passagère, et en quelque sorte molécule à molécule, tandis que, par l'application directe, le contact est prolongé et se fait entre des agrégats plus ou moins considérables.

Le second est que la substance nerveuse qui constitue l'encéphale se comporte avec les divers agents tout

(1) *Archives de médecine,* 1847, t. XIII, p. 405.

autrement que ne le fait la substance nerveuse qui formé l'extrémité périphérique des nerfs : l'une ne sent ni les piqûres, ni les déchirures, ni la cautérisation ; l'autre est, au contraire, fort vivement excitée par le simple contact le plus léger.

On ne doit donc pas regarder le quinquina, non plus que ses composés, et surtout les alcaloïdes qui en résument l'action principale, comme des substances douées d'un mode d'action identique sur tous les organes, et les considérer, à l'exemple de Kuhn, Eller, Held, Weikert, Silvy, et de MM. Fournier et Papillaud, comme des antiphlogistiques comparables à la saignée, ni à celui de Rasori et Tomasini, comme des contre-stimulants.

En effet, une substance qui a la propriété de déterminer la phlogose des surfaces avec lesquelles on la met en contact, quoique par une action composée elle puisse entraver les phlegmasies, ne peut pas être regardée comme un antiphlogistique. On ne peut non plus la regarder comme un contre-stimulant, car si l'on entend par là qu'elle agit d'une manière opposée à celle des stimulants, on commet une erreur, puisque, comme eux, elle augmente la quantité de fibrine contenue dans le sang, et peut provoquer des phlegmasies. Si l'on veut, au contraire, entendre que ces agents rendent les tissus insensibles aux stimulants, on commet une autre erreur, puisqu'ils n'empêchent pas les phlegmasies de naître et de se développer pendant qu'ils exercent leur action sur l'économie animale.

Je ne regarderai donc pas le quinquina et ses préparations comme des antiphlogistiques ni comme des contre-stimulants. Je n'admettrai pas non plus la qualification d'hyposthénisant cardiaco-vasculaire donnée par le professeur Giacomini et par son école, attendu que le quinquina possède des propriétés qui se font sentir sur d'autres organes que le cœur et les vaisseaux.

Puisque le quinquina et ses composés, à doses élevées, sont des agents qui attaquent et détruisent, en l'annihilant, la puissance nerveuse partout où elle existe, il faut admettre qu'ils agissent sur tout le système nerveux ; mais comme ils attaquent en même temps la sensibilité et la contractilité, on ne peut les appeler des anesthésiants, parce que cela semblerait indiquer qu'ils n'agissent que sur la sensibilité. Il convient donc de se servir du terme mis en usage par l'école italienne et adopté par MM. Bally, Guersant et Delens, et d'appeler le quinquina à dose élevée un hyposthénisant du système nerveux.

Il faut en même temps admettre qu'il est un excitant des parties avec lesquelles il se trouve en contact d'une manière permanente.

L'expérience démontre que cette action hyposthénisante du système nerveux ne s'exerce pas avec la même activité sur toutes les portions de ce système, et qu'au contraire elle développe son influence primitive et fondamentale sur la partie qui préside à la respiration et à la circulation, sur les nerfs ganglionnaires des cavités splanchniques, tandis qu'elle n'agit que secondairement sur la portion de l'encéphale qui est en rapport avec la vie de relation.

Cette action hyposthénisante diffère beaucoup, ainsi qu'on l'a vu, de celle des narcotiques ordinaires, tels que l'opium, le stramonium, la belladone, la jusquiame ; celle-ci ayant son influence directe sur la vie de relation, et n'exerçant qu'une action secondaire sur le système nerveux ganglionnaire.

Elle se rapproche, au contraire, de celle de l'acide cyanhydrique, substance qui détruit de la même manière la puissance nerveuse, exerce la même influence irritante au contact, et laisse, après la mort, la même congestion dans les vaisseaux de la pie-mère, ainsi que dans les grosses veines des cavités, la même coloration rosée des tissus blancs et la même absence d'autre altération dans les organes.

Mais le quinquina et ses composés ont sur l'acide cyanhydrique l'avantage de produire l'hyposthénisation, sans commencer par susciter, comme le fait cet acide, une période constante de roideur, de convulsions et de tétanos. Ils offrent de plus la commodité d'être, à l'aide des alcaloïdes, un médicament toujours identique, point altérable, et facile à manier, conditions que ne réunit point l'acide cyanhydrique, et qui sous ce rapport rendent ce dernier un médicament très inférieur au quinquina.

Enfin les anesthésiants ordinaires, le chloroforme, les éthers, la liqueur des Hollandais, qui ont tant d'analogie avec le quinquina à haute dose, développent trop faiblement leur puissance hyposthénisante quand ils sont pris à l'intérieur, pour pouvoir être d'une grande utilité et provoquer des effets curatifs de quelque importance. Administrés par voie d'inhalation, leur action ne peut point être soutenue assez longtemps pour produire les modifications nécessaires à guérir les maladies contre lesquelles le quinquina s'administre avec un succès si assuré.

Après avoir ainsi déterminé la nature de l'action du quinquina et de ses composés, et avoir caractérisé d'une manière aussi précise qu'il m'a été possible, leur *modus*

agendi, je puis actuellement tenter de faire avec fruit
l'application thérapeutique de ces puissants modificateurs aux diverses maladies dans lesquelles l'empirisme, seul ou aidé de théories erronées, les avait fait
employer jusqu'à présent. J'espère porter la lumière sur
un sujet dans lequel une profonde obscurité a dominé
jusqu'à présent, et substituer aux tâtonnements aveugles
et incertains de cet empirisme une théorie claire, véritable fil conducteur à l'aide duquel le praticien pourra
toujours se guider sûrement dans l'emploi de ces médicaments.

DU QUINQUINA DANS LES MALADIES INTERMITTENTES.

Il est naturel de commencer ces recherches de thérapeutique par l'étude des affections intermittentes, maladies dans lesquelles le quinquina jouit d'une efficacité
si certaine et si évidente, qu'il a été regardé à juste
titre comme le spécifique de ces affections : ce médicament développe son action dans ces maladies d'une
manière si simple et si peu complexe, que c'est là plus
qu'ailleurs qu'on peut concevoir avec quelque raison
l'espérance d'en saisir la nature. Cette notion une fois
obtenue, je serai naturellement conduit à la rechercher
dans les affections rémittentes, et dans les maladies dites
malignes où elle est plus obscure; puis de celles-là dans
ces affections où l'emploi du quinquina, ne pouvant plus
être compris, a par cette raison été soumis à de vives
contestations : je veux parler des fièvres continues, des
rhumatismes et des phlegmasies.

Chercher à pénétrer le mystère de l'action du quinquina contre l'intermittence, paraîtra sans doute une
entreprise bien téméraire. Les plus grands génies y ont

échoué, se dit-on : l'inanité de leurs efforts a assimilé cette recherche à celle de la pierre philosophale; le rapport du quinquina avec l'intermittence reste à l'état de fait, on en a pris son parti. D'ailleurs le remède est sûr, que faut-il de plus?

Ce qu'il faut de plus, le voici.

Outre le besoin de la satisfaction de l'esprit, il y a celui de la satisfaction de la conscience. Or, est-il possible d'avoir l'une, et surtout de jouir de l'autre, dans le maniement empirique d'un médicament dont l'effet, nuisible dans certains cas, insuffisant dans d'autres cas, ne peut être ni prévu ni corrigé d'avance?

Et d'ailleurs, même en limitant l'emploi du quinquina aux fièvres intermittentes, sait-on sur ce point tout ce que l'on doit savoir? Y a-t-il, je ne dirai pas accord, mais opinion de majorité sur le mode d'administration de cette substance?

Quel est le meilleur composé fébrifuge? à quelle dose doit-on le donner? quand doit-on l'administrer? Les doses doivent-elles être fractionnées, ou données en une seule fois? doivent-elles aller en croissant ou en décroissant, ou bien être uniformes? La fièvre coupée, combien de temps doit-on continuer l'usage des fébrifuges et de quelle manière doit-on le faire? S'il est besoin d'adjuvants, où faut-il les prendre? Et pour les succédanés, question du plus haut intérêt dans un temps où le quinquina devient de plus en plus cher, où et comment les chercher? S'adressera-t-on aux propriétés physiques, qui donneront la centaurée, la salicine; à la composition chimique, qui fournira la substance a'k'; au hasard, qui fera trouver la gélatine, l'arsenic, le sel de cuisine, etc.?

Il est donc permis de tenter encore quelques efforts; la

tâche paraît plus difficile qu'elle ne l'est en réalité. D'un côté, je crois avoir bien déterminé la nature de l'action du quinquina sur l'organisme ; de l'autre, les travaux des devanciers sur le génie des maladies intermittentes ont graduellement écarté les difficultés et aplani la voie ; enfin, dans ces derniers temps, les recherches de MM. Montfalcon, Rayer, Piorry, Nepple, Maillot, Boudin, Jolly, Sandras, Monneret, Trousseau et Pidoux, ont tellement circonscrit et pressé la question, que la solution, pour me servir d'une expression de ce jour, en est imminente et se trouve en quelque sorte au bout de la plume de l'écrivain : aussi n'hésité-je pas à entreprendre cette tâche et j'entre en matière.

On entend par maladie intermittente un état morbide qui cesse momentanément d'une manière complète pour reparaître à des intervalles plus ou moins éloignés.

Cette définition ne veut pas dire qu'il n'existe aucun lien entre les apparitions successives, comme a voulu l'insinuer l'école de Broussais; il est bien certain, au contraire, que dans la grande majorité des cas, la science et la raison doivent admettre une connexion entre ces diverses apparitions, de telle sorte que leur ensemble constitue aux yeux du pathologiste une seule et même maladie.

C'est en cela que les affections intermittentes se distinguent de certaines fièvres éphémères, d'un assez grand nombre de maladies de la peau, et d'autres états morbides, qui apparaissent périodiquement à des intervalles éloignés , mais dont chaque apparition est complétement indépendante de celle qui l'a précédée, et de celle qui la suivra. Il en est de même de ces fièvres dont les auteurs font mention, parmi lesquelles il en est qui reparaissent tous les six mois, tandis que d'autres ne viennent que tous les ans ; toutes ces maladies doivent être rejetées du cadre des véritables intermittentes, attendu qu'elles n'en suivent nullement les lois, et qu'elles ne sont point attaquables par la même médication.

Il faudra encore éliminer de ce cadre certaines maladies à manifestation intermittente, mais dont la cause réside, soit dans une lésion organique, telle que les tumeurs développées dans certains organes, les affections du cœur, etc., soit dans des états organiques susceptibles de varier sous l'influence des agents extérieurs, tels que certaines hémorrhagies, plusieurs hypercrinies, soit enfin dans un état pléthorique ou dans un état anémique variables.

Ainsi restreintes, les véritables maladies intermittentes, celles qui sont reconnues comme telles par les meilleurs auteurs, Mercatus, Casimir Medicus, Morton, Senac, Torti, Verlhoff, Lautter, Voulonne, sont encore fort nombreuses. Elles comprennent : 1° les fièvres intermittentes proprement dites ; 2° des névroses, telles que l'épilepsie essentielle, l'hystérie, l'asthme nerveux ; 3° des névralgies ; 4° des phlegmasies ; 5° des hémorrhagies ; 6° des hypercrinies.

Ces divers ordres de maladies, si différentes dans leurs apparences et dans leur nature, ont cependant deux grands caractères qui leur sont communs et qui les distinguent de toutes les autres affections. Ces deux caractères sont : 1° l'apparition par accès séparés les uns des autres au moyen d'une véritable apyrexie ; 2° la faculté d'être jugulées par une classe de médicaments spéciaux, les antipériodiques, et de résister ordinairement à toute autre médication.

Ces deux caractères, tenant l'un à l'autre d'une manière intime, il est indispensable d'étudier le premier pour arriver à comprendre le second.

Une maladie intermittente, considérée sous son aspect le plus général, n'est, en dernière analyse, qu'une affection qui, d'une part, n'a point assez de force pour faire durer vingt-quatre heures de suite les accidents qu'elle suscite, et qui, d'autre part, est sujette à subir, à des intervalles déterminés, une série de récidives de ces mêmes accidents : l'intermittence n'est pas autre chose.

La courte durée d'un accès de maladie intermittente tient, soit à la nature de la cause, miasme paludéen, action du froid humide succédant à la chaleur, émotions morales, etc., agents qui ont une puissance très bornée; soit au peu d'irritabilité de la constitution, qui ne permet pas à un effet pathologique de durer longtemps.

La propriété de subir des récidives est le résultat, soit de la continuation de l'action de la cause, soit de sa manière intermittente d'agir, soit du pli pris par l'économie.

Il suit de là, d'une manière très évidente, que ces maladies ne peuvent pas être traitées par les moyens à l'aide desquels on attaque les maladies continues; les accidents morbides d'un accès ne durent pas assez longtemps; en d'autres termes, les accès des maladies intermittentes sont trop courts, pour qu'on puisse espérer, par des moyens qui dans les autres maladies n'amènent de modification notable qu'au bout de plusieurs heures, agir avec quelques chances de succès sur les troubles qui se produisent alors.

Enfin, comme une maladie intermittente est une suite

de petites maladies qui se succèdent les unes aux autres, on comprend qu'un médicament donné puisse avoir, pour empêcher l'éclosion d'une petite maladie, une puissance qui ne serait plus suffisante pour arrêter celle d'une maladie plus intense et plus longue.

On trouve dans les ouvrages de Morton (1), Werlhoff (2), Senac (3), Torti (4), Nepple (5), Maillot (6), Mongellaz (7), Montfalcon (8) et Cas. Medicus, qu'on peut considérer comme la collection la plus nombreuse d'observations de chacune de ces maladies, la constatation de ces caractères d'une manière tellement évidente, que je regarde comme inutile de chercher à les établir de nouveau. Ainsi, je tiendrai la guérison de ces maladies par le quinquina pour si bien démontrée depuis 1640 jusqu'à nos jours, que je me bornerai à la considérer comme un fait hors de toute contestation. Le quinquina est donc le spécifique absolu des maladies intermittentes, et tout autre traitement ne vient que d'une manière accessoire.

Ma tâche se réduit à chercher de quelle manière l'écorce du Pérou agit contre l'intermittence.

Le quinquina ne peut agir sur cet acte pathologique si singulier que par l'un des trois modes suivants, car il n'y en a pas d'autre possible.

(1) *Richardi Morton opera medica,* 1680.
(2) Pauli Gott. Werlhoff, *Observ. de febrib. intermitt.,* 1730.
(3) Senac, *De recondit. febr. interm. natur.,* 1760.
(4) Torti, *Therapeutice specialis ad febres intermitt. et act.,* 1709.
(5) Nepple, *Essai sur les fièvres rémitt. et intermitt.,* 1828.
(6) Maillot, *Traité des fièvres intermittentes d'Afrique,* 1836.
(7) Montgellaz, *Essai sur les irritations intermittentes,* 1821.
(8) Montfalcon, *Histoire des marais.*

Ou bien il a une action directe sur la cause extérieure de la maladie intermittente; ou bien il agit sur l'état organique concomitant, considéré comme cause de l'état intermittent, ou comme accompagnement de cet état; ou bien enfin il influence l'état dynamique qui constitue l'accès intermittent lui-même.

Je commence par l'étude de l'action sur ce que les anciens appelaient la cause procatarctique, c'est-à-dire, sur la cause première et extérieure des maladies intermittentes.

Les fièvres étant de beaucoup les plus nombreuses des maladies intermittentes et l'observation ayant bientôt démontré le rapport intime qui existe entre elles et les miasmes des marais, on a dû naturellement, lors de la découverte du quinquina, rapporter la puissance du remède à son action neutralisante du miasme paludéen, générateur de la maladie : c'est ce que fit Morton. Ce grand praticien avait senti le vide des théories des anciens sur la fièvre intermittente, maladie due, selon eux, à la pituite et à la bile ; et il avait bien constaté que le quinquina n'agissait pas en purgeant, comme le voulait la doctrine médicale de Galien, puisqu'il ne provoquait aucune évacuation critique. Il se réduisit donc à cette idée fort simple, que le miasme des marais était un poison, dont le quinquina se trouvait être l'antidote, et il fut assez réservé pour ne pas chercher le *modus agendi* de cette réaction, conduite assurément fort sage.

Torti, dont le nom restera toujours étroitement lié à la thérapeutique de la fièvre intermittente, n'imita pas cette prudente retenue, il voulut compléter la théorie. Selon lui, la cause de la fièvre résidait dans un ferment venu du dehors, ce qui était à peu près l'idée de Willis et de Sylvius ; lequel ferment, après avoir traversé l'estomac et l'intestin grêle, était absorbé par les chylifères, pour passer de là dans le sang où son arrivée périodique excitait une vive effervescence et donnait naissance à l'accès fébrile. Le quinquina, doué de la double propriété de séjourner longtemps dans l'intestin et de se combiner avec le ferment dont il vient d'être question, se saisissait de cet agent toxique aussitôt qu'il était ingéré, l'absorbait, le neutralisait comme un alcali le fait d'un acide, l'arrêtait au passage, l'empêchait ainsi de pénétrer dans le sang et de provoquer le mouvement fébrile.

Cette hypothèse était fondée, d'une part, sur ce que le quinquina constipe, et de l'autre, sur ce que, lors des mélanges faits avec la décoction de quinquina et la bile ou les liquides trouvés dans l'estomac, il se faisait des troubles et des précipités, réactions dues simplement aux propriétés chimiques de ces liquides, mais qu'on regardait alors comme un signe de dépuration.

On a pu attacher quelque valeur à ces hypothèses quand on ne connaissait guère que les fièvres des marais. Mais comme on a constaté depuis que les fièvres intermittentes peuvent se produire sans l'intervention de miasmes paludéens, cette hypothèse tombe d'elle-même et n'a plus besoin d'être discutée. Ainsi des épidémies de fièvres intermittentes ont existé passagèrement sur des pays assez étendus, où elles ne s'étaient pas observées jusque-là, sans qu'il y ait eu d'inondations préalables de ces pays, et seulement après des brouillards. Key (*Ann. of the college of physick*, 1658), en cite une qui s'étendit à toute l'Angleterre en août et en septembre. Lind, dans de pareilles circonstances, vit régner de semblables épidémies sur la plus grande

partie du même pays, en 1765, 1766 et 1767. On cite
une épidémie semblable sur les parties basses du Cam-
bridgeshire. Enfin, Schnurrer rapporte que dans cette
même année 1807, il y avait eu de grandes épidémies
de fièvres intermittentes en Danemark et en Russie,
après l'apparition d'épais brouillards.

A notre tour, nous voyons assez fréquemment, dans
les hôpitaux de Paris, des fiévreux qui rapportent leur
maladie à des bivouacs prolongés sur les montagnes de
l'Algérie, loin de tout marais, et à des hauteurs où les
miasmes toxiques des marais ne peuvent pas monter.
Cette observation se trouve corroborée par le rapport
d'un médecin militaire de nos armées en Grèce, M. le
docteur Faure, qui a constaté que la fièvre intermittente
avait sévi sur des troupes campées au haut des montagnes. Enfin il est fort commun de voir à Paris la
fièvre intermittente se déclarer chez des personnes qui
demeurent dans des lieux sains, aérés et éloignés des
cours d'eaux.

Si, ne se rendant pas à ces raisons, les partisans de
l'ubiquité des effluves marécageux insistaient, il suffirait
de leur citer les expériences de M. Brachet, les fièvres
intermittentes contractées par un refroidissement, par
un excès de boisson, par une émotion morale brusque,
par l'introduction d'une sonde dans l'urètre, et enfin ces
récidives de fièvre qui se produisent pour la cause la
plus légère chez des sujets éloignés de leurs marais depuis longues années.

Enfin, il y a encore les cinq grandes classe des inflammations, des névroses, des névralgies, des hémorrhagies et des hypercrinies intermittentes, avec lesquelles le miasme paludéen n'a rien à faire, et qui cepen-

dant sont arrêtées par le quinquina, aussi bien et de la même manière que les fièvres intermittentes.

Il est absolument impossible à l'esprit de comprendre qu'une propriété aussi déterminée et aussi constante que l'est la vertu antipériodique du quinquina soit engendrée par des procédés différents ; aussi faut-il regarder comme pleinement démontré que ce n'est point en agissant sur le miasme paludéen pur, ou mêlé aux liquides du corps, que le quinquina arrête la fièvre intermittente. Il est évident que ce n'est point non plus en agissant sur les autres causes extérieures ; la chose ne me paraît pas avoir besoin d'autre démonstration.

Si j'ai facilement eu raison du premier ordre d'hypothèses, j'aurai moins de facilité avec celui qui a été basé sur l'état organo-pathologique, considéré soit comme cause, soit comme effet de la fièvre intermittente.

C'était l'opinion des anciens, que la fièvre intermittente résultait de l'accumulation de la pituite, de la bile, ou de l'atrabile dans les vaisseaux ; et l'on sait quel était le traitement de cette fièvre au temps d'Hippocrate et de Galien (1) : il fallait purger *sursum* et *deorsum*, pour débarrasser le malade de l'humeur de la fièvre. Quand vint le quinquina, les médecins classiques, dont la méthode de traiter la fièvre intermittente n'avait pas varié depuis Hippocrate, voyant un médicament qui ne purgeait

(1) Voici le traitement de la fièvre quarte : « Si autem quartana pre-
» henderit, si quidem impurgatus fuerit, primum caput purgandum est ;
» tribus aut quatuor diebus interjectis sub ipsam accessionem, medica-
» mentum sursum purgans exhibendum ; rursus aliquo interyallo inter-
» jecto, aliud medicamentum deorsum purgans in ipsa accessione est dan-
» dum. » (Hipp., *De affect.*, sect. 1, cap. iv, *De febri tertiana*.) Ce livre est contesté par les critiques.

pas, qui ne suscitait aucune espèce d'évacuations, que la pharmacie déclarait être sec, prétendirent qu'il agissait en cuisant les humeurs et en les réduisant en un foyer qui d'un jour à l'autre pouvait allumer dans l'économie un incendie redoutable. Ces matières cuites si dangereuses étaient tout simplement les productions hétérologues, qu'il est très ordinaire de rencontrer dans les viscères abdominaux des malades qui ont longtemps souffert des voies digestives.

Ces opinions des anciens n'ont pas besoin d'être réfutées ; il faut même croire qu'elles finirent bientôt par ne plus satisfaire les esprits, car à partir de l'époque de Fernel, de Riolan et de Bartholin, où l'on commença à cultiver l'anatomie pathologique, les médecins rencontrant des altérations organiques dans le foie et dans les diverses parties du tube digestif des sujets morts après avoir eu des fièvres intermittentes, cherchèrent à établir un rapport entre ces altérations et la fièvre intermittente elle-même ; de là naquit l'hypothèse qui consistait à placer cette fièvre dans les organes digestifs.

On trouve parmi les partisans de cette localisation, Fernel, Baillou, Rivière, Bartholin, C. Medicus, Senac, Huxham, etc. Ce que ces auteurs avaient exprimé d'une manière peu précise fut plus tard spécialisé par Broussais, qui voulut faire considérer la fièvre intermittente comme une forme de gastro-entérite, contre laquelle le quinquina venait exercer, sur le lieu malade lui-même, une action stimulante, intermittente ; et généralisant le principe, toutes les affections de ce genre devinrent, selon lui, des irritations intermittentes contre lesquelles le quinquina développait une action stimulante révulsive. L'opinion a depuis longtemps fait une telle justice des idées des premiers anatomo-pathologistes que je crois inutile de les réfuter, et que je m'occuperai seulement de la théorie de l'école physiologique.

Il est indifférent, pour ma thèse, que ces affections soient ou non considérées comme des irritations ; il me suffit de prouver que ce n'est pas à titre de stimulant que le quinquina les guérit. D'abord il serait bien extraordinaire de voir guérir par une substance qui serait excitante des maladies qui, comme les fièvres pernicieuses, par exemple, s'accompagnent de congestions très intenses, d'autant mieux que dans ces cas le quinquina est précisément administré à la plus haute dose possible.

En second lieu, peut-on donner à croire à qui que ce soit, que 30 centigrammes de sulfate de quinine, qui suffisent pour arrêter un accès de fièvre, soient un révulsif suffisant pour faire taire l'excitation assez considérable qui accompagne cet accès ; et que dans un cas d'intermittence par présence d'une sonde dans l'urètre, ce serait en révulsant l'irritation de ce canal qu'agirait la petite dose de quinine déposée dans l'estomac. Enfin on se demande où s'exercerait la puissance révulsive d'une pommade à la quinine, avec laquelle on peut arrêter les accès d'une fièvre intermittente.

Il faut convenir que de toutes les explications, celle-ci est l'une des plus mauvaises. La chose a si bien été sentie, que M. Mongellaz, l'un des écrivains qui ont le plus pris part au mouvement scientifique de 1815, finit lui-même par renoncer à donner une explication. Je conclurai de cet exposé que le quinquina ne guérit pas l'intermittence en opérant une révulsion.

Il existe une opinion fort ancienne, qui attribue la fièvre intermittente à la rate. Baillou s'est rangé sous sa bannière, **M.** Audouard l'a étayée de fort nombreux arguments; mais c'est surtout à **M.** le professeur Piorry que sont dus de très nombreux travaux à l'aide desquels elle a pu être soutenue. On sait que cet observateur a constaté avec une précision inconnue avant lui les rapports de la tuméfaction de la rate avec la fièvre intermittente. On sait qu'il a fait connaître plusieurs cas dans lesquels des affections aiguës de la rate avaient provoqué l'apparition d'accès de fièvre intermittente, et qu'enfin, selon lui, le quinquina, agissant directement sur la tuméfaction de la rate, guérit la fièvre en attaquant l'organe qui en est le point de départ.

Je n'ai point à combattre l'opinion du savant professeur sur la cause de la fièvre, opinion qui pourtant ne paraît pas réunir en sa faveur l'assentiment général.

Il me suffit que l'intervention de l'hypertrophie de la rate dans les classes de maladies intermittentes autres que les fièvres ne puisse pas être invoquée, pour pouvoir établir que dans cinq des six classes de ces maladies, la rate ne jouant aucun rôle comme cause, l'altération de cet organe ne peut être considérée comme la condition générale de l'intermittence, et conséquemment que la médication qui n'aurait d'influence directe que sur l'altération de la rate ne pourrait jamais être la médication générale de l'intermittence.

Ainsi, pour citer quelques exemples, une névralgie de la face, une épilepsie, une pneumonie, une hémoptysie intermittentes, seront arrêtées par le quinquina, sans qu'on puisse en rien supposer l'intervention de la rate dans l'effet thérapeutique produit. Aussi, tout en rendant justice aux efforts persévérants du professeur que je viens de citer, je ne puis admettre, comme je l'ai dit ailleurs, et comme c'est le cas de le répéter ici, que le quinquina guérisse la fièvre intermittente par un procédé, les névralgies intermittentes par un autre procédé, et les phlegmasies, les hémorrhagies et les névroses intermittentes, encore par un procédé différent.

Il ne me reste plus à examiner qu'une dernière hypothèse, après quoi j'aurai parcouru le cercle de celles qui se rattachent à l'état organo-pathologique concomitant des maladies intermittentes : c'est celle qui place la maladie dans une cachexie spéciale produite par l'action du miasme paludéen sur le sang lui-même, dont la composition est altérée. M. Boudin, qui a soutenu avec talent cette hypothèse, a très bien prouvé que dans le plus grand nombre des fièvres intermittentes des marais le sang est modifié ; le fait était déjà généralement admis bien avant ces savantes inductions, et beaucoup d'auteurs avaient assuré que le quinquina agissait en combattant cette cachexie. Mais j'objecterai à cette théorie: 1° que même dans les fièvres des marais, la cachexie ne se voit pas toujours, et qu'elle ne peut que se supposer avant les premiers accès fébriles ; 2° qu'il est bien prouvé qu'il y a des fièvres intermittentes produites par les refroidissements, par les émotions, par les excès, par le contact des sondes sur l'urètre, etc. , dans lesquelles il n'y a pas d'altération préalable du sang; 3° que les quatre classes de maladies intermittentes, autres que les fièvres, ont encore moins de rapports avec les miasmes paludéens que les fièvres elles-mêmes ; 4° qu'en admettant comme primitif l'état cachectique du sang, le remède serait le fer et non la quinine ; 5° que le traitement des maladies intermittentes par la digitale, par le nitrate de potasse, par l'opium, par l'émétique, par le chloroforme, par l'arsenic, au lieu d'être un traitement utile, serait un énorme contre-sens ; 6° qu'il est impossible de croire qu'une dose de 30 centigrammes de sulfate de quinine, qui suffit pour couper un accès de fièvre, ait jamais le pouvoir d'agir, en quelques heures, sur tous les matériaux liquides de l'économie, et de les modifier de manière à arrêter leur expression symptomatique ; 7° qu'enfin nous voyons journellement le quinquina, suffisant pour guérir la fièvre, mais insuffisant pour modifier la cachexie fébrile, être suppléé avec avantage par le fer et par le vin. Aussi je conclus de là que le quinquina n'arrête pas les maladies intermittentes en modifiant la composition du sang.

Après avoir ainsi passé en revue les deux premiers ordres de causes, on arrive à cette conclusion, qu'il n'est pas possible d'y trouver la raison suffisante de l'état intermittent en général, et encore moins d'en tirer, d'une manière tant soit peu plausible, l'explication du *modus agendi* du quinquina.

Cependant, malgré le peu de succès de leurs efforts, le travail de nos devanciers est loin d'avoir été sans résultat ; bien au contraire, le champ de l'exploration s'est rétréci, l'espace s'est resserré, et il s'est réduit à une voie dans laquelle les pas doivent de moins en moins s'égarer. En effet, avoir prouvé que le secret de l'intermittence n'est pas dans les deux premières catégories de causes, c'est en quelque sorte avoir implicitement démontré qu'il est dans le troisième.

Portons donc notre examen sur l'état dynamique lui-même, c'est-à-dire sur cette faculté qu'a notre organisation d'être troublée dans ses actes, sans que les sens aperçoivent et que la raison doive concevoir aucune lésion matérielle appréciable.

J'écarterai de cette étude certaines opinions, telles que celle de Werlhoff, qui attribue les affections intermittentes au mouvement de la terre, celle de M. Bailly, qui les explique par la position alternativement verticale et horizontale de l'homme, celle de M. Roche, qui les attribue à l'intermittence de l'action des causes qui les ont produites, et enfin celle de Mead et de Balfour, qui en accusent l'influence de la lune; je les écarterai, dis-je, parce que ces explications, tout ingénieuses qu'elles sont, manquent de sanction, et surtout parce qu'elles ne servent en rien à la thérapeutique, mon objet principal.

On ne peut qu'être frappé quand on voit le faisceau des autorités qui, depuis que les études médicales se font avec quelque rigueur, ont rattaché les affections intermittentes au système nerveux. Les uns, tels que Bellini, Boerhaave, Selle, Borelli, J. P. Frank, Brugnoni, Reil, Hufeland, Hildenbrand, Forni, Trnka, Van-Swieten, Petit-Radel, Fodéré, Voulonne, Alibert, Guérin de Mamers, Waidy, Georget, MM. Rayer, Bricheteau, Brachet, Nepple, Montgellaz, en ont placé le siége dans une altération morbide de ce système. Les autres, tels que Cullen, Gianini, Stalh, Roche et Broussais lui-même, tout en expliquant les fièvres intermittentes chacun à sa manière, reconnaissent qu'elles se composent d'actions qui se produisent principalement au moyen de l'intervention du système nerveux. Les uns et les autres de ces médecins admettent bien positivement que le système nerveux est le théâtre sur lequel se passent la plupart des troubles qui constituent un accès de fièvre, ou tout au moins ils reconnaissent que c'est par son intermédiaire que se développent tous les phénomènes qui le composent.

M. Rayer a fort habilement montré le mécanisme de cette action, et **M.** Nepple, en venant encore ajouter à cette analyse, n'a guère laissé à faire pour compléter cette œuvre ; cependant, en raison de l'intérêt que je vois à bien éclairer ce point capital, je demanderai la permission d'y revenir, en faisant moi-même de nouveau l'analyse d'un accès de fièvre intermittente.

Toute irritation locale un peu vive, quel que soit son siége, peut, comme on le sait, provoquer le développement d'un accès intermittent. Je prends, pour que la chose soit plus claire, un point de départ appréciable, par exemple, l'urètre affecté désagréablement par le contact d'une sonde. Il survient alors, dans ce canal, une sensation de douleur ; or , comme le *sensorium commune* seul perçoit la sensation qui, dans ce cas, lui a été transmise par les nerfs honteux et par le prolongement rachidien , voilà une première intervention indispensable du système nerveux. Que l'accès intermittent soit provoqué par l'intoxication du sang au moyen des miasmes des marais, ou qu'il le soit par un refroidissement brusque, par une émotion vive, ou par une excitation quelconque, il faut toujours reconnaître l'intermédiaire d'une portion quelconque du système nerveux entre le lieu sur lequel la cause morbifique agit et le centre sentant.

Le centre des sensations étant de cette manière averti, comment va-t-il répondre à cet avertissement, pour constituer un accès de fièvre? De la manière suivante. Toutes les parties de notre économie sont solidaires les unes des autres : *Consensus unus, consentientia omnia ,* a dit Hippocrate. Or, ce *consensus* s'établit à l'aide du système nerveux qui rattache les unes aux autres toutes les parties du corps ; de cette liaison naissent toutes les propriétés d'ensemble de l'économie, toutes les synergies dont la moindre cause extérieure provoque le développement. Un accès de fièvre n'est autre chose que l'une des mises en jeu de ces synergies, et conséquemment n'est qu'une des occasions de l'emploi du système nerveux à un acte commun ; de là une seconde intervention de ce système dans la perpétration d'un accès de fièvre intermittente.

Ceci peut paraître trop général, trop vague. Précisons davantage. De quoi se compose un accès? D'une période de froid, d'une période de chaleur et d'une période de sueur, trois actes bien enchaînés, bien liés les uns aux autres, se succédant avec la plus grande régularité, et dont les deux derniers sont la conséquence obligée du premier ; ensemble qui révèle, de la manière la plus irréfragable, l'existence d'un but final commun, d'une véritable fonction pathologique, comme on l'a dit.

Dans la période de frisson, il y a sensation de froid sur toute la surface du corps, malaise général, brisement des membres et des lombes, petitesse et concentration du pouls, suspension des sécrétions.

Évidemment, durant cette période, il y a deux grandes portions du système nerveux simultanément mises en jeu; savoir: les nerfs de la périphérie du corps, et ceux qui vont se rendre au cœur, par conséquent le prolongement rachidien, d'une part, et les filets provenant du système nerveux ganglionnaire, de l'autre part. Mais ces deux grandes divisions du système nerveux ne se sont pas mises en jeu spontanément, il faut nécessairement admettre qu'il a existé entre le *sensorium commune* et ces deux divisions une certaine relation ; celle-ci ne s'est point exercée sur un espace grand comme un point mathématique, mais bien sur une étendue de substance nerveuse qui a servi d'intermédiaire entre le centre commun et les deux divisions nerveuses en question.

Lors de la période de chaleur, on observe l'accélération du pouls, l'augmentation de la chaleur, la céphalalgie, l'anorexie, la soif, une langue sèche, un malaise épigastrique, l'accélération de la respiration, et des signes de congestion des viscères des cavités splanchniques. Là, évidemment encore, il existe une seconde action le long des nerfs cardiaques, la mise en jeu des nerfs du tube digestif et de ceux des poumons ; et toujours la nécessité d'un intermédiaire nerveux, soit entre le *sensorium commune* et ces nouvelles portions du système nerveux, soit entre les portions de nerfs déjà en action dans la première période et celles-ci.

Enfin, vient la troisième période, dans laquelle il y a apparition de la sueur et retour des sécrétions. Là encore on doit reconnaître une action sur les nerfs de la périphérie, puis une intervention des nerfs rénaux, et la nécessité, comme dans les périodes précédentes, d'un intermédiaire nerveux entre les portions nerveuses déjà mises en jeu, et celles qui viennent d'y être nouvellement mises.

Ainsi donc le système nerveux joue un double rôle dans la production d'un accès de fièvre intermittente ; il met en communication le point du corps attaqué par la cause morbide avec le centre nerveux, communication à l'aide de laquelle ce point appelle, pour ainsi dire, à son secours toute l'économie ; puis le centre nerveux averti, c'est encore à l'aide du système nerveux que ce centre influence les divers organes de la circulation, de la calorification, des sécrétions et des sensations, et leur fait exécuter l'ensemble synergique des accès de fièvre, ensemble destiné à résister à la cause morbide ou à l'éliminer.

Si, au lieu d'un accès de fièvre intermittente simple, on envisage un accès de fièvre pernicieuse, pneumonique par exemple, l'intervention des intermédiaires nerveux sera bien plus frappante encore. Ce sera bien d'un centre nerveux que partira le signal de toutes les actions nerveuses, qui s'exerceront simultanément pour produire non seulement les divers phénomènes de l'accès fébrile, mais encore pour constituer de toutes pièces une inflammation parenchymateuse avec toutes les modifications de structure qui en sont la conséquence, et ce seront bien des cordons nerveux qui serviront à conduire le moteur de toutes ces actions.

Enfin si l'on arrive à une névralgie ou à une névrose intermittentes, on constatera encore le même mécanisme : une lésion locale venant exciter le *sensorium commune*, ou même, comme l'a démontré avec beaucoup de sens M. Jolly (1), une simple lésion directe de ce *sensorium commune* ; puis départ de ce centre d'une influence qui va provoquer soit une douleur très vive, soit des phénomènes convulsifs, lesquels persisteront quelque temps, puis cesseront en même temps que les autres troubles fébriles.

On voit donc en dernière analyse que, dans l'exécution, pour ainsi dire, d'un accès intermittent, il y a action rentrante de la périphérie vers le *sensorium commune*, réaction de ce sensorium, au moyen d'un inter-

____

(1) Jolly, *Dictionn. prat. de médecine et de chirurgie*, art. NÉVRALGIE.

médiaire nerveux, sur les nerfs des parties qui vont entrer en jeu pendant l'accès; puis enfin réaction de ces nerfs des parties soit sur le *sensorium commune*, soit sur des nerfs d'autres organes qui sont atteints ensuite. Ces réactions ne se succèdent point fortuitement, elles sont au contraire liées l'une à l'autre, dans un ordre déterminé d'avance et dans le but d'atteindre une fin commune.

Quand l'accès de fièvre est terminé, tout rentre dans l'ordre, et l'apyrexie survient : mais au bout d'un temps déterminé d'avance et à une heure également bien déterminée, il se produit un second accès sans nouvelle irritation nécessaire de l'uretère, et seulement parce qu'il a existé un premier accès. Évidemment, là encore, on ne peut trouver de point de départ que dans les centres nerveux; et l'on y reconnaît encore la nécessité de l'intervention du système nerveux pour transmettre aux diverses parties du corps l'influence destinée à leur faire exécuter le second accès.

C'est dans cette série d'interventions du système nerveux que consiste le seul fait pathologique, commun à toutes les maladies vraiment intermittentes, quelle que soit leur nature ; tout le reste est partiel et particulier à chacune des causes et à chacune des espèces de ces maladies.

Cette action du système nerveux dans les diverses maladies soit intermittentes, soit continues, constitue un élément d'une importance plus ou moins grande suivant l'amplitude des oscillations qui s'observent dans la marche de leurs phénomènes.

Dans les maladies où ces oscillations sont considérables, c'est-à-dire dans les intermittentes, cet élément donne à ces affections une manière d'être toute spéciale qui les rend attaquables par des moyens tout spéciaux. Or, ces moyens peuvent à la rigueur n'avoir aucune influence sur les lésions des organes actuellement malades, comme cela a lieu dans les fièvres intermittentes pernicieuses, dans les rémittentes graves où les antipériodiques n'agissent pas directement sur les phlegmasies existantes. Ils n'en ont que sur cet élément qu'ils élèvent de cette manière au rang d'une entité.

Ainsi se trouvent constituées en une véritable réalité les vues théoriques de Torti sur l'intermittence que ce grand observateur considérait comme une chose à part, comme une chose qui peut être distincte de la maladie dans laquelle elle se rencontre, et qui subit l'influence toute souveraine d'une médication n'ayant aucun effet sur l'état organopathique concomitant.

Dans les maladies, au contraire, où les oscillations sont moins considérables, comme dans les pyrexies, les maladies rhumatismales, goutteuses, les affections puerpérales, etc., la prédominance de cet élément est moins grande, tandis que celle de l'état organopathique augmente. Alors l'effet des antipériodiques est moins prononcé, ainsi que leur puissance.

Enfin, dans les maladies dans lesquelles ces oscillations sont très faibles ou même sont nulles, comme dans les phlegmasies simples, c'est alors la lésion d'organes qui doit attirer l'attention, tandis que l'emploi des antipériodiques n'est plus que d'une importance très secondaire.

Il découle de cette analyse un fait thérapeutique tout aussi général que l'a été le fait pathologique : c'est la puissance spécifique du quinquina dans les maladies intermittentes. Quelle que soit la cause et quelle que soit la nature de ces maladies, le quinquina les guérit, non pas en agissant lentement, non pas en modifiant et en altérant insensiblement l'économie, non pas même en diminuant graduellement la maladie et en amenant peu à peu la guérison, mais en jugulant le mal en quelques heures, et faisant brusquement et sans transition aucune passer le fébricitant de l'état de maladie à l'état de santé.

La médecine a bien le pouvoir d'attaquer avec plus ou moins d'avantages chacune des espèces de maladies intermittentes par des moyens appropriés aux causes qui les ont produites et à la nature de leur état pathologique respectif : ainsi on pourra attaquer les fièvres intermittentes des marais par un bon régime, par des amers ; si l'accès fébrile est le produit d'un refroidissement brusque, on pourra avec avantage provoquer la transpiration ; si dans un accès de fièvre pernicieuse, il se fait une congestion ou une phlegmasie locales, la saignée, les antiphlogistiques, pourront être de bons adjuvants. Dans une névralgie ou dans une névrose, les opiacés, les antispasmodiques pourront être utiles, mais tous ces moyens ne sont que des adjuvants, que des ressources d'un ordre secondaire. Ils réussissent quelquefois, mais alors ils ne produisent ce résultat que graduellement et en empêchant la cause morbifique d'aller jusqu'au système nerveux avec une force suffisante pour le troubler ; mais comme moyen général, comme antiintermittent, ils sont nuls et font alors place à la médication spécifique, à la médication par le quinquina. Celle-ci est la seule qui soit antipériodique dans le sens littéral du mot. Employée contre la cause morbifique, elle vient trop tôt et est inefficace ; appliquée quand le système nerveux est mis en mouvement, quand l'accès fébrile a commencé , elle vient trop tard et est également inefficace ; son unique puissance consiste , soit à mettre le système nerveux hors des atteintes de la cause morbifique, soit à lui ôter la faculté de coordonner et de conduire les actions vitales nécessaires au développement d'un accès fébrile , quand on n'a pu empêcher cette cause d'agir sur lui.

Cette spécialisation de l'action du quinquina et des véritables antipériodiques a été entrevue, sinon déterminée depuis longtemps. Quand Morton, l'un des premiers historiens du quinquina, après avoir profondément étudié le sujet, finit par déclarer que, pour lui, ce médicament est un antidote , qu'est-ce autre chose que la reconnaissance d'une propriété spéciale? Quand Voulonne (1), l'un des hommes qui aient mis le plus de sagacité et de finesse d'observation dans l'étude des maladies intermittentes , regarde le quinquina comme jouissant seulement de la propriété d'empêcher l'explosion de l'accès fébrile intermittent , n'est-il pas dans la même pensée? M. Mongellaz (2) lui-même, dans plusieurs endroits de son ouvrage, ne reconnaît-il pas que le quinquina n'a d'autre propriété que d'être un antipériodique? Enfin, MM. Trousseau et Pidoux (3), dans un article profondément pensé sur la médication névrosthénique, ne disent-ils pas : « Si le quinquina suspend ou modifie tou-
» tes les affections périodiques sans toujours guérir la
» maladie dont ce type est symptomatique, il faudra

(1) Voulonne, *Mémoire sur les fièvres intermittentes,* p. 42.
(2) Montgellaz, *Traité des irritations intermittentes.*
(3) Trousseau et Pidoux, *Traité de thérapeut.,* 4ᵉ édit., t. II, p. 399.

» bien en conclure qu'il jouit d'une vertu généralement
» antipériodique. »

La spécialité d'action du quinquina sur le système
nerveux étant bien déterminée (ce qui est déjà un grand
pas), il reste à rechercher de quelle manière se produit
cette action, et cette recherche a de l'intérêt, puisque
c'est elle qui va déterminer le mode de cette action.

L'esprit, d'accord avec l'expérience, ne peut admettre
que l'un des trois modes suivants :

1° Nos organes, et entre eux le système nerveux au
premier rang, possèdent une propriété que Dumas a
appelée la force de résistance vitale ; que Barthez a appelée force de situation fixe ; que moi, qui n'admets pas
si facilement des forces, j'appelle tout simplement un
état d'équilibre. C'est en vertu de cette propriété que
telle constitution résiste efficacement à une influence
morbide donnée, à laquelle telle autre constitution cédera. Or, d'après les idées un peu trop métaphysiques
des médecins dont je viens de parler, il suffit d'augmenter cette force pour la mettre à même de résister avec
avantage à la cause morbifique à laquelle elle aurait
cédé auparavant. Or, selon eux, les médicaments toniques produisent cet effet. Ils augmentent la force de résistance et la mettent en état de résister au miasme
paludéen, et de l'empêcher de produire ses effets sur
l'économie. Les auteurs que je viens de citer s'appuient
sur les faits suivants :

Une alimentation restaurante, l'usage modéré du vin,
la prise d'une bonne bière, du café, des substances amères, sont d'excellents moyens de résister aux influences
délétères des miasmes paludéens.

Tout le monde connaît l'histoire de cet aubergiste de

Terracine , dont la famille, bien pourvue du confortable suffisant, brave impunément les effluves marécageux, et vit bien portante dans l'endroit le plus dangereux des marais Pontins. Mais, comme on le sait, cette influence des toniques est plutôt préservative que curative, et en général les toniques et les amers n'ont contre les fièvres, et surtout contre les autres espèces de maladies intermittentes, qu'une action très faible et très limitée : aussi ne faut-il guère compter arrêter une affection intermittente en tonifiant ou en stimulant le système nerveux, dans le but de le rendre supérieur en force à la puissance morbifique et de l'empêcher d'être ébranlé par elle.

2° Notre économie ne se prête pas facilement à ce que deux ordres d'actions importantes et différentes s'exécutent à la fois. On connaît l'aphorisme : *duobus doloribus semel obortis ;* c'est sur lui que se fonde la médication perturbatrice. Si donc, au moment où le système nerveux va être employé à la série nombreuse et compliquée des actes vitaux qui constituent un accès de fièvre , on vient par une médication quelconque le forcer à se livrer à une série d'actes différents ; si cette nouvelle puissance a plus d'énergie que la première, elle annihilera celle-ci et l'empêchera de produire ses effets. C'est de cette manière que devaient agir les vomitifs et les purgatifs répétés des anciens ; c'est encore d'après la même loi qu'opérait la médication par les cycles des méthodistes; c'est aussi d'après le même procédé qu'on arrête la fièvre par un excès de table, par un bain très chaud, par un exercice violent pris peu avant l'accès ; c'est la médecine du quitte ou double, celle que les militaires emploient quand, pour couper la fièvre, ils avalent une double ration d'eau-de-vie chaude mêlée de poudre à canon.

Or, cette médication ne peut réussir qu'à la condition de susciter une mutation énergique, une perturbation intense.

3° Si, par un procédé chirurgical, on détruit, dans certaines névralgies intermittentes rebelles, le tronc du nerf douloureux, et si l'on rompt ainsi sa communication avec l'encéphale, on arrêtera et la névralgie intermittente, et l'accès de fièvre intermittente qui peut l'accompagner. Si, par une ligature serrée appliquée à la partie supérieure des quatre membres, on vient à entraver la circulation d'une manière notable, et à mettre le malade dans une sorte d'état syncopal, il n'arrivera plus assez de sang artériel aux centres nerveux ; ceux-ci, insuffisamment stimulés, tomberont dans le collapsus, se trouveront par là hors d'état d'exécuter les nombreux actes qui composent un accès de fièvre, et l'on aura de cette manière prévenu l'attaque d'un accès de fièvre intermittente. Si, enfin, au lieu de priver l'encéphale de son stimulant naturel, on le stupéfie par l'ingestion de substances narcotiques ou de médicaments anesthésiants, cet organe et le prolongement rachidien engourdis seront rendus inaptes à se prêter aux actes dont nous venons de parler, et l'accès de fièvre n'aura pas lieu.

Aussi l'usage des opiacés est-il très ancien, puisque Galien combattait la fièvre tierce par la thériaque ; qu'Aétius et Alexandre de Tralles prescrivaient les opiacés, que Forestus a imité leur exemple ; que Schœrtlich et Breda ont fait des opiacés la base d'un traitement fébrifuge ; qu'avant eux Sydenham avait constaté qu'on associait avec avantage le laudanum au quinquina ; que depuis lui, M. Peysson a fait voir que son association avec l'émétique constituait un bon fébrifuge ; et qu'enfin, dans ces derniers temps, on a prescrit le chloroforme dans le même but.

Voilà les trois modes d'après lesquels peuvent agir les médications fébrifuges ; il reste à voir auquel des trois se rapportera l'action du quinquina.

Je puis éliminer de cette recherche le mode de la perturbation, parce que les effets du quinquina n'ont aucun des caractères qui appartiennent à ce mode ; aussi je ne m'occuperai que des deux autres.

Après le discrédit dans lequel sont successivement tombées toutes les idées plus ou moins singulières qu'on s'était formées sur l'action du quinquina, on avait fini par se borner à juger ce médicament au moyen des analogies qu'il pouvait avoir avec d'autres substances. Or la saveur amère, d'une part, en même temps que la propriété de condenser le tissu organique et d'en prévenir la putréfaction, d'autre part, firent naturellement comparer le quinquina aux plantes amères et aux substances astringentes déjà connues ; celles-ci, jouissant de la propriété tonique, le quinquina dut nécessairement être classé dans la catégorie des substances toniques. A la vérité, les préparations de quinquina qu'on employait alors, telles que la poudre, les décoctions, les vins, les bières et les sirops, étant des formes dans lesquelles les alcalis du quinquina sont primés par le tannin, par les matières colorantes et par les gommes qui y dominent, on a dû en obtenir des effets toniques. C'est sous cet aspect que, comme nous l'avons dit, toutes les matières médicales ont dû présenter le quinquina. De tonique à fébrifuge il n'y avait qu'un pas ; aussi voit-on le quinquina regardé par les meilleurs auteurs comme fébrifuge, à raison de sa propriété tonique. Barthez, Baumes, Dubois de Rochefort, Alibert, MM. Trousseau et Pidoux, n'ont pas suivi d'autre logique ; ils ont regardé la propriété fébrifuge comme une conséquence de la propriété tonique, et la propriété tonique comme une conséquence de l'amertume et de l'astringence. Mais si la propriété fébrifuge tient aux principes amers et astringents, pourquoi la supériorité incontestable du quinquina, qui est moins amer ou moins astringent que beaucoup d'autres substances ? Pourquoi ne pas lui préférer le phosphore, le quassia, le simarouba, l'angusture, le colombo, la bistorte, le cachou, le ratanhia, l'écorce de saule, celle de marronnier ? Si c'est à titre de tonique, pourquoi ne pas choisir de préférence les éthers, le camphre, et surtout pourquoi des drogues repoussantes, plutôt que le vin généreux, le vin d'Espagne, l'alcool, l'eau-de-vie, le rhum, qui ont un effet plus tonifiant que tous les amers de la pharmacie, et qui seraient certainement plus du goût de la majorité des malades ? Évidemment, malgré les anathèmes qu'il a encourus de la part de l'école de Broussais, et malgré les éloges que lui ont prodigués les stimulistes, ce n'est point en stimulant qu'agit le quinquina. Quelle stimulation, d'ailleurs, que celle que peuvent produire 30 centigrammes de sulfate de quinine en pilules, qui cependant suffisent pour couper un accès de fièvre intermittente ? Qui a jamais observé quelque relation entre les effets stimulants de cette dose de quinine et ses effets thérapeutiques.

Depuis que la chimie a séparé du quinquina les alcalis qu'il contient, il a été constaté que les matières colorantes et le tannin du quinquina , qui en sont les parties les plus astringentes et les plus toniques , ne jouaient aucun rôle dans la propriété fébrifuge , et que celle-ci résidait seulement dans les alcalis. Or, tout mon travail a prouvé , je l'espère , que les alcalis du quinquina étaient loin d'être des toniques.

Comment pourrait-on se résoudre à regarder comme toniques ou comme stimulantes, des substances qui ont la propriété d'affaiblir, et de paralyser *sine materia* , les nerfs olfactifs , optiques , auditifs , de rendre la peau insensible , d'amener la paralysie des membres, de suspendre les mouvements du cœur, d'entraver la calorification , d'engourdir l'intestin , de détruire en un mot, partout où elles les touchent , les puissances qui constituent la vie ? On objecte que ces effets stupéfiants n'ont lieu qu'à mesure que les doses de ces alcalis vont en croissant. Mais alors, si l'effet stimulant cesse quand la dose s'élève , pour être remplacé par l'effet stupéfiant, comment comprendre qu'on soit obligé d'élever les doses de sulfate de quinine à mesure que les fièvres intermittentes deviennent plus graves? et pourquoi de si fortes doses, quand ces intermittentes passent à l'état pernicieux? ce serait le contraire qu'on devrait faire.

Évidemment les alcalis du quinquina n'agissent ni en relevant les forces de la vie , ni en les soutenant; ce n'est point à titre de toniques , ni d'astringents, ni de stimulants, qu'agissent la quinine et la cinchonine. La chose est maintenant tellement évidente , que, depuis une quinzaine d'années, les médecins praticiens, ceux qui ont le plus manié les sels de quinine dans les pays à fièvres, dans notre colonie d'Afrique, et entre autres, MM. Bretonneau, Nepple, Maillot, Boudin, Faure, ne

disent pas un mot, dans leurs ouvrages, des vertus toniques comme cause des propriétés fébrifuges de ces sels.
MM. Trousseau et Pidoux eux-mêmes, qui, dans de très
remarquables considérations générales sur les fébrifuges,
se sont laissé (tant est grande la puissance des idées
de la première éducation), se sont laissé entraîner,
dis-je, à rattacher la propriété fébrifuge du quinquina
aux qualités toniques de cette écorce, puis arrivés à
l'histoire du quinquina, ils se sont bornés à décrire les
effets physiologiques que je viens d'indiquer comme appartenant à la quinine, en les reconnaissant comme
le principe de la propriété antipériodique, sans les rattacher en aucune manière aux qualités toniques de
ces sels.

Au point où se trouve amenée cette discussion, avoir
prouvé que le quinquina n'agit ni comme perturbateur
ni comme tonique, c'est avoir implicitement démontré
qu'il agit comme stupéfiant; néanmoins je crois devoir
ajouter à tous ces faits quelques arguments directs qui
contribueront encore à établir que c'est bien là le mode
d'action qu'il faut attribuer à la plupart des antipériodiques, et en particulier aux alcalis du quinquina.

On a vu que dans la perpétration d'un accès de fièvre,
une portion considérable du système nerveux était mise
en jeu d'une manière active ; or j'ai démontré que les alcalis
du quinquina sont doués à un haut degré de la propriété
d'affaiblir, d'enrayer, et même d'annihiler complétement
les principaux actes de la puissance nerveuse. On a vu
que dans un accès de fièvre, comme dans un accès de
névralgie, les phénomènes dominants étaient la douleur, l'augmentation de l'action du cœur, et l'augmentation de la calorification. Or, il a été constaté que la

quinine arrêtait la douleur, suspendait les mouvements du cœur, détruisait la puissance calorifiante, etc. Qui ne voit la relation intime existante entre ces deux ordres de faits? Qui ne voit le lien rationnel qui les unit l'un à l'autre? La maladie a provoqué une action immodérée de la part d'un système donné d'organes, il se trouve une substance qui a précisément la propriété de modérer et même d'arrêter les actions de ce système. La première est la fièvre intermittente, l'autre est le quinquina.

Qu'on ne croie pas que ce soit un fait isolé, sans liaison avec les autres. Voyons, en effet, quels sont les meilleurs adjuvants et les plus puissants succédanés du quinquina.

En première ligne se trouve l'opium, dont l'emploi remonte si haut et dont l'effet est si certain, qu'on a même été jusqu'à l'administrer seul comme fébrifuge. Sydenham, en effet, rapporte avoir coupé des fièvres intermittentes avec le laudanum.

Berryat, au siècle dernier, avait, au dire de MM. Trousseau et Pidoux, renouvelé cette méthode : il arrêtait les fièvres intermittentes en donnant de 10 à 20 gouttes de laudanum quelques heures avant l'accès. Lind et Odier employaient la même substance. Alibert dit avoir bien des fois donné l'opium avec avantage même dans des fièvres intermittentes pernicieuses.

Desbois de Rochefort écrit : « L'opium est très employé dans les fièvres intermittentes, qu'on est presque » sûr d'arrêter par son moyen. » Enfin, dans ces derniers temps, M. Stewart, de Calcutta, dans un travail récent, s'est efforcé de prouver que la narcotine pouvait suffire dans le traitement de la fièvre intermittente. On sait que , dans la plupart des potions fébrifuges qui ont eu de la vogue, celle du docteur Peysson par exemple, l'opium entre comme l'un des éléments importants. J'ai constaté que les sels de morphine en injection dans la jugulaire augmentaient considérablement les effets stupéfiants du sulfate de quinine. Il ne peut être douteux que l'opium et ses préparations n'aient agi dans le traitement de la fièvre intermittente qu'à titre de stupéfiant, et la preuve en est qu'on les a plusieurs fois remplacés dans ce cas par la belladone , la jusquiame ,. la morelle, etc.

Une médication qui vient après celle-ci par son importance, est la médication arsenicale : en usage depuis Alexandre de Tralles , l'arsenic passa chez les Arabes , puis chez les paysans lithuaniens. Fowler, par ce moyen, assure avoir guéri 160 fiévreux. Stokes, de Dublin, dit dans ses leçons de thérapeutique, que l'arsenic occupe à côté du quinquina la première place dans le traitement des fièvres d'accès.

L'arsenic fut ensuite très vanté en Amérique par Barlow et en Italie par Brera. M. Niel, médecin de Marseille, s'exprime ainsi : « Je dois avouer qu'il n'est pas de fébrifuge plus puissant que l'arséniate de soude , et dont les effets soient aussi prompts. » Gase et Fodéré, dans la médecine militaire , avaient employé l'arsenic avec grand avantage dans les fièvres intermittentes des armées. Vaidy assure l'avoir employé utilement sur plus de 100 fébricitants. Enfin , dans ces derniers temps M. Boudin a renouvelé l'usage de ce médicament, et dit l'avoir employé sur plus de 500 malades.

Que l'arsenic soit un bon médicament, que son administration soit sujette à des inconvénients , c'est ce qu'il n'est pas de mon sujet de discuter ici ; ce qu'il me suffit de bien constater, c'est que la propriété fébrifuge de cette substance n'est niée par personne, qu'elle a été démontrée par tous ceux qui s'en sont servis, et que les dangers qu'elle peut faire courir sont les seuls motifs pour lesquels son administration ne s'est pas étendue.

L'arsenic est donc un fébrifuge très puissant, puisqu'on le donne par centièmes de gramme. On a bien pu croire d'abord qu'il agissait comme perturbateur, en provoquant une gastro-entérite. Il a pu arriver que dans quelques cas, des inflammations du tube digestif aient été provoquées et aient agi comme révulsives, mais cela n'a jamais été qu'accidentel ; tous les médecins qui se sont servis de ce médicament, et entre autres Biett, M. Cazenave, M. Boudin, ont bien constaté que ce n'était point en provoquant des inflammations qu'agissait l'arsenic. On sait actuellement que l'arsenic, qui est un irritant local, est par absorption le plus puissant des agents qui tuent le système nerveux, que c'est un hyposthénisant par excellence. J'ai pu voir dans mes expériences avec quelle force les sels arsenicaux injectés arrêtent les battements du cœur, refroidissent le corps et suspendent toutes les fonctions de la vie. C'est précisément en raison de cette propriété qu'il guérit les maladies chroniques de la peau, et qu'on a espéré pouvoir entraver le développement des cancers ; c'est également en empêchant le système nerveux hyposthénisé de remplir sa fonction pathologique qu'il arrête les fièvres intermittentes.

Après ces médications principales, viennent sur la même ligne comme adjuvants ou comme succédanés, la digitale avec laquelle M. le professeur Bouillaud a pu arrêter des fièvres, l'azotate de potasse que j'ai, dans un autre travail, fait connaître comme fébrifuge, l'émétique à petite dose qui entre dans la célèbre potion fébrifuge de Peysson, l'acide cyanhydrique qu'on fait entrer avec avantage dans les compositions fébrifuges, et enfin le chloroforme dont M. le docteur Delioux, de Rochefort, vient de faire connaître les propriétés fébrifuges : or, toutes ces substances sont des agents dépressifs de la vie, toutes attaquent le système nerveux ou le cœur et tendent à détruire leur puissance vitale. Le chloroforme et l'acide cyanhydrique, entre autres, ont cette propriété à un degré assez éminent pour pouvoir servir de type. Je pense qu'on peut ranger dans cette classe les sels ammoniacaux, dont l'action fébrifuge vient d'être de nouveau préconisée et dont l'action physiologique n'a pas encore été complétement étudiée.

Quant aux autres médicaments, tels que les plantes, extraits, décoctions et poudres amères qui agissent comme toniques, ils sont à peu près abandonnés, et en tout cas ils n'ont qu'une valeur très inférieure à celle des stupéfiants.

Si j'ai démontré que le quinquina n'arrête les fièvres intermittentes simples qu'en stupéfiant le système nerveux, il sera bien plus facile de constater l'existence de ce mode d'action dans l'arrêt des fièvres intermittentes pernicieuses ; dans ces maladies, outre la fonction générale de la fièvre, il existe un travail particulier, celui de la congestion ou de l'inflammation qui se fait sur un ou sur plusieurs organes au moment de l'accès. On ne comprendrait pas facilement, en effet, comment un excitant pourrait empêcher une congestion inflammatoire de se faire, tandis qu'on comprend très bien comment, en paralysant une portion du système nerveux, on l'empêche d'influencer les organes qui sont sous sa dépendance.

Il en est de même pour les névroses et pour les névralgies intermittentes. De quelle manière l'esprit pourrait-il concevoir qu'un tonique placé dans l'estomac ait la propriété d'entraver brusquement un travail ou une douleur situés sur un trajet nerveux ; tandis qu'on conçoit tout naturellement qu'en interrompant par un anesthésiant la communication entre un nerf et l'encéphale, on empêche celui-là de devenir douloureux et d'être un centre de fluxion ?

La découverte des propriétés anesthésiantes de l'éther et du chloroforme, faite depuis que ce travail est commencé, est venue rendre la discussion de ce point plus aisée et la preuve plus facile à faire, le quinquina étant un anesthésiant à sa manière.

Pour résumer cette discussion, je dirai donc que les alcalis du quinquina coupent les accès des maladies intermittentes, quelles que soient leur cause et leur nature, en hyposthénisant la portion du système nerveux central qui est mise en jeu dans ces accès, et en la mettant hors d'état de combiner et de conduire les actions d'ensemble nécessaires à l'exécution de l'effort synergique, autrement dit, de la fonction pathologique qui constitue un accès intermittent. Ils les coupent encore en hyposthénisant en outre, par une propriété élective, les nerfs qui président à la circulation et à la calorification.

On trouve, dans Desbois de Rochefort, une phrase qui se rapporte tellement à mon opinion, que je ne puis m'empêcher de la citer parce qu'elle est caractéristique. « Certains fébrifuges, dit-il, arrêtent les accès des fièvres

» intermittentes en contredisant le type intermittent,
» qui est toujours nerveux. »

Avant d'aller plus loin, je dois prévoir deux objections capitales. Si l'action des alcalis du quinquina, dira-t-on, doit être considérée comme une stupéfaction du système nerveux central, pourquoi les opiacés, qui sont stupéfiants à un si haut degré, n'ont-ils pas la puissance antipériodique à un degré égal, sinon supérieur à celle du quinquina ?

On a vu plus haut de combien l'action de l'opium différait de celle de la quinine, et qu'autant qu'on peut en juger et en y mettant beaucoup de réserve, le maximum de l'action de l'opium paraît se passer sur le cerveau, tandis que celui de la quinine paraît se passer sur le système des nerfs ganglionnaires.

Ainsi sous le rapport du mode d'action, autant que sous celui du siége principal de cette action, ces deux substances diffèrent. L'une est destinée à adoucir, à calmer, à consoler ; l'autre à prostrer et à détruire la vie dans sa source. Le quinquina est donc doué d'actions spéciales dont n'est pas doué l'opium ; de là résulte la spécialité de son action.

La seconde objection consiste dans la petite quantité de quinine suffisante pour arrêter un accès de fièvre, quantité qui doit représenter une puissance anesthésiante bien minime. Il est, en effet, surprenant qu'une force si limitée ait un effet aussi prononcé ; mais cependant si l'on réfléchit qu'il faut peu de chose pour arrêter un accès de fièvre simple, on s'étonnera moins de voir des petites doses de quinine avoir un effet si prononcé : un verre d'eau-de-vie, un bain chaud, la simple mise

(1) *Matière médicale*, t. II, p. 141.

au lit, une course à cheval, une préoccupation assez vive au moment de l'invasion de l'accès, ont bien souvent suffi à couper un accès de fièvre. La fièvre intermittente simple est une maladie très légère.

MM. Boudin, Maillot et Nepple ont bien prouvé que les maladies paludéennes avaient de nombreux degrés, depuis le plus fort, qui produisait le type continnu, jusqu'au plus faible, qui donnait le type intermittent, c'est-à-dire presque rien.

Du reste, cette facilité à céder à la plus simple médication qui est la circonstance à laquelle on doit tant d'innocents fébrifuges, cette facilité, dis-je, disparaît bientôt quand on passe des localités telles que Paris, où presque tout guérit la fièvre, à des climats plus froids ou plus chauds. Là, ces maladies devenant plus intenses, la dose de quinine doit être plus élevée ; et enfin, quand on arrive aux fièvres des pays chauds, aux intermittentes pernicieuses, alors les doses du médicament doivent être plus élevées et être portées jusqu'à 2 et 3 grammes entre deux accès.

En définitive, un accès de fièvre intermittente simple et faible, étant la maladie la plus légère de toute la pathologie, il n'est pas extraordinaire qu'il faille peu de chose pour l'arrêter.

Ainsi considéré, le quinquina n'est, en quelque sorte, qu'un remède palliatif ; son unique effet est d'arrêter la manifestation de la maladie, sans agir ni sur sa cause matérielle, ni sur la modification organique qui l'a provoquée ou qui l'entretient : c'est une vérité reconnue depuis longtemps. Ici je citerai encore Desbois de Rochefort (1) : « Les fébrifuges spécifiques sont des agents

____

(1) Desbois de Rochefort, *Matière médicale*, t. II, p. 141.

» qui, sans attaquer la cause matérielle de la fièvre,
» peuvent en arrêter les accès. » Tous les pathologistes
qui ont bien étudié le quinquina, entre autres Voulounne
et MM. Trousseau et Pidoux, n'ont pas eu un autre
sentiment.

A titre de palliatif, le quinquina est un moyen suffisant et dont l'action est prompte. Aussi, règle générale,
quand, au bout de quelques jours, le quinquina ne produit pas d'effet, il faut en augmenter la dose, et si, la dose
portée au degré que la prudence veut qu'on ne dépasse
pas, l'effet est encore insuffisant, il faut cesser la médication par le quinquina et la remplacer par une autre :
bien entendu que les complications qui pourraient empêcher cette action de se produire auront été préalablement écartées.

Quoique palliatif, le quinquina produit des effets curatifs dans les circonstances suivantes, qui heureusement
sont les plus fréquentes. Le plus ordinairement, dans
les pays non marécageux, la cause de la maladie intermittente a été passagère, ou bien elle a eu peu d'intensité, et le quinquina a produit sur le système nerveux
central, une hyposthénisation suffisante pour le rendre
insensible pendant quelque temps à l'action de la cause ;
alors l'accès intermittent ne se produit plus, et le malade
est guéri avec quelques doses de sulfate de quinine. C'est
là le cas le plus fréquent pour les fièvres des pays
non marécageux, ou pour celles des pays marécageux
des climats tempérés ; c'est aussi ce qui a presque
toujours lieu pour les névroses et pour les névralgies.

Mais si la cause de l'état intermittent a plus d'intensité ; si le sujet atteint de fièvre intermittente reste dans

le lieu où la fièvre aura été contractée, et si la nocivité paludéenne de ce lieu a de l'intensité, alors l'effet palliatif du quinquina pourra encore être curatif, mais ce ne sera qu'à la condition de l'emploi de doses assez élevées de sulfate de quinine, et de leur usage intermittent pendant un temps assez prolongé. Il faudra frapper un coup assez fort sur le système nerveux, pour amener une hyposthénisation assez durable. Il sera, de plus, nécessaire de le renouveler de temps en temps, de manière à rendre ce système insensible pendant un temps assez long, à l'action des causes. A ces conditions le quinquina sera encore curatif. Les troubles que les accès intermittents répétés laissent toujours après eux, dans la constitution du sang et dans l'état organique des tissus, se dissiperont graduellement par la cessation des accès ; les miasmes paludéens absorbés seront, pendant ce temps, éliminés ; en un mot, la cachexie fébrile sera détruite, et la guérison sera parfaite. La maladie, une fois guérie, l'assuétude viendra rendre le système nerveux insensible à l'action de la cause ; les accès ne reparaîtront plus que de loin en loin, et seulement à l'occasion de quelque erreur contre les lois de l'hygiène. Dans quelques cas il restera un état cachectique, ou quelque trouble organique local, qui réclamera un traitement particulier, le quinquina ne suffisant plus. C'est là ce qui arrive dans les fièvres intermittentes des pays marécageux.

Enfin, si la maladie intermittente est entretenue par le séjour dans un climat marécageux chaud, comme l'Italie, l'Afrique, la Grèce, ou si une lésion organique quelconque est le point de départ d'une névrose ou d'une névralgie, ou enfin si les causes extérieures de ces dernières, telles que le froid humide, les affections morales, persistent, alors le quinquina n'est plus qu'un simple palliatif; par son effet hyposthénisant, il mettra pour quelques jours le système nerveux hors d'état de confectionner, si je puis ainsi dire, un accès intermittent, mais cet effet ne sera que passager. La cause, incessamment agissante, continuera à influencer le système nerveux, et une fois que l'hyposthénisation de celui-ci sera passée, les accès se reproduiront. L'assuétude s'établissant plus vite entre le système nerveux et le quinquina qu'entre ce système et la cause morbide, la médication sera, comme on le dit, usée, et il faudra avoir recours à une autre. Le quinquina n'aura été qu'un palliatif.

On peut tirer de ce fait la conséquence suivante : Quand, dans une maladie intermittente, radicalement guérie par le quinquina, les causes supposées de la maladie, ou l'état organo-pathique concomitant, subsistent, on peut être certain qu'ils n'ont ni l'un ni l'autre aucune relation avec l'état intermittent.

Cette règle peut être considérée comme un critérium, et je m'en servirai pour établir que les tuméfactions de la rate qu'on voit si fréquemment persister, la fièvre étant guérie, ne sont pour rien dans la production de cette fièvre.

Ces idées sur l'action du quinquina ne sont pas particulières à la médication antipériodique; elles sont parfaitement applicables à d'autres médications spécifiques desquelles je dirai quelques mots pour compléter la thèse que je soutiens.

L'opium, on le sait, est le spécifique de deux maladies par intoxication, qu'on rencontre très fréquemment, l'encéphalopathie saturnine et le *delirium tremens*. Il agit contre elles, comme le quinquina contre les fièvres, d'une manière héroïque ; il n'attaque en rien la cause du mal. Après la chute des accidents, le plomb et l'alcool se trouvent en contact molécule à molécule avec l'encéphale, comme auparavant ; mais par l'effet du narcotique, la pulpe nerveuse a été rendue insensible aux atteintes du toxique qui continue à la toucher, et ce contact se fait impunément. Si l'on cesse l'emploi de l'opium au bout de quelques jours, les corps étrangers sont encore là, mais l'assuétude est survenue, et la pulpe cérébrale y reste indifférente ; puis peu à peu le mouvement d'absorption moléculaire emporte ces corps étrangers et le malade est définitivement guéri. Seulement si l'opium a été suspendu trop tôt, si l'assuétude n'est pas venue assez vite, s'il y a une nouvelle exposition à l'action des causes premières, les accidents d'épilepsie ou de *delirium tremens* se reproduisent avec la plus grande facilité.

Là nous voyons, comme avec le quinquina, une médication agissant par la sédation du système nerveux, n'attaquant pas la cause ; un palliatif amenant une guérison radicale dans certains cas, et une guérison temporaire dans d'autres cas.

L'action du quinquina étant bien caractérisée, comme j'espère l'avoir fait, les règles de la médication par cette substance vont s'en déduire avec la plus grande facilité, non seulement dans les maladies intermittentes et dans les rémittentes, mais encore dans les fièvres continues, et la conduite du médecin pourra être dirigée par des indications aussi sûres qu'elles ont été incertaines jusqu'à présent.

Le sulfate de quinine est la partie du quinquina qui, de l'aveu de tous les praticiens, est le spécifique incontesté des affections intermittentes, quelle que soit leur nature ; c'est en lui que réside au premier chef la vertu hyposthénisante. Il est bien constaté que le tannin, les matières extractives et les principes colorants n'ont aucune action fébrifuge.

Je n'ai point à m'occuper de la question qui intéressait si fort les médecins dans les premiers temps de l'emploi du quinquina, celle de savoir s'il faut évacuer avant cet emploi : cette question, née des théories humorales des anciens sur la nature de la fièvre, est actuellement tombée ; il en est de même de cette autre, qui consistait à savoir si la fièvre, qui, selon Hippocrate, guérissait des maladies, l'épilepsie entre autres, devait être arrêtée brusquement. La seule remarque à faire sur ce sujet, est qu'il faut attendre que les accès de la fièvre soient bien réglés pour administrer le sulfate de quinine, excepté dans les cas graves, où le danger d'attendre l'emporte sur l'inconvénient de s'exposer, faute de savoir l'heure du début de l'accès, à donner ce sel à temps inopportun.

Les circonstances qui contre-indiquent l'emploi du sulfate de quinine sont peu nombreuses et peut-être plus spéculatives que pratiques. Je ne parlerai pas de l'asthme, de la colique, des hémorrhoïdes, des fluxions, dont les anciens, jusqu'à Voulonne, tenaient un grand compte, et qu'ils regardaient, on ne sait trop pourquoi, comme un obstacle à l'emploi des fébrifuges. Je ne m'occuperai que de deux circonstances qui doivent être regardées, non comme des contre-indications, mais comme des motifs de ne donner le sulfate de quinine qu'avec pru-

20*

dence. La première est la disposition à la congestion
cérébrale, et la très grande susceptibilité nerveuse : on
a vu, en effet, que les sels de quinine déterminent en
commençant un certain degré d'excitation cérébrale.
La seconde est la crainte des phlegmasies du tube digestif. Celle-ci ne peut guère être actuellement invoquée,
avec la connaissance acquise du peu de propriétés excitantes de la quinine ; cependant s'il y avait une phlegmasie assez prononcée des voies digestives, on a les
pilules, les lavements et les applications sur la peau qui
permettraient d'user des sels de quinine, sans s'exposer
à nuire.

Il est bien clair qu'en même temps qu'on administre
le sulfate de quinine comme fébrifuge, il faut pourvoir
par tous les moyens convenables aux complications et
aux diverses circonstances particulières qui peuvent se
produire.

Le sulfate de quinine employé contre les maladies intermittentes ne s'administre jamais que dans l'apyrexie :
c'est une règle générale qu'il ne faut jamais enfreindre,
excepté dans les cas où, le danger étant imminent, le
médecin, n'ayant plus que le choix des inconvénients,
est obligé de se décider en faveur du parti qui lui semble le plus pressé.

Les motifs de cette conduite, que presque tous les
auteurs ont fortement recommandée, sont de deux
ordres.

En premier lieu, l'apyrexie est le seul moment où le
sulfate de quinine puisse développer à propos son effet
hyposthénisant. La raison indique que c'est dans le moment où toute l'économie est en repos, où les absorp-
tions ne sont pas troublées, où les organes, qui sont dans

leur état d'équilibre, jouissent de toute leur susceptibilité, qu'on a le plus de chances de voir le médicament
produire son effet; à son tour, l'expérience a constaté
que le maximum de l'action du sulfate de quinine doit se
faire sentir sur le système nerveux, précisément au moment où celui-ci va se mettre en mouvement, pour commencer la série des actions vitales qui constitueront
l'accès, c'est-à-dire, pendant l'apyrexie.

Enfin, on comprend qu'il est plus facile de stupéfier
un système d'organes au moment où il est dans son état
hypo-normal, comme le système nerveux s'y trouve
durant l'apyrexie, que de choisir, pour le faire, le temps
où son action est considérablement exaltée.

Le second ordre des motifs qui font préférer l'apyrexie
se déduit beaucoup mieux depuis que les effets physiologiques du sulfate de quinine sont connus, qu'on ne pouvait le faire auparavant.

Dans le frisson d'un accès de fièvre il y a une dépression notable du pouls; il est clair que si, à ce moment-
là même, la quinine commençait à faire sentir son action
stupéfiante, on s'exposerait à doubler les effets dépressifs et à arrêter la vie, ainsi que cela est arrivé chez des
malades auxquels on a donné le quinquina, ou pratiqué une saignée pendant le frisson. Chez ces malades,
le réchauffement du corps ne s'est pas fait, le pouls a
continué à se déprimer, et la mort est arrivée.

Dans la période de chaleur, il y a le danger opposé.
Pendant cette période, il existe une congestion plus ou
moins vive dans les méninges, dans le cerveau lui-
même et sur la membrane muqueuse des voies digestives; or, la quinine a précisément pour effet de déterminer une congestion passagère de la pie-mère et du

cerveau, au moment où elle commence à agir. Si donc ce médicament était administré pendant la période de chaleur, l'effet du médicament et celui de la fièvre se superposeraient, et il en résulterait des inconvénients qui iraient croissant, avec la gravité de la fièvre qu'on aurait ainsi traitée. On sait, en effet, que pendant la période de chaleur il y a de la céphalalgie, des battements dans la tête, de la titubation, des vertiges, de la rougeur de la face. Or, j'ai constaté que les premiers moments de l'action de la quinine présentaient souvent ces mêmes phénomènes à un degré plus ou moins fort. Enfin, si peu que le sulfate de quinine excite la muqueuse des voies digestives, c'est toujours une excitation qu'il convient d'éviter au moment où cette membrane muqueuse se congestionne.

L'apyrexie est le seul instant où les conditions favorables se trouvent réunies.

Quant au moment précis de l'apyrexie où doit se faire l'administration du sulfate de quinine, je m'en occuperai dans la partie de ce travail qui traitera de l'administration du quinquina.

Avant de m'occuper en particulier de chacune des espèces de maladies intermittentes, je crois devoir présenter ici quelques considérations sur leur manière d'être en général.

Les maladies intermittentes se distinguent sous le rapport de la composition, en celles qui ont une série de stades et de périodes déterminés, telles sont les fièvres intermittentes légitimes, lesquelles offrent les trois stades, frisson, chaleur et sueur; et en celles qui n'ont pas de stades ou qui ont seulement des stades incom-

plets, telles sont les névroses, les névralgies, les hémorrhagies, les hypercrinies.

Les premières, dont les accès ont une durée assez
longue, se composent d'un ensemble assez compliqué
d'actions successives ; elles nécessitent pour se produire
une forte intervention d'une partie très étendue du système nerveux : or, on comprend aisément qu'un ensemble aussi compliqué puisse être troublé très facilement,
et qu'il suffise pour l'arrêter d'une petite dose de sulfate de quinine.

Les secondes, qui n'ont que rarement les trois stades
précédents, ou qui n'en ont qu'un et quelquefois point,
se bornant à de la douleur, à quelque sécrétion anormale ou à quelque trouble nerveux, sont plus difficiles à
arrêter ; l'intervention du système nerveux étant souvent bornée dans leur production à un nombre très limité d'actes qui nécessitent moins d'efforts et moins
d'ensemble, est bien plus difficile à troubler : aussi faut-
il pour ces cas des doses de sulfate de quinine doubles
ou triples des précédentes.

Sous le rapport de la régularité, la plupart des maladies
intermittentes ont des époques fixes pour le retour des
accès, telles sont les fièvres, les phlegmasies, les névralgies intermittentes ; mais il en est, comme les névroses,
l'hystérie, l'épilepsie, etc., dont la durée de l'apyrexie est
complétement irrégulière et dont le retour des accès ne
peut être aucunement déterminé d'avance.

Les premières sont faciles à arrêter, parce que connais-
sant le moment d'invasion de l'accès, on peut administrer
le sulfate de quinine de manière à imprimer l'action fébrifuge sur le système nerveux au moment le plus convenable,
pour y produire en temps opportun l'effet hyposthénisant

Dans les secondes, au contraire, l'incertitude de l'époque de retour des accès, empêche de pouvoir donner le fébrifuge à temps convenable, et de s'arranger pour que le maximum de son action, qui n'a qu'une durée déterminée, se produise au moment où se prépare l'accès intermittent. Voilà pourquoi certaines névroses, l'épilepsie essentielle entre autres, offrent si peu de prise aux antipériodiques ; on ne sait jamais positivement, dans cette maladie, le moment du retour d'une attaque, pour pouvoir donner le sulfate de quinine en temps opportun, et en espérer avec quelque raison un effet suffisant. Il faudrait pouvoir faire coïncider le maximum d'action d'une forte dose de sel de quinine, avec le moment où l'attaque se prépare à éclater. Or, comme il n'est pas prudent de prolonger au delà d'une huitaine de jours l'emploi du sulfate de quinine à la dose de 2 ou 3 grammes par jour et qu'il est difficile de prévoir, même à huit jours près, le retour d'une attaque d'épilepsie ; il en résulte que dans les cas heureux, la médication par le sulfate de quinine n'a réussi que par le fait du hasard. Cependant nombre d'auteurs en ont obtenu des succès ; il faut noter Werlhoff, L. Frank, Tissot, Baug, M. Piorry. Mais le fait le plus curieux est celui de Dumas (1), de Montpellier, qui basa son traitement d'après les mêmes données que celles qui viennent d'être émises. Ayant affaire à une épilepsie nerveuse, cet habile médecin songea à rendre régulières les attaques qui se reproduisaient assez fréquemment. Il avait observé que le punch, chez le malade en question, excitait les attaques ; il prescrivit le punch, de manière à avoir une attaque tous les douze jours, qui lui

____

(1) *Recueil périodique de la Soc. de méd. de Paris*, t. XXXIX, p. 351.

parut être le type que la maladie semblait affecter. Il y réussit, et après avoir ainsi régularisé un certain nombre d'accès, il les attaqua en faisant prendre pendant chacun des douze jours d'apyrexie une dose de poudre de quinquina, qui alla en croissant d'une demi-once, jusqu'à une once ; cette dernière dose était donnée le douzième jour, quelques heures avant l'accès. Peu à peu les attaques diminuèrent de force et de durée et finirent par cesser complétement ; tout, jusqu'au vertige épileptique disparut.

Si donc on croyait devoir tenter la médication antipériodique, il faudrait donner le sulfate de quinine à 1 ou 2 grammes, et avoir quelque raison de croire qu'on pourra deviner l'époque du retour des accès quelques jours à l'avance, ou arriver par quelque artifice à régulariser les accès.

On doit être prévenu que cette médication peut avoir des inconvénients si elle tombe mal à propos , augmenter la force et la fréquence des attaques , comme cela est arrivé à la Salpêtrière, où elle a plusieurs fois été mise en usage.

L'hystérie prête aux mêmes réflexions ; le nombre des auteurs qui ont prôné le quinquina pour arrêter les accès convulsifs de cette maladie est considérable , et tel qu'il est inutile de le citer. Mais là, comme dans l'épilepsie, les époques de retour des accès ne pouvant pas être prévues , son succès est entre les mains du hasard. Cependant comme on a plus de prise sur les accès hystériques que sur ceux de l'épilepsie , et qu'on peut en quelque sorte les provoquer à volonté, on est plus à même de régulariser les accès pour les attaquer ensuite avec plus de chances de succès par le sulfate de quinine. D'ailleurs les accès hystériques sont quelquefois précédés de symptômes particuliers qui les annoncent quelques jours à l'avance. Dans ces cas, le sulfate de quinine pourrait leur être applicable.

J'ai eu l'occasion d'observer uneje une femme hystérique, dont les attaques étaient provoquées par une douleur siégeant dans un point de la paroi antérieure de l'abdomen : d'abord faible, cette douleur allait peu à peu en croissant, et le troisième jour elle devenait si forte qu'elle provoquait une attaque hystérique convulsive, laquelle semblait épuiser la malade; car, après l'attaque, la douleur était dissipée, et ne recommençait à poindre que le lendemain, pour s'accroître graduellement jusqu'à l'attaque suivante. Les attaques avaient lieu régulièrement tous les trois jours, et à une heure fixe. J'ai cru pouvoir combattre cette périodicité avec succès par le sulfate de quinine à la dose de 1 gramme. La médication a été suivie avec le plus grand soin, elle a été variée autant que possible, et conduite de manière à produire le maximum d'effet dans le temps convenable; mais malgré toute ma persévérance, je n'ai rien obtenu. Quelque temps après, les accès furent arrêtés par les applications de chloroforme *loco dolenti.* J'ajouterai que les hystériques sont les sujets qui, de tous, tolèrent le moins bien les sels de quinine, attendu qu'ils déterminent très facilement de l'excitation cérébrale chez eux. J'engage donc à ne donner le sulfate de quinine aux hystériques qu'avec beaucoup de réserve.

Pour toutes les autres espèces d'intermittences irrégulières où le quinquina convient, on se ménagera bien plus de chances de succès en cherchant à rendre l'intermittence régulière qu'en donnant le quinquina pendant un temps prolongé.

Le sulfate de quinine n'est point un médicament altérant, pour me servir de l'expression des anciens thérapeutistes; il ne peut pas être administré comme ceux qu'ils appelaient *annalia :* au bout de quelque temps d'administration, il produit sur le système nerveux, si on le donne à petites doses, le phénomène de l'assuétude. Si, au contraire, on le donne à doses croissantes, on arrive bientôt à voir se développer des troubles cérébraux, vertiges, bleuettes, tintouins, céphalalgie, titubation, troubles qu'on ne maintiendrait pas impunément au delà de huit à dix jours chez le même sujet.

Les effets du sulfate de quinine, à des doses de 30 à 50 centigrammes par jour, ne se superposent pas; l'effet de la dose de la veille ne s'ajoute pas à celui de la dose du lendemain; il y a, en quelque sorte, un niveau d'hyposthénisation que n'augmentent pas les doses successives de sulfate de quinine : il en sort d'un côté autant qu'il en entre de l'autre. La médication, par ces petites doses, est sans danger, mais elle est inefficace dans le cas où il faut une action sédative puissante.

Si l'on a recours à une médication plus énergique à celle de 1 à 2 grammes par jour, alors les choses changent, la limite de résistance de la force nerveuse est dépassée au bout de quelque temps, et il se fait ou des congestions de l'encéphale, ou des pertes irréparables de la puissance dynamique des organes.

Aussi ce qu'il y aurait de mieux à faire, si l'on voulait soutenir pendant un temps assez prolongé une médication par le sulfate de quinine, ce serait de ne jamais dépasser de 80 centigrammes à 1 gramme par jour, de faire prendre cette dose trois à quatre jours de suite, puis de laisser un intervalle semblable, et de reprendre ensuite, en continuant de la même manière. Mais, je le répète, cette médication n'a de chances de succès que contre des maladies intermittentes de moyenne intensité.

Entrons maintenant dans l'examen de chacune des espèces de maladies intermittentes en particulier.

FIÈVRES INTERMITTENTES SIMPLES.

Les fièvres intermittentes simples de nos climats n'ont en général besoin d'aucune préparation préliminaire pour être traitées par le sulfate de quinine. Aussitôt qu'elles sont reconnues, aussitôt que le temps d'apyrexie et que l'heure de l'arrivée de l'accès sont bien déterminés, il faut donner le fébrifuge à une dose moyenne, qui variera de 30 à 50 centigrammes, en raison de l'ancienneté de la fièvre, de l'intensité de l'accès, ou de l'état cachectique qui l'accompagnera. Cette dose pourra être répétée quatre à cinq fois, après quoi le malade peut être mis aux boissons amères. Si la fièvre a lieu dans un climat très marécageux, ou dans un pays chaud, la dose devra être de 40 à 60 centigrammes et être administrée d'une manière intermittente pendant quinze jours à trois semaines. Il me paraît complétement inutile, à moins que ce ne soit dans des cas de fièvres rebelles ou dans des localités comme l'Afrique, l'Italie, où il faut quelquefois aller jusqu'à 1 gramme par jour, il me paraît inutile, dis-je, de dépasser ces doses.

J'indiquerai plus loin comment l'administration du sulfate de quinine doit être conduite ; ici je ne pose que des règles générales, les détails viendront après.

Lors des récidives, on n'a plus besoin d'avoir recours, quelle que soit la fièvre, qu'à de petites doses de 25 à

40 centigrammes, attendu qu'il a été bien constaté que ces doses sont suffisantes.

Voulonne, que je me plais à citer, et que j'engage beaucoup à lire, malgré les idées ontologico-métaphysiques qui régnent dans son ouvrage ; Voulonne, dis-je, fait la remarque que dans les fièvres véritablement à quinquina, à mesure que les récidives se multiplient, à mesure aussi il ne faut plus pour les arrêter que des doses de plus en plus faibles de quinine ; tandis que dans les maladies où le quinquina n'est plus que secondaire, comme dans la fièvre de suppuration, dans la fièvre hectique amphimérine des phthisiques, chaque fois qu'on est obligé de rendre le quinquina, il faut en augmenter les doses.

La fièvre arrêtée, si la cachexie fébrile subsiste, c'est alors l'affaire des martiaux, des amers légers, du vin, et d'une bonne hygiène.

HYPERSPLÉNOTROPHIE.

Nous voici arrivés à un point assez contesté, assez obscur, mais que j'espère, avec l'aide des faits à présent connus, de l'expérience qui a parlé, et des idées qui viennent d'être émises, que j'espère, dis-je, élucider. Il s'agit des hypersplénotrophies, pour nous servir du langage du professeur à qui on doit d'avoir fait avec une persévérance remarquable des travaux sur cette matière, M. Piorry.

Le fait du gonflement de la rate, après les fièvres intermittentes, est d'observation fort ancienne. Dans les idées humorales d'alors, cela s'appelait le gâteau de la fièvre. Il était naturel que dans les premiers temps de l'emploi du quinquina avec une semblable théorie, on ne manquât pas d'accuser ce médicament de provoquer ces engorgements. Le temps a fait justice de ces très partiales opinions ; mais néanmoins, quoique l'idée fût tombée, l'effet en subissait toujours : on admettait bien que le plus souvent le quinquina, en guérissant la fièvre, guérissait aussi les tuméfactions de la rate, mais on ne croyait pas que son influence allât plus loin , et l'on ne supposait pas que la fièvre étant guérie, on dût attaquer ses conséquences avec le quinquina. La chose cependant a dû être faite, car il y a çà et là, dans les annales de la science, des faits qui prouvent qu'elle avait réussi ; mais ces succès étaient isolés, et le courant de l'opinion leur était contraire. Il est probable que le quinquina avait alors été employé, soit à très petites doses, soit avec trop peu de persévérance. En 1821, lors de la découverte de la quinine, M. Bally, homme qui avait long-temps et habilement manié le quinquina, pensa qu'ayant entre les mains une arme plus puissante que celles qu'on avait auparavant, il pourrait combattre les engorgements de la rate suite de fièvre, avec plus de succès qu'on ne l'avait fait jusqu'alors. Il donna le sulfate de quinine à la dose de 1 gramme au moins par jour, et il eut la satisfaction de voir sa tentative couronnée de succès. Depuis ce moment, la chose est passée en pratique, et il est maintenant établi que les engorgements de la rate doivent se traiter par le sulfate de quinine à dose de 1 gramme par jour. M. Piorry est venu confirmer cette pratique, en la rendant rationnelle. Il a, comme on le sait, constaté que, sous l'influence de la quinine, la rate éprouvait un retrait. J'admets les faits observés par lui, mais je ne m'en rends pas raison de la même manière.

Je crois que la tuméfaction de la rate est un effet de

la fièvre, et je ne suppose pas que le retrait de cet organe soit un effet d'absorption générale. Je pense que
c'est un effet direct, soit de l'influence de l'estomac sur
la rate, soit du passage de la quinine de l'estomac à la
rate par les vaisseaux absorbants. J'appuie mon opinion
sur les motifs suivants.

Aucune des substances fébrifuges, telles que les opiacés, l'arsenic, le nitre, la digitale, etc., n'a d'influence
bien prononcée sur la tuméfaction de la rate ; aucune
d'elles ne peut servir à détruire cette tuméfaction quand
elle persiste seule ; d'où il faut conclure que ce n'est point
par l'intermédiaire du système nerveux qu'on peut agir
sur ces tuméfactions restées seules. Si la quinine agissait par une influence générale, des lavements, des frictions, pourraient être utiles ; or, le contraire a été
constaté par M. Bally. M. Piorry lui-même déclare
qu'il a inutilement cherché à constater la diminution
brusque de la rate après les lavements de quinine, si ce
n'est une fois après un lavement de 50 centigrammes de
sulfate de quinine. Or, je ferai observer que s'il est
constaté que des doses de 1 gramme de sulfate de quinine portées dans l'estomac aient été reconnues nécessaires pour agir sur la rate, des doses de 50 centigrammes portées sur l'intestin, où, comme je le démontrerai,
l'absorption, bien que rapide, est fort incomplète,
doivent à plus forte raison être insuffisantes ; aussi,
jusqu'à plus ample informé, je persiste dans mon opinion, et j'admettrai, parce que les faits le prouvent,
que cette action est spéciale à la quinine, et qu'en
outre elle est locale.

Le traitement par le quinquina ne peut convenir
qu'à l'hypersplénotrophie, et non aux productions hété-

rologues qui se seraient développées dans la rate, contre lesquelles il est absolument sans influence.

Le sulfate de quinine, à la dose de 80 centigrammes ou de 1 gramme par jour, pourra n'être donné que tous les deux jours, et même l'administration devra en être suspendue de temps en temps. On peut, ainsi que je l'ai fait souvent avec succès, dans ces cas, n'employer que des doses de 30 à 40 centigrammes, mais alors il les faut donner en solution et les faire ingérer dans un court espace de temps.

L'observation a constaté, d'après les recherches de M. Nonat, et d'après des faits indiqués par M. Valleix, que les applications de ventouses scarifiées et de sangsues au niveau de la rate étaient un puissant auxiliaire du sulfate de quinine.

FIÈVRES INTERMITTENTES PERNICIEUSES.

S'il est pour le médecin un spectacle qui le venge du pyrrhonisme des détracteurs de la science médicale, c'est celui du traitement des fièvres pernicieuses. Voici une maladie qui saisit au milieu de la plus belle santé, et qui, en un petit nombre d'heures, conduit aux portes du tombeau ceux qu'elle atteint. Mais il existe un médicament qui n'offre aucun rapport connu avec cette maladie, qui paraît même lui être incompatible ; un homme de génie, Torti, y découvre des relations qu'on ne soupçonnait pas : ces relations sont tout simplement la vertu antipériodique. Il donne le quinquina, et la maladie est guérie en aussi peu de temps qu'elle en avait mis à se développer.

Lautter dit que s'il est une maladie dans laquelle le

médecin est l'arbitre de la vie et de la mort, c'est sans contredit la fièvre pernicieuse.

Ce genre de fièvre, qui est presque exclusivement le propre des climats chauds et marécageux, est fort rare dans les climats tempérés et dans les lieux non maréca-, geux. Il paraît être le résultat de l'action des miasmes paludéens fort actifs. On le reconnaît à l'apparition brusque de phénomènes graves siégeant le plus ordinai- rement dans les centres nerveux, tels que le coma, le délire, des convulsions, une céphalalgie atroce, un état algide, ou bien à des signes de congestion vers les vis- cères, à des pneumonies, à de la cardialgie, à des flux diarrhéiques et cholériques, à des hémorrhagies, etc.

Ces accidents paraissent le plus souvent du second au troisième accès. Quelquefois, pendant l'apyrexie, le ma- lade est assez bien pour pouvoir se lever. L'apyrexie est souvent complète, et tout porte à croire que les conges- tions qui se font vers les viscères se dissipent, soit com- plétement, soit en grande partie pendant ce temps. Leur type est ordinairement tierce ou double-tierce. A l'au- topsie on rencontre habituellement une vive congestion de la pie-mère encéphalique et rachidienne, une injec- tion fort vive de l'encéphale et du prolongement rachi- dien, quelquefois de l'opalinité et des rudiments de fausse membrane dans l'arachnoïde, souvent une rou- geur variable du tube digestif et des congestions dans les organes qui avaient donné des signes d'inflammation ou de congestions pendant la vie.

Le quinquina, depuis Torti, a toujours été la médi- cation principale de ces fièvres. Il y a une vingtaine d'années, au moment où dominaient les idées de l'école physiologique, on a cru qu'à l'aide des antiphlogistiques on arriverait à conjurer les accidents ; l'expérience a constaté que cette prétention n'était pas fondée, et depuis nos expéditions en Grèce et en Algérie, il a été bien démontré que ces moyens n'étaient qu'accessoires, qu'il ne fallait pas les pousser trop loin, et que le remède dominant était le sulfate de quinine.

La puissance qui engendre ces maladies doit être fort énergique, car l'impulsion qu'elle tend à imprimer au système nerveux est considérable, et les organes principaux qui sont les aboutissants de ce système, le cerveau, le cœur, le poumon et le tube digestif, voient leurs actions vitales montées au plus haut degré.

La thérapeutique, pour réussir dans de pareils cas, a besoin de développer une puissance supérieure à celle de la maladie ; pour entraver des actions pathologiques élevées à un tel degré, il faut qu'elle déploie sur le système nerveux central une force d'hyposthénisation aussi grande que possible. De là la nécessité reconnue de porter à un chiffre élevé les doses du sulfate de quinine qu'on doit administrer.

Restauraud, Morton, Torti, Fodéré, ont si bien senti cette nécessité, qu'ils ont de prime abord employé le quinquina à des doses considérables. Torti donnait de six à huit gros de quinquina entre deux accès, quantité qui contient un chiffre de quinine égal à celui qui se trouve dans près de 2 grammes de sulfate de quinine. Quelques praticiens, dit M. Nepple, ont été jusqu'à donner une demi-livre de quinquina pendant une seule apyrexie. Vaidy rapporte qu'un de ses malades avait pris neuf onces de quinquina en quinze jours, et il ajoute qu'il faut souvent aller au delà et augmenter les doses jusqu'à ce qu'on se soit rendu maître des accès. Nos médecins militaires sont ordinairement obligés, en Afrique, de prescrire de 2 à 3 et même à 4 grammes de sulfate de quinine entre deux accès.

Il faut, pour agir sûrement, avoir la certitude que le sulfate de quinine a fortement agi sur le système nerveux : or, comme l'a très bien dit M. Monneret, on n'a cette certitude que quand on a développé les phénomènes cérébraux, tels que le trouble de la vue, la céphalalgie, les vertiges, les bourdonnements d'oreilles et la titubation, à un degré qui soit en rapport avec l'intensité de la maladie qu'on veut combattre. Ces troubles sont, en effet, la meilleure mesure de l'action du sulfate de quinine sur l'encéphale.

L'administration du sel de quinine doit ne se faire que pendant l'apyrexie, si celle-ci offre un temps suffisant pour que l'absorption puisse se faire. Si au contraire ce temps n'est pas suffisant, comme dans les cas où la fièvre est double-tierce et dans ceux où elle est subintrante, on est alors obligé de donner le sulfate de quinine tout en sachant qu'il agira sur l'encéphale pendant l'accès, quand on ne peut pas faire autrement. L'important est de prévenir le second ou le troisième accès qui sont si souvent mortels.

Les doses doivent être soutenues et même augmentées, jusqu'à ce qu'on se soit rendu maître des accidents; puis ce résultat obtenu, on les fera graduellement décroître jusqu'à la convalescence.

La nécessité d'agir pendant l'apyrexie se comprend très bien : d'une part, en raison de l'avantage de saisir l'économie pendant qu'elle est dans son état normal; et d'autre part, à cause du grave danger qu'il y aurait en agissant autrement, d'introduire dans l'économie, au

21*

moment où par l'effet de la fièvre les centres nerveux sont déjà fortement congestionnés, une substance qui au début de son action congestionne ces centres.

Les doses du sulfate de quinine devront être d'autant plus rapprochées les unes des autres que l'apyrexie sera plus courte.

Il est bien entendu que les évacuations sanguines, les antiphlogistiques, les révulsifs et les autres moyens que réclame le genre particulier de fièvre pernicieuse, devront être employés concurremment avec le quinquina, tout en rappelant qu'il faut être réservé dans l'emploi des évacuations sanguines.

Du reste, quel que soit le symptôme dominant, il faut toujours que le sulfate de quinine soit le remède principal. Ainsi, le délire, le coma, les convulsions, l'algidité, les signes de phlogose du tube digestif ne sont nullement des contre-indications, quoique la quinine à haute dose produise des troubles cérébraux semblables à ceux-là, et quoique par sa propriété d'irriter la muqueuse du tube digestif, elle semble propre à produire ces phlogoses. Il est probable que dans la plupart de ces cas, l'accumulation du sang dans les organes qui en sont le siége est plutôt congestive qu'inflammatoire.

INFLAMMATIONS INTERMITTENTES.

Le nombre des maladies qui compose ce genre d'intermittences a été singulièrement exagéré, parce qu'on a rangé dans cette catégorie beaucoup de maladies inflammatoires, telles que des érysipèles, des furoncles, des gastro-entérites, des hépatites, des néphrites et des métrites, qui se sont plusieurs fois reproduits chez le même sujet, tantôt sous l'influence de causes extérieures, tantôt sous celle d'une constitution pléthorique, tantôt enfin sous l'influence de concrétions biliaires, urinaires, ou de congestions menstruelles. Il est évident qu'aucune de ces affections ne rentre dans ce que le médecin doit entendre par maladie intermittente ; c'est-à-dire maladie dont les accès successifs n'ont entre eux qu'un lien dynamique, et contre laquelle il y a pour cette raison une médication particulière, absolument inefficace pour toute autre chose, la médication antipériodique.

Les cas de phlegmasie intermittente bien observés sont rares ; ceux qu'on a le plus souvent rencontrés sont les phlegmasies des organes encéphaliques dont Torti, Strack, Hoffmann, MM. Audouard, Maillot et Nepple, ont donné des exemples. On peut même dire que dans un bon nombre d'intermittentes pernicieuses avec symptômes cérébraux, il y a des signes non douteux de ces phlegmasies. Après les inflammations cérébrales, viennent les ophthalmies, dont les phénomènes, qui se passent tous sous les yeux de l'observateur, ont pu être fort exactement constatés ; puis les phlegmasies des organes pectoraux, dont tous les signes caractéristiques ont été observés, moins ceux que donnent l'auscultation et la percussion ; enfin les gastro-entérites, les hépatites, ainsi que certaines phlegmasies de la peau, ces dernières étant les plus rares de toutes.

Comme ces affections sont presque toujours accompagnées d'une fièvre d'accès, on a pensé qu'elles résultaient de la combinaison d'une fièvre intermittente et d'une phlegmasie, survenues simultanément, mais fortuitement, sur le même sujet. Cela peut être, pour cer-

tains cas ; mais pour le plus grand nombre l'état intermittent est la maladie dominante , et c'est sous son
influence que se sont faites les congestions et les phlegmasies des organes intéressés.

La maladie étant en quelque sorte double, il y a une
double indication à remplir, mais les deux indications ne
sont pas également importantes.

Quand on peut constater l'intervention d'une des causes extérieures de la phlegmasie existante, on peut supposer une combinaison à doses pour ainsi dire égales de
la fièvre intermittente et de la phlegmasie , et alors les
antiphlogistiques, employés dans la proportion que re-
quiert l'intensité de la phlogose, doivent marcher sur la
même ligne que les antipériodiques.

Mais si, au contraire, on ne peut saisir l'action d'aucune cause extérieure de phlegmasie, si la fièvre intermittente a précédé l'apparition de la phlegmasie, si le
malade est dans le cercle d'une épidémie, alors la médication antipériodique devra dominer, et être vigoureu-
sement poussée. Il faut dans ce cas donner le sulfate
de quinine à des doses de 15 décigrammes, 2 et même
3 grammes entre deux accès. On ne saurait trop s'étonner qu'un médicament qui de toute évidence congestionne l'encéphale, puisse arrêter brusquement, comme
la quinine le fait si souvent, les accidents d'une congestion ou d'une phlegmasie de l'encéphale. Il faut bien
certainement que la puissance hyposthénisante de la quinine soit l'action principale de cette substance, celle qui
domine tout, et que la congestion qui l'accompagne ne
soit qu'un effet très subsidiaire de cette action, pour
que cet accident thérapeutique ne se surajoute pas aux
accidents de la maladie elle-même. J'insiste ici sur ce

fait, parce qu'il est capital, qu'il a déjà été observé dans les intermittentes pernicieuses cérébrales, et qu'on le verra encore se produire dans les fièvres rémittentes, dans quelques maladies continues, dans les fièvres typhoïdes graves et dans l'encéphalite elle-même.

Le sulfate de quinine devrait être administré en lavements, si la phlogose intéressait l'estomac.

La médication antipériodique ne doit être appliquée que pendant l'apyrexie, tandis que les antiphlogistiques et les moyens spéciaux à la phlegmasie doivent être mis en usage de préférence pendant le paroxysme.

D'après ce qui a été dit de l'action du quinquina, il est évident que les évacuations sanguines devront être pratiquées avec une certaine réserve, de crainte de précipiter le malade dans une prostration de laquelle on pourrait avoir de la peine à le tirer. D'ailleurs l'observation a constaté que ces phlegmasies, tant qu'elles sont intermittentes, ne passent point à l'état phlegmoneux et restent ordinairement au degré de congestion.

Les doses de sulfate de quinine doivent être d'autant plus élevées et d'autant plus rapprochées les unes des autres durant l'apyrexie, que ce genre de maladies intermittentes affecte de préférence le type quotidien, ou le type double-tierce.

La médication est habituellement suivie de succès, car ces maladies ont ordinairement un type régulier, qui fait qu'elles peuvent être attaquées avec plus de précision. En outre, elles se composent d'une série fort compliquée d'actions successives, dans lesquelles on peut facilement mettre le désordre. Il résulte de là que le sulfate de quinine y obtient des avantages tout aussi décisifs et tout aussi prompts que dans les espèces précédentes, et que la maladie est arrêtée aussi complétement que les autres maladies intermittentes au premier ou au second accès, et qu'après cela la convalescence est complète sans laisser de traces de la phlegmasie.

NÉVROSES INTERMITTENTES.

Les faits de ce genre sont fort nombreux dans les auteurs, mais ils ont été assez superficiellement observés; il a suffi qu'un trouble nerveux se soit produit de temps en temps pour qu'il y ait été classé dans les maladies intermittentes, et qu'il ait été traité par le quinquina : de là les insuccès nombreux de cette médication. Aucune maladie plus que les névroses n'est sous l'influence directe des causes extérieures dont l'action est si souvent intermittente. On sait d'ailleurs que les actions du système nerveux affectent de préférence l'intermittence. Il ne faut donc pas avoir recours au quinquina toutes les fois qu'il y a des intermissions.

En fait de maladie nerveuse, on ne doit regarder comme attaques intermittentes et comme maladie réclamant l'emploi du quinquina, que celles dont les accès sont pour ainsi dire spontanés, reparaissent à des heures à peu près fixes, ont une durée déterminée pendant laquelle les phénomènes apparents acquièrent en un instant leur maximum d'intensité, et cessent aussi brusquement qu'ils ont débuté, puis enfin laissent entre eux une apyrexie complète.

Sarcone (1) dit que pour que le quinquina réussisse dans une maladie, il ne suffit pas qu'il y ait quelque

____

(1) *Istoria raggionata de mali osservati in Napoli*, p. 198 et 199.

chose de périodique, mais qu'il faut encore que les ré-missions soient sensibles et aient une durée convenable.

Comme ces maladies sont rarement accompagnées de fièvre, qu'elles ne sont point précédées de frissons, ni suivies de sueur, elles sont moins aisées à diagnostiquer. Aussi sont-ce elles qui constituent en grande partie les fièvres larvées des anciens auteurs.

Les névroses qui réunissent ces conditions sont peu nom-breuses ; on a vu des convulsions, le coma, la catalepsie, le délire, l'asthme, des palpitations, revenir par accès très réguliers. Quant aux autres, telles que l'épilepsie et l'hys-térie, elles ne suivent pas la même marche, leurs retours n'ont rien de périodique, rien qui puisse les faire prévoir. Les premières réclament les antipériodiques, et dans ces cas le sulfate de quinine obtient des succès presque assurés quand il est donné à des doses convenables. L'effet est d'autant plus certain que l'apyrexie a moins de durée ; on combinera, pour plus de succès, ce sel aux sels de morphine.

Comme dans cette espèce d'intermittence il n'y a plus de stades, et que le plus souvent le tout se borne à des phénomènes locaux, l'action préalable du système ner-veux pour confectionner l'accès est peu complexe et peu étendue. Il en résulte qu'elle est plus difficile à pertur-ber; aussi faut-il avoir recours à des doses assez élevées de sulfate de quinine : les praticiens recommandent d'en donner de 1 à 2 grammes entre deux accès. En général, plus la névrose sera limitée, plus la dose destinée à la combattre devra être élevée.

Si le valérianate de quinine paraissait présenter en sa faveur quelques chances de plus que le sulfate, il faudrait l'y substituer.

Il n'en est pas de même dans l'épilepsie et l'hystérie. Là, comme je l'ai dit, on combat avec des conditions défavorables, en raison de l'irrégularité des époques de l'invasion des accès.

Mais il est encore une autre circonstance qui explique le peu de succès du quinquina. Dans une attaque d'épilepsie, dans un accès hystérique convulsif, il n'y a guère pendant tout le temps de l'attaque qu'une influence de l'encéphale sur le rachis, et de là sur le système musculaire ; la respiration, la circulation, la calorification, ne sont affectées que secondairement ; les attaques d'épilepsie et d'hystérie ne sont que la propagation de l'irritation d'une portion circonscrite du centre cérébro-spinal à une autre portion un peu plus étendue de ses expansions. Ces attaques ne sont point, comme l'accès de fièvre intermittente, une sorte de fonction pathologique. Or, l'action spéciale de la quinine est l'hyposthénisation des nerfs ganglionnaires qui fournissent aux poumons, au cœur, aux capillaires et au tube digestif ; l'hyposthénisation du cerveau n'est en quelque sorte qu'une extension de l'effet : il suit de là que, toutes choses égales d'ailleurs, l'influence du quinquina ne peut être, sur les nerfs qui ne tombent pas directement sous son action, la même que sous ceux qui y tombent spécialement. Par conséquent, il ne faut pas compter sur le quinquina dans l'épilepsie, et encore moins dans l'hystérie.

On trouve cependant dans les auteurs quelques exemples d'épilepsies à type régulier traitées et guéries par le quinquina : on en trouve un de Lautter et un autre de Stark. M. Mazade, d'Anduze, a communiqué à l'Académie de médecine, en avril 1848, une observation d'épilepsie revenant tous les cinq jours, puis tous les huit jours, traitée avec succès par le sulfate de quinine à la dose d'un gramme et au delà.

Le docteur Taroni rapporte également avoir traité avec succès, au moyen du sulfate de quinine à des doses de 1 à 2 grammes par jour, une épilepsie accidentelle survenue à la suite d'une frayeur, et dont les attaques avaient lieu régulièrement trois fois par jour ; la guérison fut complète au bout de trois mois de traitement par le sulfate de quinine. (*Gazette médicale*, 1844, p. 323.)

NÉVRALGIES INTERMITTENTES.

Ces maladies sont fort communes ; on les a observées sur un grand nombre de trajets nerveux. Elles ne se rencontrent pas plus que les précédentes dans les endroits marécageux ; leurs lieux de prédilection sont les contrées froides et humides. Elles ne s'accompagnent le plus souvent ni de fièvre, ni de frisson, ni de sueur ; néanmoins les accès ont ordinairement un début très brusque, une durée déterminée, et une terminaison aussi brusque que le début. Les époques de retour des accès sont souvent fort régulières.

On s'est habitué à regarder les névralgies intermittentes comme des maladies locales, la doctrine de Broussais a surtout contribué à propager cette erreur ; ce n'est que dans ces derniers temps que M. Jolly a pu ramener les esprits à des idées plus saines, en prouvant que bien souvent la cause de ces affections existe ailleurs que dans les nerfs douloureux ; et j'ajouterai aux raisons données par ce judicieux médecin, qu'il est impossible d'admettre que le signal de la reprise d'un accès névralgique parte d'ailleurs que du cerveau. Ce n'est pas un nerf isolé qui a la mémoire des temps écoulés, c'est le cerveau. Un nerf tout seul ne pourrait pas savoir quand doivent revenir le second, le troisième et le quatrième accès périodique, il faut que le cerveau le lui apprenne.

Ces conditions favorisent l'action du quinquina et expliquent les nombreux succès du sulfate de quinine dans ces affections. Cependant la névralgie étant une maladie peu complexe, le nombre de cordons nerveux mis en jeu dans un accès étant peu considérable, il est plus difficile de déranger leur action. D'autre part, l'hyposthénisation de la quinine porte principalement sur les nerfs ganglionnaires, tandis que les névralgies portent le plus souvent sur les nerfs cérébro-spinaux. Il résulte de là qu'il faut administrer des doses élevées de sulfate de quinine pour réussir. Si l'on consulte les nombreux faits de névralgies arrêtées brusquement au second ou au troisième accès, on verra qu'on a le plus souvent été obligé de donner 2 à 3 grammes de sulfate de quinine avant l'accès. Aussi, sont-ce ces doses qu'il faut administrer. Le plus souvent la névralgie est arrêtée brusquement, mais quelquefois elle ne cède que peu à peu, et il faut alors prolonger le traitement.

L'adjonction de l'opium aux sels de quinine est très indiquée dans ces cas. Rationnellement aussi, mais seulement rationnellement, le valérianate et l'hydrocyanate de quinine paraissent être des médicaments appropriés, car jusqu'à présent les faits positifs ne sont pas encore venus donner leur sanction à cette médication *à priori*.

HYPERCRINIES INTERMITTENTES.

Ce genre d'intermittences comprend des hémorrhagies, des flux d'urines, des sueurs, des flux de la membrane pituitaire, des vomissements, des attaques cholériformes, etc.

Ces maladies sont quelquefois précédées ou accompagnées de fièvre, quelquefois elles le sont de frisson seulement. Leurs retours sont ordinairement assez éloignés les uns des autres; mais en revanche il y a un travail de sécrétion qui en fait un ensemble complexe et par conséquent plus facile à troubler. Aussi, malgré l'inconvénient d'une apyrexie longue, ces maladies sont aisément arrêtées par le sulfate de quinine à doses de 1 à 2 grammes. Comme dans ces cas les centres cérébro-spinaux ne sont pas fort excités, ces doses sont mieux supportées que dans les cas précédents. Les exemples du succès de cette médication sont fort nombreux, comme on peut le voir dans l'ouvrage de Cas. Medicus.

Modoni (*Gaz. méd.*, 1850, p. 533), pour prouver la puissance de cette médication, parle d'une grave hémorrhagie, suite d'évulsion d'une dent, qui fut arrêtée tout de suite par l'administration de 12 grammes de sulfate de quinine.

FIÈVRES RÉMITTENTES.

Jusqu'il y a trente ans la thérapeutique des maladies intermittentes était fort avancée; leur traitement se faisait d'après des règles que l'esprit d'observation avait tracées, et que l'expérience avait sanctionnées; mais à ce moment surgit la réforme médicale, les doctrines changèrent, et les théories ayant changé, les faits devaient nécessairement subir une modification : aussi les ouvrages des observateurs sur les maladies paludéennes, devenus surannés, furent négligés et laissés comme objets de curiosité aux amis de la poussière des bibliothèques : tel est l'homme. Mais malheureusement pour les novateurs, les faits ont une grande opiniâtreté ; la nature est là, toujours immuable, venant donner de cruels démentis à ceux qui prétendent la dominer.

C'est ce qui est arrivé relativement aux maladies rémittentes. Ces maladies avaient en quelque sorte été niées par l'esprit de système; la véritable observation devait les faire revivre. Nos expéditions de Grèce, d'Afrique et d'Italie, en ramenant les médecins sur le théâtre des maladies intermittentes, mirent sous leurs yeux des épidémies copies de celles qu'avaient observées les Morton, les Torti, les Werlhoff, et bien qu'imbus des doctrines physiologiques, le tableau qui se déroulait sous leurs yeux était si frappant, qu'ils furent forcés de reconnaître l'exactitude des observations de leurs devanciers et de se conformer à la pratique de ces maîtres de l'art. Nous devons à ce concours de circonstances les ouvrages de MM. Nepple, Maillot, Boudin, Lavéran, etc., travaux remarquables par l'uniformité de leur doctrine et par leur conformité avec celle des premiers observateurs. Nous avons donc regagné le terrain perdu ; la science est maintenant bien assise, les faits bien établis, et la thérapeutique bien arrêtée. Les fièvres rémittentes ont été celles de toutes ces maladies qui ont le plus profité de cette sorte de résurrection, parce que c'étaient celles qui avaient le plus perdu.

On entend par maladie rémittente toute maladie qui présente des accidents continus, coupés par des accidents périodiques, et qui cèdent à la médication antipériodique. Ce sont des affections dans lesquelles les accès ne sont plus séparés par aucun temps d'apyrexie complète, mais dans lesquelles les accidents, après avoir décliné, reprennent tout à coup et périodiquement leur plus haut degré d'intensité.

Il est clair qu'il ne faut pas comprendre dans ce cadre toutes les maladies qui éprouvent durant leurs cours des variations plus ou moins prononcées. Pour qu'une maladie doive être rangée dans la classe des rémittentes, et pour qu'on soit fondé à lui appliquer le traitement antipériodique, il faut qu'elle réunisse les conditions suivantes : 1° que l'exacerbation soit notable, et que les accidents qui la composent apparaissent brusquement et arrivent rapidement à leur plus haut degré ; 2° qu'après une certaine durée, ils décroissent assez rapidement ; 3° qu'ils débutent par un frisson ou un sentiment de froid, suivis de chaleur, et se terminent par de la sueur ; 4° enfin, que la rémission soit très marquée, et que tous les accidents de l'exacerbation soient dissipés pendant qu'elle a lieu.

Il reste peut-être encore quelque obscurité sur la nature des maladies rémittentes ; cependant il me semble que la matière est actuellement assez élucidée pour pouvoir être développée d'une manière nette ; néanmoins, afin d'arriver à ce résultat, il faut encore étudier à part chacune des trois espèces d'affections rémittentes qui sont généralement admises.

La première espèce comprend les fièvres rémittentes proprement dites qui peuvent être simples ou pernicieuses. Ce sont, pour la plupart, des maladies paludéennes, qu'on observe ordinairement à l'état d'épidémie. Celles qui sont sporadiques, et qui ont été vues hors de la sphère d'action des miasmes marécageux, ne sont pas admises par tous les observateurs ; cependant ce serait se montrer trop sévère que d'en nier l'existence. À mon avis trop de médecins en ont constaté la réalité pour qu'on soit en droit de la rejeter.

Voulonne, et après lui les partisans de l'école physiologique, ont regardé ces maladies comme résultant de la réunion d'une fièvre intermittente avec une maladie continue. Cette opinion, qui a encore actuellement du crédit, me semble erronée. Comme elle a une grande importance pour la thérapeutique, je crois qu'il est indispensable de la combattre.

Du temps de Voulonne, et dans les idées de son école, il y avait un certain nombre de fièvres essentielles classées comme des objets d'histoire naturelle, et l'on pouvait, par la pensée, facilement combiner l'une avec l'autre ; on n'avait que l'embarras du choix. Mais à notre époque, où l'on a considérablement perdu de cette richesse nosologique, il ne reste plus, en fait de fièvre de long cours, que la fièvre typhoïde, laquelle a des caractères bien déterminés, caractères qu'on ne rencontre en aucune manière dans les observations de fièvres intermittentes rapportées par les auteurs. Aussi est-il certain que ces maladies ne résultent pas de la réunion de deux fièvres proprement dites, de deux pyrexies.

Après la théorie de Voulonne est venue celle de l'école physiologique, laquelle a prétendu que la rémittence tenait à l'union d'une fièvre intermittente avec une phlegmasie. Cette opinion, plus plausible que la précédente, s'est appuyée sur les phénomènes d'inflammation de l'encéphale, des organes de la poitrine ou des viscères abdominaux, qu'on a observés pendant les exacerbations, et qui ont été constatés lors des autopsies.

A cette hypothèse, j'opposerai les réflexions suivantes : 1° Dans tous ces cas, les phlegmasies restent presque toujours au degré de congestion ; jamais elles ne sont phlegmoneuses dans les organes parenchymateux, jamais elles ne s'accompagnent que d'une très faible exhalation de sérosité dans les membranes séreuses ; ce qui n'est point la marche générale des phlegmasies. 2° Toujours la fièvre d'accès commence la scène, et les accidents indiquant une lésion phlegmasique ne viennent qu'ensuite. 3° Toujours, et c'est là un caractère de la plus grande importance, quand les maladies rémittentes guérissent, elles se terminent brusquement et sans transition par la convalescence, comme le font les fièvres intermittentes, et non par une diminution graduelle des accidents, comme dans les phlegmasies. 4° Enfin, il en est un certain nombre qui n'offrent que les phénomènes ordinaires des fièvres intermittentes, portés à un haut degré, et sans nul signe d'une véritable phlegmasie d'aucun des principaux organes.

Ces objections, que j'ai tirées de la lecture des ouvrages anciens, se trouvent pleinement confirmées par l'observation unanime des auteurs modernes, desquelles il résulte manifestement : 1° que les fièvres rémittentes sont presque toujours dues à l'action des miasmes paludéens ; 2° qu'elles résultent d'une intoxication à plus forte dose que les fièvres intermittentes ordinaires ; 3° que l'accès s'y accompagne d'une plus forte congestion de l'encéphale et des capillaires des viscères splanchniques que dans les intermittentes ordinaires ; 5° que, soit par l'effet de quelques circonstances atmosphériques, ou de quelque chose de particulier dans l'idiosyncrasie du malade, ou dans les causes extérieures qui ont agi sur lui, la congestion inflammatoire a son siége dans un organe déterminé, mais toujours sous l'influence de la fièvre, qui est le premier moteur; 6º que les accidents cessent brusquement et sans transition sous l'influence de la médication antipériodique; 7º enfin, que dans les fièvres rémittentes proprement dites, l'altération anatomique des organes n'est jamais qu'une conséquence de la fièvre qui l'a produite, et avec laquelle elle disparaît.

Ces données ont une grande influence sur la thérapeutique. Dès que la maladie est une fièvre du genre des intermittentes, qu'elle est d'un degré plus élevé que les intermittentes ordinaires, et que la lésion matérielle qui les accompagne n'est qu'un effet secondaire, il en résulte que la médication est forcément celle par le quinquina.

En effet, puisque la lésion est fondamentalement une lésion dynamique dans laquelle le système nerveux joue exactement le même rôle que dans la fièvre intermittente, il suffit d'empêcher cet effet dynamique de se produire, pour arrêter la maladie, et il ne reste plus qu'à soustraire le malade aux causes extérieures qui ont produit la fièvre et à combattre la modification diathésique qu'elles ont imprimée à l'économie. Quant à la phlogose qui accompagne la fièvre, elle cesse d'elle-même sitôt que celle-ci a cessé, et elle ne réclame les antiphlogistiques que comme traitement secondaire.

Il n'y a néanmoins pas un accord unanime entre les observateurs, sur l'opportunité de l'emploi du quinquina dans les affections rémittentes. Ainsi Morton conseille toujours le quinquina, tandis que Ramazzini ne veut pas qu'on l'administre en aucun cas; on convient cependant en général que dans les épidémies, et dans les pays chauds, le quinquina est le remède spécifique, et la difficulté ne porte que sur les rémittentes, sporadiques. Dans celles-là, il est certain qu'il faut du tact pour se bien gouverner. Il y a cependant pour le faire quelques règles générales que voici : En premier lieu, il faut commencer par observer pendant quarante-huit heures une fièvre qu'on suppose rémittente. S'il y a une grande modification pendant cet intervalle, on doit donner le quinquina ; s'il n'y a pas de modification notable on doit s'en abstenir. Sarcone ajoute à cela qu'il faut que l'inflammation qui peut se joindre à la fièvre n'ait pas acquis un trop haut degré d'intensité. En second lieu, considérez dans une fièvre rémittente la marche des phénomènes. Dans cette maladie tout ce qui appartient à l'état continu se maintient à peu près au même degré dans la rémission, tandis que tout ce qui est propre à l'état intermittent se montre seulement durant l'accès ; il résulte de là que si les accidents continus dominent, on ne donnera pas le quinquina ; si au contraire ce sont les intermittents, on le donnera.

La véritable observation prouve que le quinquina est le plus souvent le moyen capital dans ce genre d'affections, et son influence est d'autant plus sûre que, comme dans les fièvres pernicieuses, l'accès rémittent se compose d'un plus grand nombre d'actions vitales enchaînées les unes aux autres et dont par conséquent la combinaison présente plus de prise aux puissances qui tendent à la déranger. Mais comme d'un autre côté le miasme paludéen a été plus énergique et qu'il a donné au système nerveux une impulsion plus forte, il faut une plus forte quantité du médicament hyposthénisant pour arrêter ses effets.

On doit dans les cas ordinaires donner le sulfate de quinine à des doses de 1 et 2 grammes par jour. Le succès du traitement est d'autant plus assuré, que les accès débutent par un frisson, qu'ils se terminent par de la sueur, et que l'apyrexie est plus complète et a plus de durée.

Comme les fièvres rémittentes sont souvent pernicieuses, il faut proportionner la dose du médicament à l'intensité de l'accès et au danger qu'il peut faire courir pour arrêter des accès rémittents. Ainsi l'ouvrage de Baumes, sur la fièvre rémittente, montre jusqu'où on a dû élever les doses du quinquina. Lind faisait prendre une once de quinquina en six heures, dans les rémittentes des pays chauds ; Nush, dans la même occasion, en donnait une demi-once toutes les demi-heures, pendant vingt-quatre heures ; Baumes dit que dans ces mêmes climats on est quelquefois obligé de prescrire le quinquina sans poids ni mesure, et d'en donner autant que l'estomac en peut supporter. Les médecins en Afrique donnent habituellement de 1 à 3 grammes de sulfate de quinine par jour.

Il est entendu que s'il y a quelque indication particulière à remplir autre que celle des antipériodiques, il faut y pourvoir.

La seconde classe d'affections fébriles rémittentes se compose de celles qui résultent de l'introduction du pus dans le sang. On sait depuis longtemps que l'absorption du pus provoque fréquemment l'apparition d'un état fébrile continu avec des redoublements ordinairement précédés du frisson. On peut voir, dans quelques faits rapportés par le docteur Griffin (1), des suppurations du cerveau suite

(1) *London Gaz. medic.*, vol. XIX, p. 104.

de plaies de tête, avec accès fébriles rémittents, arrêtées plusieurs fois et suspendues pour quelque temps par le quinquina.

Peut-être doit-on ranger dans cette classe la fièvre amphimérine des phthisiques, qu'on peut supposer être due à la présence dans le sang, soit de la matière tuberculeuse, soit du pus.

Cette seconde classe de fièvres rémittentes est fort commune ; elle présente les mêmes caractères fébriles que l'espèce précédente, les exacerbations débutent par du frisson et se terminent par des sueurs, elles sont assez souvent périodiques ; mais la cause de l'accès réside dans l'économie, elle ne vient pas du dehors comme la précédente ; de là une différence capitale dans le succès du traitement.

Le quinquina qu'on administre dans ces cas peut à la vérité hyposthéniser le système nerveux, le rendre pour quelque temps insensible à l'action du pus résorbé, comme on a vu qu'il le faisait pour le miasme paludéen. Il peut de cette manière arrêter l'accès fébrile ; mais comme la cause productrice est sans cesse agissante et qu'elle sollicite constamment le système nerveux, l'effet du quinquina, si la médication n'est pas continuée, étant passé, les accès reviennent. Si, au contraire, le quinquina est continué, le système nerveux s'y habitue et n'en ressent plus d'effet ; le remède est usé et les accès reparaissent.

Il est même à croire que la force fébrifique du pus, si je puis me servir de cette expression, est plus grande que n'est celle du miasme paludéen, puisque celui-ci ne produit ordinairement que l'intermittence, tandis que le pus provoque la rémittence, degré fébrile plus élevé que l'intermittence. Aussi ses effets résistent-ils plus que ceux des miasmes paludéens à l'action du quinquina.

Dans cette espèce de rémittentes, le quinquina n'a guère d'utilité que comme moyen de mitiger ou d'arrêter momentanément un symptôme qui peut être une source de malaise. L'arrêt complet, qui s'obtient assez facilement une première fois, n'est ordinairement que momentané. Une première récidive ne se fait guère attendre, et alors l'arrêt de la fièvre est plus difficile à obtenir; il est moins complet que la première fois, puis après une seconde récidive on n'obtient plus rien.

Ainsi donc le sulfate de quinine employé dans ces cas ne peut l'être qu'à titre de palliatif momentané. Il ne peut devenir palliatif définitif que dans quelques circonstances rares, où la lésion primitive a dû être guérie autrement que par la médication antipériodique.

On peut voir dans les faits rapportés par le docteur Griffin, jusqu'à quel degré la médication par le sulfate de quinine est puissante, car il est question de malades atteints de suppuration traumatique du cerveau, de véritables abcès, chez lesquels les accès fébriles concomitants ont été arrêtés plusieurs fois par ces sels, et les malades mis pendant quelque temps dans une sorte de convalescence : à la mort, survenue plus tard, on trouva d'énormes suppurations.

Cette médication offre quelques inconvénients; comme on n'a guère l'usage de l'employer qu'à faible dose, elle détermine souvent de l'excitation générale, et en particulier de l'excitation dans les organes encéphaliques, ainsi que dans les organes de la digestion qui sont devenus très irritables, ce qui force à l'abandonner souvent très promptement.

Le sulfate de quinine administré dans ces cas doit être donné à des doses de 30 à 50 centigrammes, et seulement pendant un petit nombre de jours. Mais quand surviennent les récidives, ces doses ne suffisent plus, il faut les augmenter graduellement et les porter à 80 centigrammes et à 1 gramme par jour. Ceci est la vérification de ce principe posé par Voulonne, principe que je rappelle ici à cause de son importance, à savoir, que dans les maladies où le quinquina convient et est le vrai spécifique, les doses de ce médicament qui sont nécessaires pour arrêter les récidives peuvent être de moins en moins élevées, tandis que dans les maladies où il ne fait que pallier, les doses devront être de plus en plus fortes.

Enfin la dernière espèce de fièvres rémittentes est celle qui résulte de certaines phlegmasies.

On sait que presque toutes les phlegmasies aiguës offrent à leur début un frisson plus ou moins fort, suivi de chaleur vive. L'encéphalite, la pleurésie, la pneumonie, l'hépatite, l'entérite, la cystite, etc., sont le plus souvent, quelques heures avant leur invasion, précédées d'un frisson. Or, il est certaines inflammations, telles que l'érysipèle, la phlébite, l'angioleucite, dont la marche étant incessamment ambulante, peut être considérée comme une série successive de débuts d'inflammation ; de telle sorte qu'un frisson correspondant chaque jour à la prise d'une nouvelle portion de tissus, il finit par se constituer en réalité une véritable fièvre rémittente accompagnant la maladie inflammatoire. C'est de cette manière qu'on peut concevoir la fièvre des maladies que je viens d'indiquer.

Dans ce genre de rémittentes, le quinquina peut encore rendre le système nerveux insensible à l'action qu'exerce sur lui la partie phlegmasiée, mais cet effet n'est que secondaire et peu durable ; il arrive ordinairement que la puissance fébrifique de la phlegmasie étant encore plus grande que celle des maladies de l'espèce précédente, l'effet du quinquina y est encore moindre.

Aussi la médication antipériodique a-t-elle peu de succès dans ces trois maladies inflammatoires et est-elle en général peu usitée, ou employée seulement comme moyen de combattre un symptôme.

Cependant on pourrait, dans un cas d'érysipèle ambulant, essayer le sulfate de quinine à haute dose, non point pour influencer l'état fébrile qui n'a aucune importance, mais pour empêcher par une forte hyposthénisation que le système nerveux ne prenne part à l'extension de l'érysipèle.

Le sulfate de quinine doit toujours, dans les fièvres rémittentes, être donné pendant le moment de la rémission. Or, celui-ci peut être variable, mais la durée en est en général moins longue que ne l'est l'apyrexie dans les fièvres intermittentes et n'est souvent que de quelques heures. Aussi les prises du sel de quinine doivent-elles être assez rapprochées les unes des autres, pour qu'il puisse rester un intervalle de deux heures entre la dernière prise et le moment du début du paroxysme. Si le temps n'était pas suffisant pour cela, il vaudrait encore mieux, dans un cas grave, s'exposer à ce que la dernière dose coïncidât avec le début du paroxysme, que de ne pas donner le sulfate de quinine.

On ne doit certainement pas considérer comme de véritables rémissions, les retours d'exacerbation et de sédation qui s'observent à des degrés très différents dans les affections fébriles ; néanmoins, comme ces oscillations des phénomènes morbides peuvent fournir l'indication des antipériodiques, je vais m'en occuper quelques instants.

On peut sous ce rapport diviser en deux groupes principaux, et très différents l'un de l'autre, ces maladies qui présentent le plus notablement ces oscillations. Le premier comprend les pyrexies proprement dites, le second les phlegmasies aiguës.

Le groupe des pyrexies, dans lequel se trouvent, comme maladies dominantes, la peste, la fièvre jaune, le typhus et les fièvres typhoïdes, présente d'une manière tellement manifeste ces exacerbations et ces rémissions, que cela a été une des raisons pour lesquelles M. Audouard les a rattachées aux maladies intermittentes. Ces oscillations se montrent à l'observateur d'une manière plus saillante dans le typhus et dans la fièvre typhoïde que dans les autres. Sarcone a beaucoup insisté sur cette circonstance, en faisant observer que la rémission qui avait lieu le soir, dans l'épidémie observée à Naples en 1764, ne se manifestait d'une manière évidente que dans le premier septénaire, et qu'ensuite on ne pouvait plus la saisir. Hildenbrand avait aussi parlé de ces rémissions, et plus tard M. Andral, dans sa *Clinique médicale*, a fait la même observation. Seulement il est généralement reconnu qu'elles ont lieu le plus souvent après le premier septénaire.

La fièvre jaune, d'après Gilbert, Valentin, Devèze, Dubua et M. Bally, offre des rémissions notables, même dans la forme continue, où les redoublements ont lieu régulièrement le soir.

La suette miliaire se montre aussi le plus souvent avec des exacerbations et des rémissions régulières, et dans quelques épidémies ces oscillations ont été jusqu'à donner à la maladie la forme franchement rémittente.

Dans les diverses pyrexies, dans lesquelles l'altération des parties solides ne constitue point le caractère anatomique de la maladie, ou ne peut point être considérée comme la lésion principale, la présence des rémissions et des exacerbations fournira l'indication des antipériodiques ; les troubles que produit le paroxysme étant une partie importante de la maladie, il est clair que si l'on peut, en hyposthénisant le système nerveux qui sert de conducteur à ces actions pathologiques, le mettre soit complétement, soit incomplétement, hors d'état de les conduire, on aura diminué de beaucoup la somme des éléments qui concourent à la persistance de la maladie ; aussi dans ces cas, le sulfate de quinine à dose de 1 et 2 grammes en vingt-quatre heures a été recommandé et a réussi.

Cette médication, qui a pour but d'empêcher le renouvellement d'une série de phénomènes morbides, peut marcher sur le même rang que les antiphlogistiques et les évacuations sanguines dans une maladie inflammatoire et que l'opium dans une affection nerveuse. Elle est aussi rationnelle et aussi puissante que le sont, dans ces cas, les saignées et l'opium. C'est un moyen de détruire une partie des accidents desquels se compose une maladie.

Les inflammations présentent rarement de véritables rémissions attaquables par le quinquina ; les seules dans lesquelles on a quelquefois eu recours au médicament sont les phlegmasies ou les irritations de l'encéphale. Tous les auteurs qui ont parlé des maladies des enfants ont fait connaître les rémissions et même les intermittences que présentaient dans les premiers jours les accidents de ces maladies. M. le professeur Piorry en avait même fait le sujet d'un travail qu'il publia en 1823, et dans lequel il avait constaté que le sulfate de quinine avait été dans ces cas employé avec avantage. M. Mélier, en 1842, a cru devoir rapporter ce fait à l'intermittence qu'il a appelée à courtes périodes.

Cette dernière opinion est une erreur complète. De ce qu'un enfant pris d'irritation encéphalique est atteint de convulsions à plusieurs reprises dans la journée, on n'est pas fondé à prétendre qu'il y a plus de véritable intermittence, qu'il n'y en a dans les vomissements qui reparaissent de temps en temps durant une maladie, dans le hoquet, dans les coliques, dans les douleurs de tête, dans la rougeur de la face, etc., qui ne se montrent ordinairement que de temps en temps dans le cours de ces affections.

Le sulfate de quinine peut être utile dans le début de ces maladies, comme on le verra plus loin, mais à titre de stupéfiant du cerveau et non à titre d'antipériodique.

Dans les irritations et dans les inflammations des autres organes, on ne trouve plus guère l'indication de l'administration du quinquina, quand même les phénomènes de la phlegmasie et ceux de la réaction qu'elle occasionne offriraient quelque rémittence. A supposer que le sulfate de quinine pût tendre à entraver la réaction que l'organe malade exerce sur l'économie, la puissance phlogistique de la partie enflammée l'emporterait constamment sur la puissance hyposthénisante du sulfate de quinine.

Le traitement des fièvres rémittentes a toujours été l'écueil de la théorie qui veut que le quinquina guérisse en tonifiant. En effet, les affections rémittentes sont un terme moyen entre l'état continu et l'état intermittent ; un degré d'excitation de plus dans le système nerveux et la fièvre rémittente devient une continue ; un degré d'excitation de moins et elle devient une intermittente. Si quelque chose vient stimuler la fièvre rémittente, elle s'aggrave et passe au type continu ; si quelque chose vient, au contraire, la calmer, elle se guérit en passant souvent par le type intermittent. Avec ces données, comment comprendre qu'un fort tonique, comme le sulfate de quinine à haute dose le serait dans cette théorie, puisse empêcher la maladie de passer à l'état continu, et la fasse tomber vers l'état intermittent? Cela serait irrationnel, car on devrait provoquer le contraire ; on devrait faire passer la fièvre rémittente à l'état de continue et augmenter la somme des accidents. L'interprétation que j'ai donnée ne présente pas de pareille contradiction.

Je crois devoir indiquer ici les noms des médecins qui ont conseillé le quinquina dans les fièvres continues graves et dans les fièvres rémittentes.

Ce sont ceux de Quarin (1), Sarcone (2), Cleghorn, C. Medius, Graus (3), Lancisi (4), Syms (5), Zimmermann, Rosen (6), Storck (7), Bouvard (8), De Haen (9),

(1) *Methodus medendarum febrium*, 1781, p. 38-39.

(2) *Istoria ragionata de mali osservati in Napoli*, p. 198.

(3) *Recherches sur les fièvres*, t. I, p. 51.

(4) *De noxiis paludum effluviis*, p. 229.

(5) *Observations sur les maladies épidémiques*, p. 156.

(6) *Traité des maladies des enfants*, p. 366.

(7) Storck, *Semi tertiana Celsi cortice peruviano curata.*

(8) *De recondita febrium natura*, p. 408.

(9) *Ratio medendi*, t. V, p. 173, et 6, p. 59.

Werhloff (1), Wagler (2), Riche (3), Ramazzini (4),
Pellicioni (5), Lettsom (6), Stoll (7), Sydenham.

FIÈVRES LARVÉES.

Il ne reste plus qu'à étudier une dernière espèce de
maladie intermittente, celle dans laquelle il n'y a plus
de fièvre à proprement parler, ou au moins dans laquelle
on ne retrouve plus que l'un de ses éléments, un léger
frisson.

Cette espèce a été considérée par les anciens auteurs,
tels que Morton, Van-Sviéten, Storck, Dehaen, Verlhoff
et Casimir Medicus qui en a rassemblé de nombreux
exemples, comme constituant une entité pathologique à
laquelle ils ont donné le nom de *fièvre larvée* ou *masquée*.

Par cette expression de fièvre, ces judicieux observateurs ont voulu montrer qu'ils reconnaissaient un rapport entre ces affections et la fièvre intermittente, et que,
bien que locales par les apparences, elles étaient une maladie qu'il fallait regarder comme générale dans son
essence.

Je suis obligé de m'arrêter un peu sur ce point de
doctrine, parce qu'il tient de très près aux idées que j'ai
émises sur l'intermittence ainsi que sur l'action des anti-

----

(1) *Opera omnia*, Hanovre, 1775, p. 103.
(2) Goettingue, *Tract. de morbo mucoso*, p. 27, 30, 35, 76, 87, 131.
(3) Taurini, *Constit. epidem.*, p. 385, an. 1720-22.
(4) *De constitutione annorum*, 1690-94.
(5) *Sopra la efficacia della china*, 1769
(6) *Medic. memoirs of general dispens in London*, art. i.
(7) *Ratio medendi*, p. 88.

périodiques, et parce qu'il conduit directement à la thérapeutique de ces maladies.

Supposons que par la pensée on ait coupé les nerfs
qui dans une fièvre larvée conduisent vers l'organe attaqué les influences que lui envoie l'encéphale; supposons qu'on ait ainsi supprimé toute possibilité d'action
de la part du cerveau sur cet organe ; croit-on que cet
organe qu'on aura isolé puisse souffrir un accès de fièvre
larvée, et passer du repos et du calme à l'action et à
l'état pathologique; croit-on qu'alors il puisse de lui-
même sortir de son état d'équilibre à jour et heure déterminés d'avance, présenter tous les accidents si variés
que peut offrir un accès de fièvre larvée, pour rentrer, au
bout d'un temps également fixé d'avance, dans le repos
de l'état normal? Évidemment non, sans encéphale, sans
son prolongement rachidien, et sans communications
nerveuses avec la partie malade, on ne peut comprendre
l'intermittence larvée. Or, c'est précisément la nécessité de l'intervention de l'encéphale et de ses dépendances, qui constitue l'état de généralité de la maladie et
qui exclut l'idée d'une lésion bornée à la partie sur laquelle se passent les phénomènes apparents des maladies larvées.

M. Jolly a constaté et démontré, ainsi que je l'ai déjà
dit pour les névralgies, que les causes des fièvres larvées agissaient souvent, soit sur l'encéphale, soit sur
l'ensemble de l'économie et plus rarement sur l'organe
qui est le théâtre des phénomènes morbides.

C'est parce que ces affections réclament, pour se produire et pour développer leurs phases, le concours de
systèmes généraux, du système nerveux entre autres,
que les anciens observateurs ont montré tant de perspi-

cacité, en les considérant comme des espèces de fièvres, c'est-à-dire comme des maladies résultant de la mise en jeu et du concours d'un assez grand nombre de parties. C'est encore en instituant contre elles le traitement par les antipériodiques, c'est-à-dire l'emploi des moyens qui ont précisément pour propriété dominante d'empêcher que cette généralisation du mal, et que ce concours de l'encéphale ne se produisent, qu'ils ont prouvé la justesse de leur manière de voir.

Que certains de ces auteurs anciens se soient trompés quand ils ont cru que ces fièvres larvées étaient un transport ou une transformation d'une fièvre intermittente, personne ne le nie ; mais malgré ces erreurs qui sont celles du temps, ces profonds observateurs étaient certainement plus près de la vérité et montraient un esprit plus philosophique que ceux de leurs successeurs qui ont affecté de regarder ces maladies comme de simples lésions locales ; leur théorie les menait à une thérapeutique efficace. L'école physiologique, au contraire, qui a cru faire un chef-d'œuvre d'analyse en ne voyant dans les fièvres larvées qu'une maladie locale, et en admettant cependant, comme partie du traitement, les antipériodiques et le quinquina, s'est de cette manière fermé la porte à toute médication rationnelle, et s'est ainsi placée dans cette singulière position d'observateurs philosophes que leur profonde analyse conduit précisément à se servir d'une médication empirique, qu'ils emploient, d'après leur aveu même, empiriquement.

Les fièvres larvées sont fort nombreuses, on en trouve une foule d'exemples dans Morton, dans Verlhoff, dans Lautter, dans Senac, dans Mercatus, dans l'ouvrage de M. Mongellaz et surtout dans celui de Casimir Medicus.

Elles ont souvent les mêmes causes que les fièvres intermittentes sévissant ordinairement dans les mêmes lieux; l'une succède fréquemment à l'autre. Elles sont assez souvent précédées d'un frisson et suivies d'urines avec un sédiment briqueté ; leur invasion et leur terminaison sont, comme dans les fièvres intermittentes, brusques et sans transition graduelle. Enfin elles cèdent de préférence au traitement par les antipériodiques.

Il résulte de là, que dans les fièvres larvées, le sulfate de quinine est le médicament principal. Les réflexions auxquelles je me suis livré indiquent assez nettement le mode d'action de cette substance pour n'avoir plus besoin de le rappeler. Mais comme ces affections se composent d'un fort petit nombre d'actions, et qu'en conséquence il y a moins de facilité à les perturber, il faut employer d'assez fortes doses de ces sels et les donner à la dose de 1, de 2 et même de 3 grammes par jour, dans l'intervalle des accès.

La médication spéciale au genre ou à la forme des accidents que présente chaque variété de fièvre larvée, vient secondairement et ne doit être considérée que comme l'accessoire du sulfate de quinine.

FIÈVRES CONTINUES.

J'ai traité jusqu'à présent des maladies dans lesquelles la cause morbide n'avait que la puissance de produire un état pathologique d'une durée moindre que vingt-quatre heures, et dans lesquelles le médecin, venant à interposer sa médication entre la cause productrice de la maladie et les organes influencés par elle, arrêtait sur-le-champ l'effet de la première. Nous voici maintenant en présence d'un ensemble bien plus étendu d'affections dans lesquelles la cause morbide douée d'une puissance plus grande produit un état fébrile d'une durée de plusieurs jours au moins : ce n'est plus ici, soit une fièvre, soit un autre trouble, qui ne dure que douze à quinze heures, c'est une maladie fébrile qui peut avoir une durée d'un ou de plusieurs septénaires.

Pour ce nouvel ordre d'affections, la médecine a-t-elle dans les antipériodiques, dont il a été fait mention au chapitre précédent, une arme assez puissante pour juguler ces maladies, comme elle l'a pour les maladies intermittentes? C'est ce qu'il faut étudier.

Lors de la découverte du quinquina, la chose ne faisait pas de doute ; les praticiens de cette époque, après avoir constaté l'efficacité de l'écorce du Pérou contre les fièvres intermittentes, durent nécessairement employer ce remède contre les fièvres continues, et ce fut alors qu'on l'appliqua en quelque sorte à toutes les maladies, mais surtout aux pyrexies. Le résultat de cette thérapeutique banale fut qu'on eut bientôt constaté que le quinquina se comportait avec les fièvres continues autrement qu'avec les fièvres intermittentes, et que, s'il était utile dans les premières, ce n'était pas en les jugulant comme il le faisait pour les fièvres intermittentes. Ainsi Torti dit, d'après Nigrisoli, qu'on n'est jamais assez sûr qu'il n'y a pas quelque inflammation dans une fièvre continue pour donner le quinquina, qui alors est non seulement inutile, mais même nuisible. Sydenham (1), dans sa lettre à Robert Brady, écrit que le quinquina est nuisible dans les fièvres inflammatoires. Werlhoff est tout aussi

______

(1) *De febribus præcipue intermittentibus*, p. 47.

explicite, car il dit de ce médicament : « Nocere potius quam juvare posse videtur in febribus naturæ continentis , nisi perquam benigna sit et fere intermittens. » Ramazzini, Senac et Voulonne sont de la même opinion. Évidemment le quinquina et ses dérivés ne jugulent pas les maladies fébriles continues , comme ils jugulent les fièvres intermittentes, et la raison en est facile à saisir. Pour couper une fièvre, il faut deux conditions : la première, que le remède soit plus puissant que la maladie; et la seconde, qu'il puisse être donné pendant une apyrexie, et au moins pendant une rémission. Je m'explique : supposons que le quinquina ait besoin , pour arrêter un accès de fièvre intermittente ordinaire, d'une puissance égale à deux, la maladie intermittente, qui n'a que des accès d'une durée de dix à douze heures , aura une force de résistance au quinquina, égale à un. Le remède sera le plus fort, la maladie cédera. Mais si cette même puissance hyposthénisante égale à deux, est mise en rapport avec une maladie fébrile, dont les diverses périodes, au lieu de ne durer que douze heures, dureront de douze à quarante, jours, comme cela a lieu dans la plupart des affections fébriles continues soit pyrexies, soit phlegmasies, il est clair que la résistance que cette maladie opposera au quinquina sera dans la proportion de son intensité, et qu'elle pourra être évaluée au moins à dix ou douze ; évidemment la puissance du quinquina sera dépassée de beaucoup par la résistance du mal, et l'effet du remède sera nul.

Quant à la seconde condition, laquelle exige que le quinquina soit donné dans l'apyrexie ou au moins dans la rémission, elle se comprend de suite, cependant je crois devoir y ajouter quelques explications. Les affec-

tions intermittentes se composent d'une série de petites
maladies séparées les unes des autres par un intervalle
de temps plus ou moins long, mais néanmoins assez long
pour que le quinquina ait le temps, pendant sa durée, de
développer son action thérapeutique. Les choses ne se
passent pas de même dans des maladies fébriles continues ;
dans celles-ci il n'y a qu'un temps d'apyrexie, c'est celui
qui précède l'invasion du mal, celui qui précède le frisson par lequel débutent quelques unes de ces maladies ;
mais une fois ce temps passé, il n'y a plus d'apyrexie,
on ne trouve plus que des rémissions plus ou moins évidentes, plus ou moins régulières, et qui ne peuvent
guère être prévues à l'avance, de sorte que, dans la majorité des cas, il n'y a aucun moyen d'interposer le
quinquina dans un moment opportun. On vient de
voir que la puissance hyposthénisante du quinquina
était de beaucoup inférieure à la force de production de
la maladie ; il résulte que, quand même on trouverait l'occasion de donner le quinquina avant le frisson
initial des maladies fébriles continues, on n'obtiendrait
de cette administration aucun résultat favorable. Comme
il n'y a aucune parité dans la nature des maladies, il ne
peut en exister aucune dans l'effet du moyen thérapeutique, et le quinquina ne peut le plus souvent juguler
les maladies fébriles continues.

De ce que l'écorce du Pérou n'a pas la propriété d'arrêter brusquement à leur début les maladies fébriles continues, s'ensuit-il qu'elle doive être rejetée du traitement
de ces affections et qu'elle ne puisse y être d'aucune utilité ?
C'est un point qui n'a pas, à mon sens, été suffisamment
étudié, et qui peut actuellement, à l'aide des données
déjà acquises, être convenablement élucidé.

Il n'est pas douteux qu'une substance douée de la propriété de faire descendre au-dessous de leur type normal les actions principales de la vie, qui, en particulier, influence si notablement la sensibilité, la circulation et la calorification, ne doive, *à priori*, être considérée comme pouvant avoir des effets avantageux dans les maladies où ces actes importants sont exaltés, modérer les symptômes de ces maladies, en mitiger les phénomènes, en calmer les accidents et en abréger la durée.

Pour étudier convenablement les avantages et les inconvénients du quinquina et de ses composés dans ces maladies, il faut préalablement les diviser en trois groupes principaux : les fièvres pseudo-continues, les pyrexies et les phlegmasies. Je suivrai dans ces trois groupes les effets que peut produire la médication par le quinquina à haute dose.

FIÈVRES PSEUDO-CONTINUES.

Ces maladies, qui participent de la nature des affections intermittentes, offrent cependant les caractéres de la continuité. Elles sont un lien entre les maladies continues et les affections discontinues, prouvant ainsi, que la nature ne procède jamais par saut, et que le médecin, qui n'est que son ministre, doit à son exemple ne point procéder par saut dans la thérapeutique. En effet, l'expérience a constaté péremptoirement que le quinquina était encore le spécifique, ou au moins le médicament principal dans les affections pseudo-continues.

On avait depuis longtemps observé que dans les climats chauds et dans les pays marécageux, on rencontrait au milieu des épidémies de fièvres intermittentes et rémittentes, un certain nombre de malades, qui présentaient les phénomènes généraux propres aux fièvres d'accès, plus les troubles qui étaient particuliers à l'épidémie ; et qu'en même temps la fièvre concomitante avait le type continu, sans aucune intermission et sans véritables rémissions. Ces maladies étaient considérées comme étant de la même nature que les fièvres intermittentes et on les traitait avantageusement par le quinquina. Ce fait, signalé par Morton, avait également été reconnu par Torti, et il paraît qu'il n'était pas oublié en Italie, car Bailly dit qu'à Rome, quand des médecins sont réunis en consultation, la première question qui se fait est celle de savoir si la maladie, continue ou non, à laquelle on a affaire, est une fièvre à quinquina. Cela était à peu près dédaigné en France ; lorsque parurent les ouvrages de MM. Nepple, Maillot et Boudin, ainsi que le mémoire de M. Laveran, travaux dans lesquels on fut étonné de retrouver la fièvre continente de Morton que M. Maillot a appelée pseudo-continue, et de voir quatre observateurs modernes faire, chacun de leur côté, des observations conformes à celles des auteurs plus anciens.

J'admets cette fièvre comme le degré le plus élevé de l'action du miasme paludéen et comme le résultat d'une modification organo-pathologique, analogue à celle de la fièvre intermittente. Je comprends l'emploi du quinquina, comme moyen de rendre le système nerveux insensible au contact du miasme, ou d'empêcher la portion centrale de ce système d'aller influencer les organes qui sont sous sa dépendance, et d'y susciter la fièvre. Une fois cette hyposthénisation produite, l'injection des capillaires de l'encéphale et celle des membranes muqueuses, résultat de l'accès précédent, n'ayant plus rien qui les entretienne, doivent nécessairement cesser ; l'excitation disparaît faute d'excitant. C'est là tout le secret du succès de la médication.

Les symptômes que présentent les malades peuvent être très intenses, comme on le voit dans le tableau que Lind fait de cette maladie, ou ils peuvent être légers, ainsi que le montrent quelques unes des observations de M. Laveran (1) ; dans les deux cas , ils n'en ont pas moins le même fonds, et malgré leur ressemblance avec une fièvre continue ordinaire , le traitement, soit antiphlogistique , soit purgatif, est toujours secondaire , et la médication principale est, de l'aveu de tous les bons observateurs , la médication par le sulfate de quinine. Il a fallu que l'indication fût bien [évidente pour être admise par des esprits aussi peu disposés à l'accepter, que l'étaient les médecins modernes.

Le sulfate de quinine doit être donné à la dose de 1 , 2 et 3 grammes en vingt-quatre heures. Il n'y a plus de moment d'élection, il faut administrer le sulfate de quinine aussitôt que la maladie est reconnue. Je préférerais, dans ce cas, faire prendre ce sel durant dix ou douze heures de suite, puis laisser le malade en repos durant les douze autres heures de la journée, même dans le cas où la fièvre est pernicieuse, que de le donner d'une manière tout à fait continue. Il vaut mieux porter dans les douze heures la dose aussi haut qu'elle puisse l'être , que de la diminuer de moitié en la faisant durer

____

(1) *Recueil des mémoires de médecine chimiq. et pharm. militaires,* t. LII, p. 45.

vingt-quatre heures de suite. On reconnaîtra que la quinine a agi d'une manière suffisante quand elle aura provoqué les phénomènes cérébraux qui lui sont propres.

Le résultat du traitement confirme la justesse des
vues du médecin sur la nature de la maladie, sur l'état
organo-pathologique cause des accidents, et sur l'indication à suivre, car la guérison se fait en quelque sorte
brusquement et sans transition graduelle, à l'exemple
des fièvres intermittentes.

Ces succès démontrent que la prohibition que Voulonne et d'autres ont voulu faire du quinquina dans les
affections fébriles continues n'est pas fondée.

PYREXIES.

Ce groupe comprend la fièvre synoque, la fièvre typhoïde, le typhus, la fièvre jaune, la peste, la fièvre
hectique et les maladies éruptives.

La fièvre synoque, ou inflammatoire, étant une pyrexie dans laquelle, à raison de sa brièveté, le quinquina
ne doit pas être administré, il n'en sera pas question
ici, où je ne m'occuperai que des autres espèces.

Celles-ci présentent comme caractères communs :
1° de ne pouvoir être produites par la lésion anatomique
qui les accompagne, et de ne pas avoir, par conséquent,
comme point de départ, une altération de tissu suffisante
pour expliquer les accidents; 2° de ne pouvoir point
être arrêtées à leur début, ni tranchées dans leur cours,
par une véritable jugulation; 3° d'offrir pendant la première partie de leur durée, tant qu'il n'y a pas encore
de lésion anatomique notable, des oscillations prononcées dans l'intensité des accidents, de véritables rémis-

sions ; 4° de s'accompagner de beaucoup de fièvre, d'une grande augmentation de chaleur, des signes de congestion cérébrale, et de ceux d'une altération du sang.

Il est évident que le quinquina, et principalement le sulfate de quinine, à raison de leur propriété hyposthénisante, de la faculté qu'ils possèdent de ralentir la circulation, de faire baisser la température du corps, et de stupéfier l'encéphale, paraissent de prime abord être un médicament convenable, et jouissant précisément des vertus nécessaires pour combattre les accidents de ces maladies.

FIÈVRE TYPHOÏDE ET TYPHUS.

Depuis longtemps le quinquina avait été administré à des doses fort élevées dans les fièvres dites successivement malignes, putrides et adynamiques, avec l'intention de combattre, selon les idées du temps, la malignité, la putridité ou la faiblesse, et l'expérience avait souvent montré que cette médication héroïque avait eu des succès.

Morton fut un des premiers qui ait employé le quinquina dans les fièvres continues, et de son temps ce médicament était devenu le remède de toutes les fièvres.

Mais l'abus dans lequel on était tombé, la difficulté d'établir le diagnostic précis des cas où ce médicament avait réussi, et surtout l'influence des idées dominantes en pathologie avaient fait tomber son usage en désuétude. A la fin du siècle dernier le système de Brown, et après lui la classification nosologique de Pinel, relevèrent pour quelque temps le quinquina de ce discrédit, et l'emploi de ce médicament comme tonique reprit quelque faveur. Mais l'apparition de la doctrine de

Broussais lui fut de nouveau fatale, et l'usage du quinquina était généralement rejeté, lorsqu'en avril 1840 M. le docteur Broqua, médecin de Plaisance, rappela l'attention du monde médical sur ce sujet.

Ce médecin envoya vers cette époque, à l'Académie de médecine, un mémoire destiné à faire connaître les bons effets du sulfate de quinine dans les affections typhoïdes qui régnaient alors d'une manière épidémique dans ce pays.

Ce sel était administré à la dose de 10 centigrammes d'heure en heure sans interruption, jusqu'à l'extinction de la fièvre, en augmentant la dose, si l'intensité de l'affection l'exigeait.

Les succès que l'auteur de cette médication croyait avoir obtenus, ne parurent pas suffisamment évidents à l'Académie, qui, sur le rapport de M. Louis, dans la séance du 20 avril 1841, provoqua sur ce sujet de nouvelles recherches.

L'appel de l'Académie fut entendu; plusieurs médecins des hôpitaux de Paris s'empressèrent de soumettre à l'expérience la médication proposée : de ce nombre furent M. Martin-Solon, qui l'essaya sur six malades à l'hôpital Beaujon, desquels un compte rendu fut verbalement transmis à l'Académie; MM. Rilliet et Barthez (1), qui publièrent six observations de fièvre typhoïde traitée par le sulfate de quinine à la dose de cinq grammes, recueillies à l'hôpital des Enfants, dans le service de M. Jadelot; MM. Pereyra (2), Champeaux (3)

(1) *Archives de médecine*, juin 1841, t. XI, p. 192.
(2) *Emploi du sulfate de quinine à haute dose*, thèse de 1842, n° 20.
(3) *Emploi du sulfate de quinine dans la fièvre typhoïde*, thèse de 1846.

et Boucher (1), qui publièrent, soit dans les journaux, soit dans des thèses, d'assez nombreux faits de ce genre de fièvre traités avec succès par du sulfate de quinine à des doses de 3 et 4 grammes par jour, dans le service de M. Kapeler, à l'hôpital Saint-Antoine ; M. Saint-Laurent (2), qui a donné un résumé de faits pareils pris dans le service de M. Husson, à l'Hôtel-Dieu ; et enfin, mon collègue d'alors à l'hôpital Cochin, M. le docteur Blache, et moi, qui avons soumis un assez grand nombre de malades à cette méthode de traitement.

Ces essais divers n'ont dû être pris que pour ce qu'ils valent ; une méthode générale de traitement contre la fièvre typhoïde, qui est une maladie à apparences si diverses, et à indications thérapeutiques si différentes, une méthode générale, dis-je, ne peut donner lieu à des résultats statistiques parfaitement concluants qu'à condition d'être appliquée dans les cas où elle convient, et d'être mise de côté dans ceux où elle ne convient pas. Or, les conditions du succès et celles de l'insuccès étaient inconnues, même après le mémoire de M. Broqua ; l'emploi du sulfate de quinine était une sorte de traitement empirique, qui, selon son auteur, avait réussi, et qui fut expérimenté comme tel par les divers médecins qui y eurent recours.

Je présenterai donc, avec quelques détails, l'analyse des faits que j'ai observés avec M. Blache, à l'hôpital Cochin, parce qu'ils sont les plus nombreux de tous ceux qui ont été recueillis, et je donnerai ensuite un résumé des faits observés par les autres médecins.

Loin de moi la prétention d'extraire de ces faits, dont

(1) Déjà cité.
(2) Déjà cité.

le chiffre est pourtant assez élevé, un résultat précis de guérison ou de mortalité; mais qu'il me soit permis d'espérer présenter un tableau complet des effets de la médication par le sulfate de quinine à haute dose qui permette de juger de sa valeur, et d'en tirer des conséquences capables de diriger à l'avenir les praticiens dans l'emploi de cette méthode: j'espère, en leur faisant connaître les effets utiles qu'elle produit, et les accidents nuisibles qu'elle peut provoquer, les mettre à même de juger des circonstances qui indiquent son emploi et de celles qui le contre-indiquent.

Nous avons, M. Blache et moi, traité par le sulfate de quinine tous les malades fortement atteints de fièvre typhoïde, qui entrèrent à l'hôpital Cochin en 1842, malades dont nous avons fidèlement pris l'observation. Ils furent au nombre de quarante et un.

Voici l'analyse de ces faits.

Dans quatre cas de fièvre typhoïde légère, mais dans lesquels il y avait néanmoins de la stupeur, de la prostration, de la titubation et de la céphalalgie, on donna le sulfate de quinine à la dose de 2 grammes par jour durant tout le temps de la fièvre. Chez ces quatre malades, l'abdomen offrait, soit du météorisme, soit de la sensibilité à la pression, soit de la diarrhée; chez un seul, il y avait des taches lenticulaires, le pouls était de 76 à 80.

Ils étaient malades depuis deux ou trois jours.

Chez tous les quatre on remarqua, dès le lendemain de la première administration du sulfate de quinine, une diminution notable des phénomènes cérébraux; chez deux malades le pouls se ralentit jusqu'à 60 pulsations et il y eut suspension de la diarrhée.

Le traitement a duré en moyenne de trois à quatre jours, et les malades sont sortis de l'hôpital du cinquième au dixième jour de la maladie, en bon état.

Il est clair qu'on ne peut rigoureusement tirer de ces quatre faits autre chose que la constatation d'une amélioration observée du jour au lendemain dans l'état des malades, à partir du moment où le sulfate de quinine a été administré, mais qu'on n'est pas autorisé à en conclure que la courte durée de la maladie ait été l'effet du traitement. Néanmoins on verra, par la liaison que ces faits ont avec ceux qui vont suivre, qu'ils ont déjà par eux-mêmes une certaine valeur.

La médication par le sulfate de quinine n'a été employée chez ces sujets qu'à titre d'expérimentation, dans le seul but de rechercher si l'effet qu'elle produit sur la circulation et sur la calorification, n'aurait pas quelque influence appréciable sur l'état pathologique lui-même. Les faits sont trop peu nombreux pour prouver la chose d'une manière directe, mais l'induction porte à la supposer. Il est difficile, en effet, de comprendre qu'un modificateur capable de faire baisser le pouls de 15 à 20 pulsations par minute, de ramener la chaleur fébrile de la peau à une température normale, et de débarrasser la tête des divers malaises résultant de la congestion des vaisseaux sanguins de l'encéphale, soit sans influence sur l'état organopathique lui-même qui constitue la maladie. Que la congestion des principaux viscères soit enlevée par la soustraction du sang opérée au moyen des évacuations sanguines, ou par le ralentissement de la circulation qui fait arriver dans un temps donné une moindre quantité de sang dans leur tissu, le résultat est toujours le même ; l'une des médications n'a pas plus que l'autre d'action directe sur le principe de la maladie.

En administrant le quinquina, dans les premiers temps où cette écorce a paru, et plus tard en proposant le sulfate de quinine, on avait agi dans la pensée que ce médicament, qui à des doses modérées pouvait arrêter la fièvre à l'état intermittent, devrait à des doses plus élevées déployer la même puissance sur les fièvres à l'état continu. L'expérience des temps passés et celle de ces dernières années ont montré que cette espérance ne pouvait se réaliser. Je l'ai dit plus haut, le quinquina a bien évidemment le pouvoir d'arrêter un accès de fièvre qui se prépare, mais il n'a plus celui de l'arrêter quand il s'est développé. Aussi, quoiqu'il y ait eu des preuves manifestes de sédation dans le mouvement du sang chez les malades de cette série, et quoique les cas fussent légers, néanmoins la fièvre n'a pas été arrêtée brusquement, comme l'est un accès de fièvre intermittente; elle s'est dissipée graduellement.

Quoi qu'il en soit, le sulfate de quinine reste toujours comme un moyen palliatif doué de la puissance de détruire les accidents les plus saillants de l'état typhoïde en lui permettant ensuite de tendre d'une manière calme vers sa terminaison.

Il est bien certain que dans les cas où la fièvre typhoïde s'annonce comme devant être légère, on peut s'abstenir de toute médication très active, et spécialement de celle par le sulfate de quinine. Aussi je conviens que l'emploi de cette médication n'est pas absolument indiqué dans ces cas.

Cependant on pourrait y recourir, si quelque phénomène tenant soit à la circulation, soit à l'état de l'encéphale, devenait prédominant. Alors on n'emploierait que des doses de 15 décigrammes à 2 grammes de sulfate de quinine en solution, et on ne les prescrirait que pendant un petit nombre de jours.

Je passe aux cas de fièvre typhoïde de gravité moyenne.

Chez vingt et un malades, comprenant dix-neuf hommes et deux femmes, âgés presque tous de seize à vingt-quatre ans et qui avaient de deux à huit jours de maladie avant leur entrée à l'hôpital, la fièvre typhoïde avait une assez grande intensité pour permettre de considérer la maladie comme grave.

Tous avaient présenté des troubles cérébraux, tels que la stupeur, la prostration, la titubation et la céphalalgie; quatre eurent du délire, chez un il y eut complication de pneumonie; le plus grand nombre avait eu des taches lenticulaires; la diarrhée plus ou moins abondante et le gargouillement n'avaient manqué que chez trois. Le pouls avait donné de 85 à 120 pulsations, et il avait été en moyenne à 96.

Pendant un temps qui a varié de deux à cinq jours, on a fait chez dix-sept malades, préalablement à l'emploi du sulfate de quinine, usage de la médication antiphlogistique; ce traitement préalable avait été chez quatre malades une ou deux saignées du bras, et une application de quinze à vingt sangsues; chez treize une application de cinquante à soixante-dix sangsues, soit au-dessous des apophyses mastoïdes, soit à l'anus. En même temps, ces malades avaient été mis à la diète, à l'usage des boissons et des lavements émollients. Les quatre autres sujets avaient été mis simplement à l'usage des boissons délayantes.

Tous ces malades, pendant tout le temps qu'ils furent soumis à ce traitement, n'avaient éprouvé aucune amélioration soutenue et chez tous la maladie allait en croissant. Les accidents cérébraux, tels que la prostration, la titubation et la céphalalgie, avaient augmenté ; le pouls s'était très notablement élevé ; la fièvre était devenue plus vive, et la peau plus chaude ; il se développait encore des taches lenticulaires.

Ce fut alors qu'on administra le sulfate de quinine seul, à des doses qui ont varié entre 3 et 5 grammes par jour, soit en solution dans une potion ordinaire, soit, ce qui fut bien plus rare, en pilules ; ce traitement fut continué pendant une durée de cinq à huit jours.

Les modifications qui se sont produites sous l'influence de cette nouvelle médication furent les suivantes :

1° *Sur la circulation.* — Au moment où l'on commença cette médication, le pouls était en moyenne à 96, avec des extrêmes de 85 et de 120 pulsations.

Deux jours après, le pouls, chez dix-huit malades, était descendu à une moyenne de 76, avec des extrêmes de 60 et de 95 pulsations ; chez un seul malade il est resté à 110 pulsations comme avant la médication.

Cinq jours après, la moyenne du pouls était 70, avec des extrêmes de 65 et de 80. Le degré du ralentissement a généralement été en proportion de sa fréquence antérieure. Ainsi ce fut sur des pouls à 110 et à 120 pulsations qu'il y eut des abaissements de 25 à 30 pulsations par minute.

Je dois dire que dans un certain nombre de cas, le pouls avait repris quelque fréquence durant le temps qui s'est écoulé entre la cessation du sulfate de quinine et la convalescence, et l'on a pu remarquer que cela avait eu lieu chez quelques uns des malades qui avaient pris le sulfate de quinine pendant un temps plus long que les autres.

En même temps que le pouls perdait de sa fréquence, il subissait une autre modification fort remarquable. On connaît le pouls rapide, ondoyant, mou, dicrote, qui est le propre de la fièvre typhoïde. Or, à mesure que le pouls se ralentissait, il devenait moins vif, moins ondoyant; le type dicrote disparaissait et l'artère semblait se rapetisser.

2° *Sur la chaleur.* — **M.** le docteur Roger a fait connaître l'élévation de la température de la peau, propre à la fièvre typhoïde.

Chez nos malades la température de la peau n'avait pas été prise au thermomètre, car à cette époque on n'avait pas de données thermométriques sur ce point; mais il est certain que chez eux la peau était chaude et sèche avant l'emploi de la médication, et qu'au bout de deux jours, l'enveloppe cutanée était devenue à peu près fraîche; elle avait perdu cette âcreté si désagréable au toucher, qui constitue le caractère de la fièvre typhoïde.

3° *Troubles cérébraux.* — Leur diminution s'est produite moins rapidement que les modifications précédentes. Chez seize malades le délire, la prostration, la stupeur et la céphalalgie, ont très notablement diminué, ou même ont cessé du second au quatrième jour de l'emploi du sulfate de quinine; et chez les cinq autres ces accidents ont cessé du sixième au huitième jour.

Avant la médication par le sulfate de quinine, le plus grand nombre de ces sujets étaient accablés, affaissés; leur figure exprimait l'abattement. Au bout de quelques jours de traitement, on les trouvait plus éveillés, plus vifs, leur figure était plus animée ; ils se mettaient d'eux-mêmes sur leur séant, et se montraient bien plus disposés à parler et à se mouvoir.

4° Troubles du tube digestif. — L'action sur le tube digestif a été beaucoup moins prononcée : la diarrhée n'a cessé, avant le cinquième jour de l'emploi du sulfate de quinine, que chez six malades ; elle persista du cinquième au dixième jour chez quatre, et du dixième au seizième chez cinq ; chez les autres elle se maintint plus longtemps. L'appétit s'est fait sentir un peu plus tôt ; presque constamment il devança d'un à deux jours la cessation de la diarrhée.

Comme la médication par le sulfate de quinine a été commencée à des époques très variables du début de la maladie, il en résulte que ces chiffres, qui correspondent à la médication, prouvent beaucoup en sa faveur, puisqu'ils sont les mêmes, quelle que soit l'époque à laquelle a commencé le traitement par le sel de quinine.

Enfin la convalescence a eu lieu du douzième au quinzième jour, à partir du moment où les malades se sont alités, chez deux ; du quinzième au vingtième, chez cinq ; du vingtième au vingt-cinquième, chez trois ; du vingt-cinquième au trentième, chez six, et du trentième au trente-cinquième, chez cinq.

Les phénomènes morbides qu'on a pu rapporter au sulfate de quinine ont été peu marqués ; les plus saillants furent des tintements très fatigants d'oreilles, la dureté de l'ouïe et la sensibilité des yeux à la lumière.

Si l'influence du sulfate de quinine a pu paraître problématique chez les malades de la première catégorie, le même doute ne peut plus exister pour ceux de la seconde catégorie.

En effet, les quatre cinquièmes d'entre eux, avant d'être mis à l'usage du sulfate de quinine, avaient suivi un traitement antiphlogistique plus ou moins actif pendant un nombre de jours qui a été différent pour chacun d'eux, et chez tous, la maladie allait graduellement en croissant. C'est alors qu'on a eu recours au sel du quinquina. Or, quelle que fût l'époque à laquelle était alors arrivée la fièvre typhoïde, on observa constamment, aussitôt l'emploi de la nouvelle médication, une diminution notable de la fréquence du pouls et de l'élévation de la température du corps, en même temps qu'une sédation très notable dans l'intensité des accidents cérébraux.

Chez un certain nombre de malades, après avoir constaté pendant quelques jours une grande modification dans le pouls, on a vu la fréquence de celui-ci revenir, souvent même sans que la maladie eût augmenté : chez eux, la puissance hyposthénisante du sulfate de quinine, après l'avoir emporté sur la force avec laquelle se produisait la fièvre, a fini, en raison de l'assuétude que prend si facilement l'économie, par être inférieure à cette dernière qui a repris le dessus. Le retour secondaire de l'accélération du pouls prouve, bien évidemment dans ce cas, l'action directe de la médication sur le cœur.

Quoi qu'il en soit, l'effet sur la circulation s'est produit le plus habituellement dès le premier jour du traitement, et a été en augmentant pendant les trois ou quatre jours suivants. Dans quelques cas, il a accompagné le décroissement des autres phénomènes de la maladie ; dans d'autres, ceux-ci persistaient au même degré, quoique le pouls se fût ralenti ; et enfin il y eut quelques cas où le ralentissement du pouls coïncida avec une augmentation de ces mêmes phénomènes, circonstances qui prouvent encore l'action directe sur la circulation.

Il y eut un très petit nombre de malades chez lesquels le pouls ne fut pas ralenti, mais il n'y en eut point chez lesquels il se soit accéléré.

Les accidents cérébraux ont aussi subi une influence très évidente, mais elle a constamment été moins prompte que celle qu'a subie la circulation ; elle ne s'est produite le plus souvent d'une manière notable qu'au bout de deux à quatre jours, mais aussi elle a été graduellement croissante, et, dans aucun cas, il n'y a eu de reprise de ces accidents.

Quoique le sulfate de quinine ait été donné chez ces malades à des doses plus élevées que chez ceux de la première catégorie, et que l'administration en ait été prolongée plus longtemps, puisqu'il en est qui ont pris jusqu'à 30 et 34 grammes de sulfate de quinine, on n'a point observé chez la plupart de ces sujets des accidents notables d'irritation du tube digestif. Ainsi point de vomissements notables ; plusieurs fois la langue, sèche au premier abord, s'est humectée ensuite, et dans aucun cas ne s'est séchée ; point de douleurs épigastriques notables, et rien dans la diarrhée qui dépassât les limites ordinaires.

Chez un bon nombre des malades, la fièvre et les troubles cérébraux étant apaisés, il ne restait plus jusqu'au moment de la convalescence que de la faiblesse, un peu de soif, d'anorexie, une langue un peu blanche, des taches lenticulaires et un peu de diarrhée.

J'arrive aux cas de fièvre typhoïde fort grave.

24*

Cette classe comprend dix malades, neuf hommes et une femme, dont l'âge a varié de douze à vingt-cinq ans, plusieurs d'entre eux ayant une constitution détériorée.

Ils étaient alités depuis un temps qui a varié de quatre à huit jours avant leur entrée à l'hôpital.

Leur état était fort grave, et, lors de leur entrée, le pronostic fut douteux relativement à l'issue de la maladie.

Deux d'entre eux offraient une complication de méningo-encéphalite, avec délire et mouvements convulsifs. Un troisième avait une méningite spinale avec roideur du cou. Un quatrième avait une pneumonie qui fut suivie de varicelle; enfin une femme était atteinte de chlorose. Tous avaient une diarrhée intense et des taches lenticulaires.

Ils furent traités par le sulfate de quinine à la dose de 3 à 4 grammes par jour; les adoucissants n'ayant été employés que comme moyen accessoire, le sel de quinquina fut administré dès le premier jour, et la durée du traitement fut de six à huit jours.

1° *Circulation*. — Avant la médication, le pouls était en moyenne à 98 pulsations avec 125 et 68 pour termes extrêmes.

Au bout de deux jours de traitement, il était en moyenne à 75, ayant 60 et 90 pour termes extrêmes. Différence, 23 pulsations par minute.

La température de la peau suivit dans son décroissement le ralentissement du pouls.

2° *Troubles cérébraux*. — Ils ont diminué dès le second jour du traitement chez deux malades, dès le troisième jour chez trois, et du cinquième au sixième jour chez les trois autres. Chez un seul ils n'ont cessé que le septième jour. Le délire, la roideur du cou et les mouvements convulsifs ont cédé du second au troisième jour du traitement.

3° *Troubles du tube digestif.* — La diarrhée a cessé le troisième, le quatrième, le cinquième et le sixième jour, chez cinq malades; chez les six autres, elle a duré du neuvième au quinzième jour.

L'appétit s'est fait sentir à peu près au même moment que celui où la diarrhée a cessé.

Les troubles occasionnés par le sulfate de quinine n'ont pas été plus marqués que dans la catégorie précédente, bien que quelques malades eussent pris jusqu'à 30 grammes de sulfate de quinine en huit jours.

La convalescence a eu lieu les huitième, quatorzième, dix-huitième, vingt-deuxième, vingt-quatrième, vingt-sixième et vingt-huitième jour de la maladie, ce qui donne, pour durée moyenne de la maladie dans ces cas graves, vingt jours deux tiers de durée.

Les choses se sont passées, chez les malades de cette catégorie, comme elles l'avaient fait chez ceux de la catégorie précédente. D'abord ralentissement de la circulation chez la plupart; puis, plus tard, diminution des accidents cérébraux, influence notable de la médication chez le plus grand nombre des malades, et alors marche graduelle de la maladie vers la convalescence sans troubles bien grands et presque sans fièvre. Chez le plus petit nombre aucun effet appréciable de la médication; mais chez aucun malade on n'a observé d'accroissement des phénomènes typhoïdes, et, en résumé, on trouve une moyenne de durée de la maladie d'un chiffre peu élevé.

Un fait doit frapper ici, c'est l'action spécifique du sulfate de quinine sur les accidents cérébraux. Cela fut, pour mon collègue Blache et pour moi, un sujet d'étonnement, que de voir une substance qui provoque la céphalalgie, les vertiges, la titubation, l'épistaxis, posséder précisément la propriété d'arrêter ces mêmes phénomènes dans une maladie dont ils sont l'un des accompagnements les plus fréquents. Ainsi nous avons vu les mouvements convulsifs, le délire, la roideur du cou disparaître en quelques jours sous son influence. J'ai, depuis ce temps, eu maintes fois l'occasion d'administrer le sulfate de quinine à haute dose pour des fièvres typhoïdes, dans lesquelles prédominait le délire, l'agitation nocturne, et j'ai fort souvent réussi à calmer très promptement les accidents. On connaît cette forme que revêt quelquefois la fièvre typhoïde, quand dans les derniers jours, et alors qu'ils sont près de succomber, les malades tombent dans un état d'agitation extrême ; ils marmottent constamment, leur face est animée, leurs yeux sont brillants, toute leur peau est rouge, chaude et couverte de sueur, leurs membres sont en proie à un tremblotement de tous les muscles, et leur pouls vif est d'une rapidité extrême. Dans de pareils cas, j'ai vu plusieurs fois, pendant un et deux jours, ces accidents se modérer notablement sous l'influence du sulfate de quinine, et l'état général du malade présenter une amélioration évidente, mais malheureusement pas assez complète, car le plus ordinairement l'intensité du mal l'a emporté sur la puissance du remède, et, après un ou deux jours de rémission, les accidents reprenaient leur première intensité.

Comment expliquer une semblable action ? Est-elle

consécutive à l'effet sédatif que le sulfate de quinine exerce sur la circulation? en est-elle indépendante?

Nul doute que la diminution dans la force et dans la fréquence avec lesquelles le cœur lance le sang vers l'encéphale ne doive entrer pour une part quelconque dans cette influence si singulière; l'action sur la circulation a toujours précédé chez nos malades l'action sur l'encéphale. En thérapeutique, l'un des moyens les plus puissants de modifier les phénomènes d'excitation cérébrale et de congestion sanguine vers le cerveau, est la soustraction du sang, et surtout celle du sang des vaisseaux de l'encéphale. En prophylactique, on sait que tout ce qui provoque les battements du cœur, le vin, le thé, le café, les alcooliques, etc., provoque également l'excitation de l'encéphale. Aussi attaché-je une grande importance à cet effet, et le regardé-je comme une des conséquences le plus bienfaisantes de l'emploi des sels de quinine. Je m'explique par là cette différence si grande entre l'action des opiacés et celle de la quinine dans les fièvres typhoïdes. En effet, l'inefficacité des préparations opiacées dans les fièvres typhoïdes est un fait observé par tous les médecins; entraîné moi-même par l'analogie, j'ai, à plusieurs reprises, administré l'opium dans cette maladie pour combattre les accidents cérébraux, et toutes les fois j'ai été obligé d'y renoncer. Outre les différences d'action que j'ai signalées entre l'opium et le quinquina, il en est une qui doit trouver surtout place ici. Les opiacés n'ont pas la puissance d'hyposthéniser le cœur, comme les quinacés, et il est possible qu'ici cette différence de propriétés explique la différence d'action.

Malgré tous ces motifs, il est certain que le ralentissement de la circulation n'est pas la seule cause de la diminution des accidents cérébraux. L'action hyposthénisante du sulfate de quinine sur l'encéphale est, ainsi qu'on l'a vu, trop puissante pour ne pas avoir ici une influence directe. MM. Bally et Delens ont constaté cette action sur des malades à l'état apyrétique. J'ai rapporté, dans les diverses parties de mon travail, des cas assez nombreux où le pouls s'était ralenti, bien que les phénomènes cérébraux eussent persisté avec la même intensité.

On connaît l'influence des opiacés dans le *delirium tremens*, dans l'encéphalopathie saturnine ; celle de l'ammoniaque sur l'ivresse : eh bien, le sulfate de quinine exerce sur les phénomènes cérébraux qui se produisent dans la fièvre typhoïde une action comparable à celles-là. L'effet qui se manifeste alors, ne peut mieux être comparé qu'à celui qu'on observe chez un sujet qui sort de l'état d'ivresse : la pesanteur de tête, la prostration, la stupeur, la titubation, les vertiges, l'état obtus des sens et de l'intelligence, l'air hébété de la figure, le vague des yeux, le bourdonnement d'oreilles, la lenteur et la difficulté de la parole, diminuent graduellement, puis se dissipent en quelques jours, pour faire place à la vivacité, au mouvement, à la liberté de l'intelligence et de la parole, à la fermeté de la vue, à la légèreté de la tête, à l'aspect normal de la face et à l'assurance dans la position assise.

Les phénomènes cérébraux de la fièvre typhoïde, une fois dissipés, n'ont point reparu, bien que chez un certain nombre de malades le pouls eût plus tard repris de la fréquence.

Tout cela prouve bien une action directe sur l'encéphale, action qu'il faut évidemment rapporter à la puissance hyposthénisante du quinquina sur le système nerveux général.

Nous n'avons pas observé, mon collègue Blache et moi, les effets fâcheux qu'on a observés ailleurs. Ainsi, MM. Pereira et Boucher parlent de convulsions observées quelquefois chez leurs malades; nous croyons que ces accidents ont été le résultat de l'administration mal réglée du sulfate de quinine. Il est probable qu'on a dans ces cas fait prendre de trop fortes doses de ce sel à la fois, et surtout il est presque certain que les malades n'ont pas été assez soigneusement suivis dans la journée, pour faire cesser l'usage du sel au moment où se sont montrés les prodromes d'excitation cérébrale. Chez ces malades, trop de sulfate de quinine a pénétré à la fois dans l'encéphale, et il est arrivé chez eux ce qui se produit chez les animaux quand on injecte une forte quantité de ce sel dans les carotides vers l'encéphale, l'action stimulante primitive de la quinine s'est fait sentir.

Fièvres typhoïdes terminées par la mort. — Sur les soixante et un malades traités dans le courant de l'été de 1842 par mon collègue M. Blache et par moi, quarante-trois, parmi lesquels se sont trouvés tous ceux qui étaient gravement atteints, furent traités, soit en partie, soit complétement, par le sulfate de quinine ; et sur tout ce nombre il y eut huit morts, ce qui donne une proportion approximative d'une mortalité d'un huitième. On sait que la proportion ordinaire est d'un cinquième. Je n'attribue point d'une manière affirmative le succès au traitement, attendu que, cette année-là, les malades étaient pour la plupart des ouvriers travaillant aux fortifications de Paris, par conséquent des hommes jeunes et assez forts.

Ces huit malades se composaient de cinq hommes et de trois femmes, de l'âge de dix-huit à vingt-trois ans, excepté l'un d'eux qui avait quarante ans. Ils étaient pour la plupart assez forts et en assez bon état avant leur maladie; ils avaient presque tous de six à huit jours d'alitement avant leur entrée à l'hôpital.

Chez six d'entre eux, les accidents typhoïdes étaient fort graves au début, et tout annonçait chez eux que le mal était à un haut degré. Deux seulement ne paraissaient pas fortement atteints; ce ne fut que graduellement que la maladie augmenta. Tous avaient la stupeur, la titubation, la prostration et la céphalalgie; chez trois il y avait du délire. Cinq avaient la langue sèche et brune; chez trois l'abdomen présentait des signes de phlegmasie intense; le pouls était en moyenne à 87 pulsations; chez l'un il y avait les roideurs du cou, indiquant la lésion de la partie supérieure du prolongement rachidien; chez un autre il existait une rétention de l'urine dans la vessie.

Six furent saignés ou subirent d'une à trois applications de sangsues, soit au cou, soit à l'anus, avant qu'on en vînt à l'administration du sulfate de quinine. Dans tous les cas, ce sel ne fut employé qu'à cause de l'aggravation des accidents.

Il fut administré du premier au cinquième jour chez six malades, du douzième au dix-septième jour chez les deux derniers. La dose fut le plus ordinairement portée à 4 grammes par jour; au moment de l'administration, le pouls était en moyenne à 104 pulsations, avec des extrêmes de 118 à 95 pulsations. Il avait par conséquent augmenté de 17 pulsations depuis l'entrée, sous l'influence des antiphlogistiques.

Dans les deux jours qui suivirent la médication, le pouls avait éprouvé une notable diminution; il était en moyenne à 80 5/8 avec des extrêmes de 65 et de 90 pulsations; par conséquent il y avait une diminution de 24 pulsations à la minute.

Chez six d'entre eux, les accidents cérébraux diminuèrent d'intensité pour augmenter quelques jours après, ce furent ceux qui avaient du délire et de l'agitation; chez les autres, la maladie alla constamment en croissant. Chez deux d'entre eux, chez lesquels la prostration et l'état adynamique dominaient, ce genre d'accidents fut très notablement augmenté, et la mort arriva rapidement.

Les phénomènes d'inflammation du tube digestif n'ont point paru s'accroître; la diarrhée n'a point sensiblement augmenté, si ce n'est chez un sujet où elle prit des proportions considérables, et chez deux malades dont la mort eut lieu par l'épuisement occasionné par la diarrhée. Dans les autres cas, la tuméfaction de l'abdomen resta la même.

La mort eut lieu au troisième jour après l'entrée à l'hôpital chez un, du neuvième au douzième jour chez cinq, et chez les deux autres au quatre-vingt-deuxième et au quarante-sixième jour.

A l'autopsie on trouva, chez quatre d'entre eux, des signes non douteux de méningite, et chez deux il y avait dans le tube digestif des signes de phlegmasie plus intense que ceux qu'on rencontre ordinairement; chez un d'eux il y avait une gangrène de l'S iliaque du côlon.

La rate avait son volume normal sur deux sujets,

chez les six autres elle avait doublé ou triplé de volume.

La science peut souvent tirer plus d'enseignements des cas malheureux que des cas dans lesquels la maladie a été suivi de guérison ; aussi ferai-je encore quelques réflexions sur ces huit derniers malades.

Sur tous, excepté chez deux, le pouls a subi un ralentissement remarquable durant les deux ou trois premiers jours de l'administration du sulfate de quinine ; chez quelques uns ce ralentissement a persisté jusqu'à la mort ; chez les autres le pouls, au bout de quelques jours, a repris de la fréquence ; enfin, chez un, sur lequel l'administration du sulfate de quinine fut suspendue pendant quelques jours, puis reprise, le pouls suivit les oscillations de la médication : fréquent avant la quinine, il s'est ralenti aussitôt l'emploi du sel ; puis il reprit de la fréquence aussitôt la suspension, pour se ralentir de 12 à 15 pulsations aussitôt la reprise du médicament.

L'influence sur l'encéphale a été fort remarquable, car malgré la gravité de la maladie chez tous les malades, et bien qu'il y eût un accroissement des accidents jusqu'au moment où l'on administra le sulfate de quinine, on vit aussitôt les troubles cérébraux, quels qu'ils fussent, diminuer d'intensité chez le plus grand nombre des malades ; et cela fut d'autant plus remarquable, qu'à l'autopsie il existait des preuves de phlegmasie de l'encéphale ou de ses méninges : seulement cette diminution ne fut que momentanée, la maladie, plus forte que le remède n'était puissant, l'emporta sur lui au bout de quelques jours.

Enfin, je dois fixer l'attention sur ce qui est arrivé chez deux malades qui étaient dans l'état adynamique,

avec une extrême prostration, un affaiblissement ex-
cessif, une chaleur peu élevée de la peau, et un pouls
mou, faible et médiocrement fréquent. L'action hyposthénisante du sulfate de quinine augmenta la dépression, et les malades périrent ayant l'un 70, l'autre
80 pulsations.

Chez un seul les phénomènes d'excitation centrale ont
été constamment en augmentant.

Aussi conclurai-je de là que, quand les accidents
provenant de la lésion de l'encéphale reprennent, au bout
de quelques jours de l'administration du sulfate de quinine, une certaine intensité, il faut, s'ils ne cèdent pas
au bout d'un à deux jours, la cesser, crainte d'augmenter
la congestion cérébrale.

On doit en conclure également que l'action stupéfiante
du sulfate de quinine doit être à redouter quand la fièvre
typhoïde prend la forme adynamique, car on augmente
rapidement les accidents adynamiques.

Enfin, je terminerai en portant de nouveau l'attention
sur ce qui s'est passé sur le tube digestif, d'autant
mieux que dans les faits précédents l'action excitante
du sulfate de quinine sur ce tube s'est peu fait remarquer. On a trouvé des traces d'inflammation de la membrane muqueuse de cette partie, à un degré plus élevé
que d'habitude sur trois sujets, chez lesquels le sulfate
de quinine avait été donné pendant plus de huit jours,
et l'un d'eux, qui l'avait pris en poudre insoluble, avait
une large ulcération gangréneuse dans le gros intestin.
Il n'est pas douteux que dans ces cas le sulfate de quinine n'ait été nuisible au tube digestif, et qu'un emploi
moins prolongé de cette substance eût mieux réussi.

Aussi je regarde comme une pratique importante de

ne jamais donner le sulfate de quinine à haute dose plus de six à huit jours dans cette maladie; au bout de ce temps, on s'est rendu maître des principaux accidents de la maladie sur lesquels ce médicament a prise, ou bien on n'a pas eu d'action sur eux, et par conséquent, dans les deux cas, il est inutile de les continuer plus longtemps.

Si l'on réunit en un faisceau le résultat des travaux de MM. Rilliet et Barthez, Saint-Laurent, Pereira, Champeaux et Boucher, qui ont observé des fièvres typhoïdes traitées par le sulfate de quinine, on trouve:

1° *Pour la circulation.* — MM. Rilliet et Barthez ont constaté que sur six enfants qu'ils ont traités, le pouls, qui, avant la médication par le sulfate de quinine, était en moyenne à 124 pulsations 1/3, fut aussitôt après elle en moyenne à 97. Il y eut chez quelques uns de leurs malades des différences de 52, de 42 et de 30 pulsations par minute.

M. Saint-Laurent a également observé, sur plus de la moitié des douze malades qu'il a vu traiter par M. Husson, un abaissement notable du pouls; mais comme chez ces malades le sulfate de quinine a été donné en pilules, l'effet a été moins évident qu'avec les autres observateurs.

M. Pereira a constaté ce ralentissement chez presque tous les treize malades auxquels on donnait 4 grammes de sulfate de quinine par jour; chez eux le pouls, compté la veille de l'administration du sulfate de quinine, était en moyenne à 101 pulsations. Les deux termes extrêmes étant 92 et 115, tandis que le lendemain et les jours suivants il était tombé à 82 pulsations 3/11, les extrêmes étant 60 et 100.

Il n'y eut que deux malades chez lesquels le ralentissement ne fut pas remarqué ; mais il n'y eut point d'accélération de pouls chez eux, quoique la maladie fût allée en croissant.

M. Boucher, de Ville-Jossy, qui a vu vingt-trois malades traités de la fièvre typhoïde par M. Kapeler, assure aussi que le pouls s'est ralenti après l'usage du sulfate de quinine dans la majorité des cas.

Il ne donne dans sa thèse que deux observations complètes de cas très graves, dans lesquelles le pouls était à 120 et à 100 avant la médication, et dans lesquelles il tomba à 76 et 74 aussitôt après elle.

Tous les observateurs, même M. Saint-Laurent, ont noté comme une chose constante la diminution considérable de la chaleur âcre de la peau.

2° *Pour les troubles cérébraux*. — Les praticiens que je viens de citer ont tous également, à l'exception de M. Saint-Laurent, été frappés de la sédation qu'ils ont remarquée. Tous s'accordent à reconnaître que la prostration et la stupeur ont été très notablement et très promptement modifiées ; quelques uns d'entre eux disent que les malades semblent se réveiller d'un profond sommeil.

MM. Pereira, Rilliet et Barthez, ont vu le délire et la céphalalgie cesser en même temps que le pouls diminuait de fréquence. Ils disent avoir remarqué que le *facies* des malades et l'expression générale de leur personne offraient une amélioration remarquable.

M. Champeaux cite à ce sujet le fait d'un homme chez lequel 1 gramme de sulfate de quinine arrêta brusquement un délire qui existait depuis la veille.

3° *Pour les troubles du tube digestif*. — L'accord est

le même. MM. Rilliet et Barthez, Pereira, Boucher, Champeaux, n'ont point remarqué d'augmentation notable de la phlegmasie du tube digestif, dans la majorité des cas; M. Saint-Laurent est le seul qui dise en avoir souvent observé.

4° *Pour la rate.* — M. Rayer, se fondant sur l'intumescence de cet organe dans ce genre de fièvre, a donné avec succès le sulfate de quinine, et M. Piorry, dans d'assez nombreux cas, dit avoir obtenu le même résultat. MM. Pereira, Champeaux, Rilliet et Barthez ont fait la même observation.

5° *Pour les exacerbations.* — Les mêmes médecins pensent avoir constaté que le sulfate de quinine avait de l'influence sur elles, et M. Kapeler, au dire de M. Champeaux, aurait, pour cette raison, dirigé l'administration de ce sel comme on le fait dans les fièvres intermittentes.

M. le docteur Mazade a communiqué à l'Académie de médecine, en avril 1848, une série d'observations de fièvres typhoïdes ayant présenté vers la fin de leur cours une marche rémittente, qui avaient été combattues avec succès par le sulfate de quinine. M. Jacquot, dans l'article dont j'ai fait mention plus haut, a présenté un assez bon nombre d'observations dans lesquelles de semblables rémissions, traitées par la même médication, avaient été arrêtées de la même manière. J'ai moi-même obtenu plusieurs fois le même résultat que ces messieurs, et j'ai encore présent à l'esprit le fait d'une femme chez laquelle j'ai réussi par deux fois à arrêter des accès rémittents qui, après avoir été suspendus par l'emploi de doses de 15 décigrammes de sulfate de quinine, avaient reparu plusieurs jours après.

Il n'est pas possible de déduire des faits connus jusqu'à présent des données suffisantes pour établir des
moyennes de durée et de mortalité des fièvres typhoïdes
ainsi traitées, qui puissent être comparées à celles que
donnent les autres modes de traitement. Cependant les
divers observateurs qui viennent d'être cités, à l'exception de M. Saint-Laurent, qui ne conclut à rien sous ce
rapport , s'accordent à reconnaître qu'en moyenne la
maladie, d'après les cas observés par eux, n'a pas eu
ni plus de durée, ni plus de mortalité que par tout autre
traitement.

Mais si l'on ne peut rien présenter de précis sur un
chiffre de durée et de mortalité, on peut tirer des inductions plus positives sur les autres parties des effets thérapeutiques de cette médication.

Je crois pouvoir, d'après mon expérience propre , et
d'après les travaux des autres observateurs , présenter
les considérations suivantes :

1º L'emploi du sulfate de quinine ne peut pas constituer une méthode générale et banale de traitement de
la fièvre typhoïde ; cette médication ne convient que
dans certains cas déterminés, et peut-être dans certaines
épidémies ; le plus souvent elle ne peut, à l'exemple de
la plupart des médications , être employée que comme
moyen de combattre soit certaines formes de la maladie,
soit certains accidents prédominants.

Pour cette raison, le sulfate de quinine ne doit être
administré que temporairement , pendant un certain
laps de temps , lequel ne doit guère dépasser une huitaine de jours.

2º Les effets les plus apparents de cette médication
se produisent sur la circulation , sur la calorification et

sur les accidents dépendants du trouble de l'encéphale.

3° Ainsi la fièvre est influencée d'une manière non douteuse, et dans la fréquence du pouls, et dans la température de la peau ; par conséquent, on peut diminuer l'un des symptômes les plus gênants pour les malades, prévenir les congestions et les phlegmasies viscérales qui, selon la remarque de M. Louis, sont si facilement produites par la permanence de l'état fébrile, et enfin exercer une action indirecte, mais très puissante, sur les accidents qui résultent de l'excitation et de la congestion sanguine vers l'encéphale.

La médication par le sulfate de quinine, convenable quand la fièvre est très vive et quand la température de la peau est très élevée, ne le sera plus toutes les fois qu'il y aura peu de fréquence du pouls et peu d'augmentation de la chaleur de la peau.

4° Après la modification dans la circulation, il s'en manifeste une également très notable dans les phénomènes morbides provenant de la lésion de l'encéphale.

Aussi dans tous les cas où ces phénomènes dominent, le sulfate de quinine sera un puissant moyen de les faire cesser, et quand ils seront (moins la prostration) portés à un haut degré, il devra être administré.

Aussi le sulfate de quinine réussit-il principalement dans les cas où la fièvre typhoïde s'accompagne de céphalalgie, de titubation, d'agitation et de délire, quand l'œil est vif et la face animée, quand enfin cette fièvre revêt la forme phlegmasique ou ataxique. Au contraire, quand il y a prostration, stupeur, décubitus dorsal, tendance continuelle au sommeil, état comateux, il faut éviter le sulfate de quinine qui augmenterait promptement et notablement les accidents.

5° L'action excitante du sulfate de quinine sur la membrane muqueuse du tube digestif est fort bornée ; et à moins de signes bien évidents de phlegmasie du tube digestif, le sulfate de quinine, donné pendant une huitaine de jours seulement, à quelque dose que ce soit, ne peut guère avoir de mauvais effet sur cette membrane. Mais ce médicament ne doit être administré, qu'avec une grande prudence dans les cas de fièvre typhoïde où il y a des signes directs de la phlegmasie intense du tube digestif.

6° La fièvre typhoïde, accompagnée de rémissions et d'exacerbations très prononcées et régulières, peut être favorablement influencée par l'administration du sulfate de quinine , pratiquée suivant le mode usité contre les affections intermittentes.

7° Enfin, soit en raison de la faiblesse de l'absorption qui se fait à la surface du tube digestif, soit à raison de l'état obtus de la sensibilité de l'encéphale, le sulfate de quinine peut, dans la fièvre typhoïde, être porté sans le moindre inconvénient à des doses plus élevées qu'on ne pourrait le faire dans toute autre maladie.

Cependant des doses de 1 gramme à 15 décigrammes par jour suffisent dans les cas peu graves ; dans ceux qui le sont plus, on doit porter la dose de 15 à 20 décigrammes, et enfin dans les cas les plus graves aller à 3 et 4 grammes par jour.

Lorsqu'il y a lieu de craindre que le malade, trop excitable, ne supporte pas bien le sulfate de quinine, il faudrait avoir recours à l'extrait mou de quinquina que l'expérience a constaté être plus doux, et en donner de 3 à 6 grammes par jour.

25*

Enfin, lors de phlegmasie du tube digestif, on devra donner le quinquina en lavement, et alors ce sera encore l'extrait mou qu'on devra préférer.

FIÈVRE JAUNE.

Si la médication par le sulfate de quinine à haute dose est indiquée dans la fièvre typhoïde, elle l'est à plus forte raison dans la fièvre jaune, où la chaleur de la peau, la fréquence du pouls et le trouble des fonctions de l'encéphale, sont à leur maximum.

On voit effectivement qu'à part quelques médecins qui, comme B. Roth, Moseley, Thomas, ont préconisé l'usage exclusif des saignées, la plupart des praticiens, tels que Sarravia, Bobadilla, Lagusca, Aréjula, Lafuente en Espagne, Chervin, Pugnet, Valentin, Lefort, Guyon, Chabert, Chévé en Amérique, et MM. Audouard et Bally en France, ont conseillé soit le quinquina, soit le sulfate de quinine à haute dose.

On comprend très bien qu'une substance dont les propriétés sont de diminuer à la fois la fréquence du pouls, la chaleur de la peau et l'excitation des organes encéphaliques, convienne dans des cas où ces troubles sont portés au plus haut point.

PESTE.

Cette cruelle maladie offrant beaucoup d'analogie avec la fièvre jaune, remarquable comme elle par la surexcitation qu'éprouvent les diverses parties de l'encéphale,

par l'accélération de la circulation et par l'élévation de la
température de la peau , semble devoir être combattue
avec avantage par le sulfate de quinine à haute dose.
Plusieurs médecins ont préconisé ce sel dans ce genre de
pyrexie, mais M. Gosse est celui qui a le plus usé de ce
moyen et qui en a tiré le plus d'avantages.

FIÈVRES ÉRUPTIVES , VARIOLE , ROUGEOLE , SCARLATINE ET SUETTE MILIAIRE.

Il existe, dans ces diverses maladies , une tendance
tellement grande aux congestions de l'encéphale , que
j'hésiterai toujours, malgré les avantages qu'elle peut
offrir, à conseiller une médication dont l'un des effets est
de provoquer l'injection des veines de la pie-mère. Ainsi
j'ai vu deux cas de rhumatisme aigu chez des sujets convalescents de variole , dans lesquels des médecins ayant
administré le sulfate de quinine à haute dose, les malades furent pris de délire et succombèrent. L'un d'entre
eux fut ce malade de l'Hôtel-Dieu traité par M. Récamier,
à l'occasion duquel ont commencé les récriminations
contre le sulfate de quinine.

Cependant, si dans l'une de ces affections éruptives ,
et surtout dans la variole , il y avait une fièvre très vive
avec une extrême agitation et des signes d'excitation
encéphalique chez un sujet dont le pouls et la constitution ne permettaient pas l'emploi des évacuations sanguines , je ne balancerais pas à mettre en usage ce seul
moyen de calmer la fièvre et les accidents cérébraux :
Morton , Whall, Huxham , Dehaen et Rosenstein ont, en
de pareils cas, administré avec succès les préparations
de quinquina.

M. Jadelot a, d'après un fait rapporté par MM. Rilliet et Barthez, dans le tome XI de la 2ᵉ série des *Archives de médecine*, employé le sulfate de quinine à haute dose dans un cas de variole avec phénomènes ataxiques. Aussitôt l'administration de ce médicament, les accidents ataxiques cessèrent, et l'éruption subit une modification assez analogue à celle que produisent les topiques mercuriels; l'enfant guérit parfaitement.

Dans les épidémies de suette, le tact médical a fait souvent recourir à cette médication : ainsi M. Purrat, dans une épidémie de suette qui régna dans le département de la Dordogne en 1841, a constaté que le seul remède que lui et ses confrères eussent pu opposer avec avantage à la maladie avait été le sulfate de quinine.

En 1849, la même observation s'est reproduite, et dans les diverses épidémies qui régnèrent dans le midi de la France, on a toujours eu recours avec fruit à l'usage du sulfate de quinine.

Les rapports à l'Académie de médecine et les publications quotidiennes des journaux sont unanimes sur ce point. On voit, dans tous ces documents, que ce qui a conduit les médecins à faire usage de cette médication, cela a été la tendance qu'affecte la maladie à prendre la forme rémittente. Il est probable aussi que la quinine n'a pas été sans influence sur l'éruption dont elle a dû entraver la marche.

FIÈVRE HECTIQUE.

La fièvre hectique, de cause purement dynamique, dont l'essentialité souvent contestée a été soutenue par les meilleurs observateurs, Trnka, Broussais, etc., peut-elle être traitée par le sulfate de quinine?

Tout en faisant la part de l'impossibilité où l'on se trouve de constater positivement dans les faits rapportés par les auteurs l'absence d'une altération matérielle dans les solides, ou d'une modification de composition dans les fluides, toujours est-il que, rationnellement parlant, on doit admettre la possibilité de l'existence d'un trouble dynamique dans les organes principaux, lesquels, réagissant sur le cœur, peuvent en accélérer les mouvements d'une manière continue. L'observation des faits prouve, d'une manière irréfragable, que cette existence a été positivement constatée. Dans ces cas le quinquina a été mis en usage avec des résultats variés. Gilchrist(1) l'a beaucoup vanté, Morton convient d'en avoir souvent tiré bon parti, et Alibert (1) dit qu'il s'en est servi, tantôt avec succès, d'autres fois sans en tirer d'avantages.

Les difficultés d'un diagnostic précis avec les moyens imparfaits de recherches qu'avaient autrefois les médecins, et le peu de puissance des faibles quantités de poudre de quinquina qu'on donnait, expliquent suffisamment l'ambiguïté des résultats obtenus.

Je n'ai point encore été à même d'employer le sulfate de quinine à hautes doses dans ce genre de fièvres; mais, d'après ce que j'ai vu, je suis fondé à penser que les sels de quinine portés à la dose de 1 gramme produiraient des effets très satisfaisants chez des malades qui ne seraient pas d'une constitution trop irritable, dont l'encéphale ne serait pas doué d'une excessive susceptibilité et chez lesquels la fibrine ne serait point en excès dans le sang; mais il ne conviendrait pas de faire un emploi trop prolongé de ces sels.

Des simples pyrexies il convient de passer aux maladies fébriles inflammatoires, dans lesquelles la phlegmasie ne constitue que l'un des éléments de l'état pathologique, un autre élément également important, mais de nature variable, se joignant au premier, et constituant une phlegmasie à marche spéciale. Les phlegmasies que je comprends dans cette catégorie sont le rhumatisme, l'érysipèle et les phlegmasies avec diathése purulente, telles que l'arthrite purulente, la phlébite et la morve.

RHUMATISME ARTICULAIRE.

L'emploi du quinquina dans le rhumatisme date de fort loin; mais pendant longtemps, les médecins qui y eurent recours ne comptaient mettre en jeu que les propriétés toniques de cette substance, et ne s'en servaient guére que comme d'un moyen de fortifier la constitution détériorée des rhumatisants, et de la mettre en état de résister avec avantage aux atteintes de ce qu'ils appelaient l'humeur rhumatismale.

Ce fut en Angleterre qu'on s'aperçut que le quinquina pouvait avoir un autre mode d'action. Quelques grands praticiens de ce pays avaient pensé qu'il était possible d'établir une certaine analogie entre les fièvres intermittentes et les rhumatismes. Ils avaient remarqué, dans l'une et dans l'autre de ces deux maladies, l'existence de phénomènes qui leur étaient communs, tels que la marche par accès, les exacerbations et les rémissions plus ou moins périodiques, l'apparition des sueurs, et l'émission par moments d'une urine à sédiment latéritié; enfin ils avaient vu que dans certaines épidémies la fièvre intermittente se combinait avec le rhumatisme, et que dans d'autres le rhumatisme succédait à la fièvre intermittente.

Morton (*Pyretologia*, exercitat. I, cap. 9, *De protei-formis febris intermittentis genio*; exercitat. II, cap. 7, *De proteiformis febris continentis genio*) donne des observations de ce mélange de fièvre intermittente ou de fièvre continue avec le rhumatisme, qui fut traité par le quinquina. Or, dans trois de ces observations, on voit la fièvre et les douleurs rhumatismales disparaître simultanément après l'administration du quinquina.

Le docteur Hulse qui s'était plusieurs fois trouvé en consultation avec Morton, et qui avait eu l'occasion de voir les succès qu'il obtenait de cette nouvelle manière de traiter le rhumatisme, adopta cette pratique et la transmit à Fothergill.

Ce dernier raconte qu'au commencement de sa pratique, après avoir été plusieurs fois éveillé la nuit pour visiter des malades, il avait contracté un rhumatisme aigu, pour lequel il fut saigné plusieurs fois; mais le rhumatisme persista, et le sang resta couenneux; il guérit à la fin très lentement, et fut peu satisfait de son traitement. Quelque temps après sa guérison, appelé pour visiter un malade atteint de rhumatisme, il fit demander sir Edwards Hulse, le médecin le plus éminent de Londres : « Il me proposa d'employer le quinquina, ce que j'adoptai volontiers; ce médicament fut donné avec un avantage tellement évident, que depuis j'adoptai cette pratique, dont je me trouvai toujours très bien. » Aussi, à son tour, réuni en consultation avec le docteur Haygarth, il lui fit part de ses succès, et lui recommanda de faire comme lui, en dépit de toutes les autorités en médecine. (Haygarth, *A clinical history of diseases*, 1805.)

A cette même époque, Saunders, l'un des observateurs les plus estimés de l'Angleterre, recommandait dans ses leçons et dans ses écrits l'emploi du quinquina contre le rhumatisme. Fordyce conseillait cette même médication dans toutes les espèces d'arthrites, même dans celles qui prennent la forme aiguë, et il insistait pour que le quinquina fût donné largement dès le début de la maladie.

Monro voulait qu'on donnât le quinquina pour dissiper les douleurs qui subsistent après certaines fièvres.

Pringle (*Observations sur les maladies des armées*, p. 166) fait connaître que, de son temps, quelques médecins avaient essayé le quinquina dans le rhumatisme aigu, après avoir pratiqué plusieurs saignées, et qu'ils avaient réussi dans quelques cas; mais il ajoute qu'il n'ose pas néanmoins conseiller cette pratique.

Baker, Heberden, Willan, Pepys, Lettsom, Farquhar, Oikin, adoptèrent, et l'administration du quinquina contre le rhumatisme, et les idées médicales sur lesquelles cette thérapeutique était fondée.

Ce fut avec l'appui de tous ces antécédents qu'Haygarth se résolut à traiter le rhumatisme par le quinquina. Il commença à suivre ce traitement en 1767, et il continua jusqu'en 1812, pendant un laps de temps de quarante-cinq ans. Le résultat de cette longue pratique a été consigné dans trois ouvrages: d'abord en 1795, dans les *Transactions médicales*, vol. IV, p. 294; puis dans un ouvrage qui a paru à Londres en 1806, sous le titre de : *A clinical story of the acute rhumatism*; et enfin, en 1815, dans une seconde édition de ce même ouvrage imprimé à Édimbourg. D'abord Haygarth donnait le quinquina avec beaucoup de circonspection, à raison de la nature inflammatoire qu'il connaissait au rhumatisme, et de la propriété tonique qu'on attribuait encore au quinquina; ce médicament n'était administré qu'après que les malades avaient été saignés et purgés. Mais à mesure que son expérience s'étendait, à mesure aussi Haygarth acquérait de la hardiesse, et il avait fini par ne plus donner, pour tout moyen préparatoire au quinquina, qu'un purgatif antimonié.

Il administrait l'écorce du Pérou sous forme pulvérulente chez le plus grand nombre des malades, à des doses qui variaient de dix à trente grains (de 5 à 15 décigrammes), à des intervalles de trois à six heures, de manière à faire prendre d'une à deux onces (de 32 à 64 grammes) de poudre en douze heures. Chez un plus petit nombre de rhumatisants, le quinquina était administré sous forme de décoction, à la dose d'une once et demie à deux onces par prise, toutes les quatre heures. Enfin chez quelques uns il avait employé le quinquina en teinture. En général, il commençait par tâter la susceptibilité de l'estomac, et si la médication était bien supportée, il augmentait les doses; si, au contraire, elle était mal tolérée, il supprimait la médication. Il traita de cette manière quatre cent soixante-dix malades atteints de rhumatisme tant aigu que chronique, sur lesquels il y avait eu une mortalité de douze personnes, ce qui assurément est une proportion minime. La mort eut lieu par le fait de diverses complications. Chez six malades, elle fut précédé d'un délire qui s'accompagna, dans deux cas, de convulsions. Trois malades périrent avec une forte diarrhée, et trois s'éteignirent par suite d'affaiblissement graduel.

Il est possible que le quinquina, administré pendant un temps fort long chez beaucoup de malades, soit entré pour quelque chose dans ces diverses altérations, et qu'il ait agi comme excitant soit de l'encéphale, soit des voies digestives; mais néanmoins la faible mortalité qui s'est produite, et qui est loin de dépasser celle qui suit toutes les autres médications, prouve que l'effet nuisible de celle-ci n'a pas été très prononcé.

Haygarth a présenté des tableaux où sont exposés tous les résultats de sa pratique; mais, en les examinant, il serait difficile d'y trouver, à cause du manque de précision sur les points essentiels, ce qui constitue une bonne statistique. Le seul détail qui est le suivant, est fort incomplet, parce qu'il fait connaître seulement la durée de la maladie après l'administration du quinquina, sans indiquer la durée antérieure.

Voici un tableau sur vingt-cinq malades :

2 ont été guéris au troisième jour du traitement.
3 — au septième.
1 — au huitième.
2 — au neuvième.
4 — au onzième.
4 — du onzième au vingtième.
6 — du vingt et unième au trentième.
3 — du trente et unième au quatre-vingtième.

Ce qui donne vingt-deux malades sur vingt-cinq guéris avant le trentième jour du traitement.

Aussi le seul enseignement qu'on puisse tirer consiste dans l'assertion d'Haygarth, qui assure qu'il a toujours vu, après l'administration du quinquina, les douleurs, le gonflement, les sueurs et les autres symptômes inflammatoires, être promptement dissipés, de telle sorte que, selon lui, à l'exception du mercure dans la syphilis et du quinquina dans les fièvres intermittentes, il n'est pas de remède plus expéditif.

Parmi tous les malades qu'il a traités de cette manière, il n'y en eut, dit-il, que cinq, chez lesquels le médicament n'ait pas produit de bons effets. Tout imparfaites que sont ces données, elles sont néanmoins de nature à faire une certaine impression sur l'esprit; aussi y a-t-il lieu de s'étonner que Scudamore, qui dit avoir répété les expériences d'Haygarth, prétende n'avoir tiré aucun bon résultat de ses tentatives.

Peu d'années après, M. Audouard rendit compte, dans le *Journal de la Société de médecine de Montpellier*, année 1808, de plusieurs cas de rhumatisme arrivés chez des militaires, et qui, combattus par les moyens ordinaires et n'ayant subi aucune amélioration, avaient été guéris en quelques jours par le quinquina donné à des doses qui s'élevèrent jusqu'à deux onces par jour.

On voit dans le *London medical and surgical journal*, 1826, que le docteur Whiting a employé avec succès le sulfate de quinine contre le rhumatisme articulaire aigu. Dans le même journal, en 1834, on lit qu'à l'hôpital de Westminster on est dans l'usage de donner le quinquina dans la même espèce de rhumatisme.

En France, M. Delens a fait, à la Société de médecine du département de la Seine, plusieurs communications relativement à l'emploi avantageux qu'il avait fait du sulfate de quinine dans le traitement du rhumatisme. Enfin, le professeur Mojon, de Gênes, a fait insérer dans le *Giornale analitico di medicina*, en 1830, vol. XIII, p. 28, une note sur une épidémie dite de fièvre rhumatismale, qui régna à Gênes depuis septembre 1822 jusqu'à la fin de l'année, et dans laquelle les malades ayant obtenu très peu de soulagement des saignées copieuses et répétées, des purgatifs, des sudorifiques, des vésicatoires, etc., il se décida, malgré leur caractère aigu, à traiter ces rhumatismes avec le sulfate de quinine ; alors ses essais réussirent tellement à ses souhaits, sur le plus grand nombre de ses malades, qu'il assure que désormais il ne laissera pas, dans le cas de rhumatisme aigu, d'avoir recours à ce sel quinique, à cet éminent antipériodique.

Malgré ces faits, l'opinion médicale avait rejeté dans l'oubli toutes ces tentatives, et l'on voit, après Scudamore, tous les auteurs qui ont écrit sur le rhumatisme, MM. Chomel, Bouillaud, Requin et M. Villeneuve, l'auteur d'un excellent article sur le rhumatisme dans le *Dictionnaire des sciences médicales*, ne parler de quinquina que pour en condamner l'emploi.

Je partageais l'opinion commune à ce sujet, lorsque après avoir observé les effets physiologiques du sulfate de quinine à haute dose, je ne doutai pas qu'à raison de l'influence que je venais de reconnaître à cette substance sur le cœur et sur le système nerveux, dans la fièvre typhoïde, elle ne dût être utile contre le rhumatisme, maladie où il existe quelque chose de connexe au phénomène si singulier de l'intermittence, où l'état pyrétique est souvent fort intense, bien que la phlegmasie articulaire soit fort restreinte. Le résultat n'a point trompé mon attente, j'ai obtenu des effets avantageux et presque constants de l'emploi que j'ai fait du sulfate de quinine à haute dose. Il est résulté de cette pratique une nouvelle médication du rhumatisme, applicable dans un grand nombre de cas de cette maladie, et souvent préférable à toutes les autres médications usitées jusqu'à présent.

Des médecins expérimentés ont fait après moi, de cette méthode de traitement, l'objet de communications intéressantes : parmi eux je dois citer M. Devergie, de l'hôpital Saint-Louis, pour le rhumatisme chronique ; MM. Legroux, de l'hôpital Beaujon, et Monneret, de l'hôpital Saint-Antoine, pour les rhumatismes aigus. Presque tous les médecins des hôpitaux de Paris ont fini par adopter l'usage du sulfate de quinine.

Depuis 1842, jusqu'à cette époque, j'ai traité deux cent cinquante cas de rhumatisme articulaire, soit aigu, soit chronique, et les observations de tous ces malades ont été recueillies exactement. Elles feront la matière d'un ouvrage que j'ai l'intention de publier dans quelque temps.

Je ne puis donc entrer ici dans des détails qui seront mieux placés ailleurs ; je me bornerai à donner une analyse très succincte de ces faits. Conduit par les idées théoriques dont j'ai fait mention, et bien assuré que le quinquina devait réussir, j'ai dû supposer que si la pratique d'Haygarth était tombée dans l'oubli, et que si les médecins contemporains de ce praticien n'avaient pas voulu suivre ses errements, cela avait dû tenir à ce qu'ils avaient éprouvé des mécomptes plus ou moins fréquents. Il était naturel de supposer que ces mécomptes dépendaient de ce que la quantité de quinquina que prescrivait Haygarth n'était pas assez forte. En effet, ce praticien rapporte qu'il était dans l'usage de donner le plus souvent la valeur de 30 grains de quinquina en moyenne toutes les six heures, et d'aller au plus à une once et une once et demie en vingt-quatre heures dans les cas les plus rares. Ces quantités équivalent à 4 ou 6 décigrammes de sulfate de quinine par jour pour les cas les plus communs, et à 15 et 24 décigrammes pour les cas les plus rares.

Recommencer des essais thérapeutiques avec une médication abandonnée eût été faire preuve, ou de peu de jugement, ou d'un grand mépris pour la médecine qui aurait rejeté sans motif une bonne méthode de traitement.

J'ai cru devoir éviter l'écueil contre lequel Haygarth me paraissait avoir échoué, et j'ai administré le sulfate de quinine aux doses auxquelles les praticiens des grands hôpitaux de Paris l'avaient donné contre la fièvre typhoïde. J'ai donc commencé par donner des doses de 4 à 5 grammes de sulfate de quinine par jour, puis, à mesure que j'obtins des effets, je les réduisis à 3, à 2 et même à 1 gramme par jour ; de telle sorte que la majorité des rhumatisants a été traitée par 2 grammes de sulfate de quinine au plus dans les vingt-quatre heures. Cent soixante et onze malades atteints de rhumatisme articulaire aigu ont été traités par cette médication employée le plus souvent seule.

Les rhumatisants chez lesquels le traitement par le sulfate de quinine a eu le moins d'influence ont été les sujets pléthoriques chez lesquels la maladie se montrait avec les apparences d'une fièvre inflammatoire intense, caractérisée par un pouls dur, plein et très fréquent. Ceux, au contraire, chez lesquels ce médicament a produit les effets les plus avantageux étaient des sujets lymphatiques, ou débilités soit par des maladies antérieures, soit par un traitement antiphlogistique poussé trop loin, et chez lesquels la peau était pâle et le pouls très fréquent, mais peu développé.

La forme polyarticulaire a généralement cédé rapidement, tandis qu'au contraire le rhumatisme monoarticulaire, dans lequel il y avait évidemment monoarthrite, a résisté plus longtemps; enfin, le rhumatisme blennorrhagique n'a que très rarement subi une influence favorable.

Les complications de péricardite et d'endocardite n'ont point empêché la guérison prompte lorsque ces maladies étaient peu intenses. Dans les cas contraires, j'ai eu recours en même temps aux évacuations sanguines à un degré modéré.

L'adjonction de pneumonies ou de pleurésies au rhumatisme a toujours réclamé l'emploi des saignées; le sulfate de quinine seul s'est montré insuffisant pour arrêter la maladie et sa complication.

Quelle qu'eût été la durée antérieure du rhumatisme, et quel qu'eût été le traitement employé auparavant, les malades ont généralement éprouvé une diminution notable des phénomènes généraux et locaux du rhumatisme dès les premiers jours de la médication par le sulfate de quinine, et une modification notable dans sa marche.

Ainsi, sur les cent soixante et onze rhumatisants il y avait une diminution très marquée de la douleur, du gonflement et de la fièvre :

Au bout de 1 jour de traitement, chez 37
Au bout de 2 jours. 73
Au bout de 5 jours. 36

Par conséquent, chez cent quarante-six de ces malades

il y avait eu une notable amélioration dans les trois premiers jours du traitement; chez les vingt-cinq autres cette amélioration fut plus lente; elle n'eut lieu :

Au bout de 4 jours de traitement que chez 7
Au bout de 5 jours. 5
Au bout de 7 jours. 1

Chez les autres elle n'eut lieu qu'au huitième, au neuvième, au dixième, et enfin chez un au vingtième jour.

De tous ces cas, un seul a passé à l'état chronique, et n'a offert aucune amélioration avant le vingt-cinquième jour.

On sait que l'insomnie est l'un des tourments des malades attaqués de rhumatisme aigu, et qu'ordinairement ce symptôme est l'un des plus tenaces avec les médications ordinaires. Voici comment les choses se sont passées avec le sulfate de quinine.

Sur cent trois malades, chez lesquels j'ai tenu compte de cette modification, l'insomnie, qui datait presque toujours du début de la maladie, a cessé :

Au bout du 1er jour de traitement, chez 14
Au bout du 2e jour. 55
Au bout du 3e jour. 24

Ainsi le sommeil avait reparu chez quatre-vingt-dix malades au bout de trois jours de traitement.

Chez les autres l'insomnie a cessé :

Au bout du 4e jour de traitement, chez 7
Au bout du 5e jour. 2
Au bout du 6e jour 1
Et au bout du 8e jour. 2

On voit à quel degré s'est fait sentir l'influence calmante du sulfate de quinine.

Il est d'observation commune que les rhumatisants éprouvent le plus souvent une diminution très prononcée et même une disparition complète dans les douleurs et dans le gonflement des jointures ; puis, qu'après un jour ou deux de sédation, il se fasse une recrudescence qui peut être suivie, soit de la guérison, soit d'une seconde recrudescence suivie quelquefois elle-même d'une troisième, et qu'enfin la guérison définitive n'ait lieu qu'au bout d'un temps souvent assez long.

Chez mes malades, en y comprenant ceux qui avaient des monoarthrites ou des rhumatismes blennorrhagiques, lesquels ne se modifient pas beaucoup par le sulfate de quinine, mais que, pour être exact, je dois comprendre dans le résumé, la disparition complète et définitive des douleurs, ainsi que du gonflement des articulations et de la fièvre a eu lieu :

Après 2 jours de traitement chez 6 malades.
Après 3 jours. 15
Après 4 jours. 16
Après 5 jours. 12
Après 6 jours. 9
Après 7 jours. 12
Après 8 jours. 17
Après 9 jours. 7
Après 10 jours. 6
Du 10ᵉ au 15ᵉ jour 9
Au 20ᵉ jour. 2

Ce qui donne la disparition de toutes les douleurs rhumatismales dans les premiers dix jours de traitement, chez cent malades.

26*

Pour les autres la disparition eut lieu :

Du 10ᵉ au 15ᵉ jour de traitement chez 22 malades.
    Du 16ᵉ au 20ᵉ jour. 12
    Du 21ᵉ au 25ᵉ jour. 11
    Du 26ᵉ au 30ᵉ jour. 3
    Du 31ᵉ au 40ᵉ jour. 7
    Du 41ᵉ au 50ᵉ jour. 6
    Du 51ᵉ au 60ᵉ jour. 2
    Du 61ᵉ au 70ᵉ jour. 2

Il n'y eut donc que trente et un malades chez lesquels les accidents rhumatismaux n'étaient pas dissipés avant le vingtième jour du traitement.

Mais si je défalque de ces malades neuf d'entre eux qui n'avaient que des monoarthrites, et qui ont été traités par le sulfate de quinine avant que j'eusse constaté que cette médication était le plus souvent sans action dans les rhumatismes de ce genre, et pour lesquels les douleurs ne cessèrent :

Du 17ᵉ au 19ᵉ jour que chez 2 malades.
    au 24ᵉ. 1
    au 30ᵉ. 1
    au 44ᵉ. 1
Du 50ᵉ au 56ᵉ. 3
    au 60ᵉ. 1

Si je défalque en outre trois sujets atteints de rhumatisme blennorrhagique, chez lesquels la disparition du rhumatisme n'eut lieu que le trente-troisième, le cinquante-cinquième et le soixante-septième jour du traitement, il résultera de là que parmi les trente et un malades chez lesquels les douleurs n'ont disparu qu'après vingt jours de traitement, il y en avait douze, c'est-à-dire presque la moitié dont la maladie échappait à l'action du sulfate de quinine, qu'on ne doit point par conséquent traiter par ce médicament. Il ne restera qu'un fort petit nombre de malades traitables par le sulfate de quinine chez lesquels les douleurs aient duré plus de vingt jours.

En définitive, la durée moyenne des douleurs chez les sujets curables par le sulfate de quinine a été de dix jours quatre dixièmes de traitement.

On suppose assez volontiers que l'usage du sulfate de quinine à dose assez élevée fatigue les organes digestifs et en provoque la phlegmasie. La réponse à cette hypothèse se trouve dans les chiffres suivants.

Sur cent vingt-neuf malades chez lesquels j'ai noté l'état de l'estomac, l'appétit s'est fait sentir, et l'on a commencé à donner des aliments :

```
Au bout de 1 jour de traitement, chez.   5
Au bout de 2 jours. . . . . . . . . . 28
Au bout de 3 jours.  . . . . . . . . . 37
Au bout de 4 jours.  . . . . . . . . . 19
Au bout de 5 jours. . . . . . . . . . 15
Au bout de 6 jours.  . . . . . . . . . 10
Au bout de 8 jours. . . . . . . . . .  2
```

Il résulte de là que chez les rhumatisants traités par le sulfate de quinine, l'appétit s'est en général développé de bonne heure, ce qui tient d'une part à ce que ces malades avaient éprouvé une amélioration très prononcée dans leur santé, et d'autre part à ce que les sels de quinine excitent l'appétit. Enfin, il suit encore de là que le tube digestif n'est point, comme on l'a craint, phlegmasié d'une manière intense par le sulfate de quinine.

En même temps qu'ont diminué les phénomènes locaux du rhumatisme, la circulation a subi un ralentissement dont les détails ont été exposés assez longuement à l'article de l'effet du quinquina sur la circulation, pour avoir besoin de le rappeler ici.

Seulement je ferai remarquer qu'il y a une grande différence entre les effets produits dans les affections rhumatismales et ceux qui se produisent dans les fièvres typhoïdes. On a vu que dans cette dernière maladie où le sulfate de quinine n'est souvent qu'un moyen adjuvant, les phénomènes typhoïdes n'éprouvent pas toujours une diminution analogue à celle du pouls. Mais dans le rhumatisme, où le médicament est vraiment curatif, il n'en est pas de même; le ralentissement du pouls s'observe presque toujours en même temps que la diminution des accidents rhumatismaux.

Les complications qui existaient au début du rhumatisme ont nécessairement dû apporter leur part d'influence sur l'effet du traitement.

La plus commune a été, comme on le pense bien, l'altération soit du tissu du cœur, soit de ses orifices; elle s'est présentée sur cinquante malades, d'une manière non douteuse, et sur treize avec des signes douteux, qui n'ont pas permis de la distinguer positivement de la chlorose. Enfin, il s'est trouvé, parmi les cinquante premiers malades, trop de difficultés à distinguer l'état ancien de l'état récent de la maladie, pour pouvoir établir ici cette distinction.

Quoi qu'il en soit, le sulfate de quinine a été administré seul, et à des doses de 4 à 5 grammes par jour, sur un sixième de ces malades, et j'ai obtenu promptement une diminution notable des troubles du cœur chez les deux tiers d'entre eux, tandis que chez l'autre tiers il ne s'est pas produit d'amélioration dans les premiers jours du traitement. En définitive, la moyenne de la durée du séjour à l'hôpital des malades de cette série a été de dix-sept jours.

Chez un cinquième de ce dernier tiers de rhumatisants, dont la maladie du cœur était plus intense, et chez lesquels, en raison de l'intensité de la maladie, j'ai cru devoir joindre les évacuations sanguines au sulfate de quinine à haute dose, l'amendement a été d'abord peu marqué, quoiqu'à la fin il y ait eu de l'amélioration. La durée moyenne du séjour à l'hôpital fut de quarante-quatre jours.

Chez un cinquième, le sulfate de quinine a été administré soit seul et à la dose de 2 à 3 grammes par jour, soit accompagné de quelques évacuations sanguines a degré modéré ; il y eut une diminution assez prompte des accidents chez la moitié d'entre eux. En définitive, la durée moyenne du séjour à l'hôpital fut de vingt-quatre jours.

Enfin, chez les trois cinquièmes, le sulfate de quinine fut administré à la dose de 1 à 2 grammes par jour, soit seul, soit concurremment avec quelques évacuations sanguines. Les choses se sont comportées à peu près comme dans la catégorie précédente, seulement la durée moyenne du séjour à l'hôpital fut de vingt-six jours.

Il m'est impossible de sortir de ces faits généraux, sans entrer dans des détails qui seraient déplacés ici et qui ne serviraient qu'à embarrasser le lecteur ; qu'il me soit donc permis d'assurer qu'à part les malades peu nombreux chez lesquels il y avait des signes évidents de phlegmasie récente des enveloppes du cœur, et que je me crus presque toujours obligé de saigner, dont je ne puis par conséquent évaluer comparativement l'effet du traitement ; à part ces malades, dis-je, je n'ai pas trouvé pour les autres une différence assez sensible dans la durée de la maladie, suivant que le sulfate de quinine avait été donné seul ou qu'il avait été secondé par les évacuations sanguines à degré modéré, pour pouvoir l'indiquer nettement. J'ai seulement cru avoir observé qu'une saignée ou l'application de sangsues à la région précordiale avaient soulagé les malades. Ce qui est plus évident et ce qui résulte positivement de ce tableau, c'est que la durée de la maladie, toutes choses égales d'ailleurs, a presque constamment été en raison inverse de la dose quotidienne de sulfate de quinine administré.

Il résulte de là que l'élévation de la dose de sulfate de quinine semblerait plus importante que l'adjonction des évacuations sanguines ; cependant on a dit tant de choses sur les doses de 4 grammes par jour, que je n'ose pas les conseiller, et que j'admets qu'il vaudra mieux avoir recours à l'adjonction des saignées au sel de quinine, que d'être obligé d'administrer ce sel seul à dose très élevée.

En résumé, la durée moyenne des accidents, chez les rhumatisants chez lesquels il y avait en même temps une maladie du cœur, ancienne ou récente, fut en moyenne de seize jours et un sixième, à partir du jour de l'entrée à l'hôpital, jusqu'au moment où le malade est entré en convalescence. Tandis que celle de ces mêmes accidents, chez les malades qui n'avaient qu'un rhumatisme simple, fut de douze jours et demi, en défalquant sept cas de monoarthrite dont la durée moyenne fut de quarante-six jours.

Chez les malades atteints de pleuro-pneumonie, la durée fut à peu près la même que chez les malades atteints de rhumatisme simple.

Chez les malades atteints de bronchite intense, elle fut de vingt-deux jours quatre cinquièmes.

Et enfin, chez les malades atteints de gastro-entérite, elle fut de vingt jours deux cinquièmes.

Dans les maladies inflammatoires, telles que les pneumonies et les pleurésies, les évacuations sanguines ont été employées concurremment avec les sels de quinine.

Ces complications ont, comme on le voit, allongé la durée de la maladie chez les sujets chez lesquels elles ont existé ; aussi résulte-t-il de là que la durée moyenne générale de la maladie jusqu'au moment de la convalescence confirmée a été de quatorze jours.

Si l'on ajoute à ce chiffre le temps qui s'est écoulé depuis l'invasion de la maladie jusqu'à l'époque du traitement, et qui a été en moyenne de six jours, il en résulte que la durée moyenne de la maladie a été de vingt jours.

Ces diverses complications ont amené six morts. La première a eu lieu chez une malade débilitée, atteinte d'endopéricardite et de pneumonie en même temps que du rhumatisme. Le second malade était un homme atteint d'une ancienne méningite, dont l'existence était ignorée au début du traitement, et chez lequel le rhumatisme ayant disparu complétement au troisième jour, fut remplacé par l'agitation, le délire furieux, suivi de quelques secousses convulsives. Le troisième était une femme âgée, atteinte de congestion cérébrale ancienne, chez laquelle le rhumatisme traîna en longueur et finit par amener, au bout de deux mois, l'épuisement et la mort. Le quatrième succomba à une combinaison de méningite, de pleuro-pneumonie, de péritonite hépatique et de cystite, qui amenèrent l'épuisement. Le cinquième était une femme qui, prise d'un rhumatisme puerpéral suraigu, avec ramollissement de l'utérus, succomba en trois jours. Et le sixième était un jeune homme qui périt sous un double hydrothorax aigu.

La durée moyenne du traitement chez tous les rhumatisants a été à peu près de six à huit jours pour les malades qui prenaient de 3 à 4 grammes de sulfate de quinine, en ne prenant ces hautes doses que trois à quatre jours, puis en allant graduellement en décroissant. La durée moyenne du traitement fut plus longue chez ceux qui n'ont pris que 1 à 2 grammes par jour.

Enfin, la durée moyenne du séjour des malades à l'hôpital a été :

De dix-huit jours pour les vingt-deux malades qui prirent de 4 à 5 grammes de sulfate de quinine par jour, en défalquant une malade qui, prise d'escarres au sacrum et d'abcès consécutifs, resta cent six jours à l'hôpital.

De vingt-six jours pour les malades qui ont pris 3 grammes par jour.

De vingt-cinq jours deux tiers chez les malades qui prirent de 1 à 2 grammes.

Enfin, la durée moyenne du séjour à l'hôpital de tous les rhumatisants qui ont guéri a été de vingt-quatre jours et demi en y comprenant les monoarthrites et les rhumatismes blennorrhagiques sur lesquels le sulfate de quinine n'exerce pas une influence favorable.

Ainsi, pour me résumer, la durée moyenne des phénomènes locaux du rhumatisme, et de la fièvre qui les accompagne, a été de dix jours quatre dixièmes à partir du traitement. La durée jusqu'au moment de la convalescence, c'est-à-dire au moment où les complications du rhumatisme avaient été guéries, fut de quatorze jours et demi.

En ajoutant six jours et demi, qui sont la moyenne de la durée de la maladie avant le traitement chez mes malades, on a une durée de vingt et un jours.

La convalescence a généralement été fort courte, les malades n'étaient pour la plupart ni fatigués ni amaigris, ils avaient bientôt repris leurs forces et leur coloration habituelle, leur appétit était très prononcé et les organes digestifs fonctionnaient régulièrement.

Il faut regarder le bon état des convalescents comme l'un des avantages particuliers à ce mode de traitement; comme les malades n'avaient fait aucune perte, ils n'étaient point affaiblis, et comme en outre leur appétit, excité par l'action du sulfate de quinine sur l'estomac, avait nécessité l'usage d'aliments abondants, l'hématose en avait été fort activée et les sujets prenaient un notable embonpoint. Aussi, ai-je vu de ces convalescents sortir de l'hôpital assez forts pour reprendre l'un sa profession de mégissier, et l'autre celle de conducteur de voitures à bras, le jour même de leur sortie de l'hôpital.

Les incidents occasionnés par la médication se sont bornés à des vertiges à de la céphalalgie, à des trou-

.bles passagers de l'ouïe et de la vue, à de la prostration, et chez quelques malades, à de la gastro-entérite à
un degré modéré. Un seul malade conserva de la faiblesse
de la vue pendant quinze jours à trois semaines après le
traitement. Quant aux faits graves qui seront rapportés
plus loin dans cet ouvrage, ils dépendent, ainsi que j'espère le prouver, ou du rhumatisme lui-même, ou de la
mauvaise direction donnée au traitement.

Trois malades, seulement affectés de monoarthrite,
sont sortis de l'hôpital non guéris; leur rhumatisme était
passé à l'état chronique.

Les faits que je viens de relater ne me sont pas particuliers. Ainsi que je l'ai dit, plusieurs des médecins
des hôpitaux de Paris, qui ont employé le sulfate de
quinine, ont obtenu des résultats à peu près identiques
aux miens.

Je dois citer, entre autres, MM. Legroux, Monneret, et la thèse de M. Vinet, dans laquelle se trouvent plusieurs cas de rhumatisme traités par le sulfate
de quinine, dans les services de M. Fouguier et de
M. Louis.

Fautonetti (*Giornale per servire all progressi della
patholog. e delle therapeutic.*, novembre et décembre
1845) a donné le sulfate de quinine dans dix-huit cas
de rhumatisme articulaire aigu à la dose de 10 centigrammes toutes les heures, en le combinant avec l'acide
tartrique pour augmenter sa solubilité; il assure avoir
obtenu de cette médication un bien-être manifeste et
avoir abrégé, d'une manière évidente, la durée de la
maladie.

Ballentani a fait insérer dans le *Journal de thérapeutique* du docteur Rognetta, en janvier 1844, page 406,

plusieurs observations de rhumatismes aigus, traités par le sulfate de quinine à haute dose, et rapidement guéris.

Le docteur Popham (*Gazette médicale*, année 1845, page 105) a aussi employé le quinquina en poudre, mais à des doses plus fortes que celles d'Haygarth; il le donnait dès le début du rhumatisme aigu. Sur douze cas il avait obtenu en trois semaines sept guérisons complètes, et sans qu'il soit resté la moindre douleur. Il a remarqué que les succès étaient plus restreints quand les malades étaient des sujets débilités, et lorsque leur peau manquait de ressort. Il s'abstenait, quand il y avait une maladie du cœur, ou quand les synoviales lui semblaient être atteintes d'une altération profonde.

Mascheroni, de Lodi (*Gazette médic.*, 1843, p. 500), et Casorati, disent avoir traité quarante-trois cas de rhumatisme aigu, dans le cours de deux ans, par le sulfate de quinine à la dose de 12 à 15 décigrammes par jour. Généralement la maladie était arrêtée au bout de trois à quatre jours, mais les phlegmasies concomitantes ne s'étaient point amendées par le traitement.

On remarque, dans tous les faits rapportés par ces praticiens, la diminution souvent prompte des accidents locaux de rhumatisme, le ralentissement et l'affaiblissement du pouls, la guérison assez prompte, puisque la durée moyenne de la maladie a été de dix-sept jours dans les cas de M. Monneret et dans ceux de M. Legroux, et enfin, l'amélioration des phénomènes des maladies du cœur qui accompagnent la maladie principale.

M. Legroux, qui n'a donné que de 1 à 2 grammes de

sulfate de quinine par jour, n'a point observé d'accidents résultant de ces médicaments.

M. Vinet, qui l'a vu donner à des doses plus élevées, n'en cite pas non plus, M. Monneret, qui a employé des doses fort élevées, et qui les a continuées fort longtemps sur les mêmes malades, est le seul qui ait vu survenir l'état typhique, et quelquefois la gastro-entérite à un degré assez grave.

On sait que jusqu'à présent la durée du rhumatisme aigu n'a pas encore été déterminée d'une manière bien précise ; que MM. Chomel et Requin établissent que la durée moyenne de la fièvre rhumatismale est d'une vingtaine de jours ; que M. Roche la porte à une quarantaine de jours, et que M. Bouillaud, après avoir analysé les résultats des divers traitements employés avant lui, évalue approximativement à quarante ou cinquante jours la durée complète du rhumatisme ; mais qu'en même temps il établit qu'avec le traitement par les saignées coup sur coup, la durée ordinaire est de beaucoup abrégée, et qu'elle a été de dix-neuf jours et demi, chez ses malades sans compter la durée de la maladie avant le traitement.

Ces diverses évaluations laissent évidemment à désirer ; cependant il paraît résulter de leur ensemble que quand on est arrivé par un traitement quelconque à n'avoir, sur un grand nombre de rhumatisants, qu'une durée moyenne du rhumatisme de vingt jours, on doit s'estimer heureux. Or le traitement par le sulfate de quinine amène ce résultat.

Les chiffres que j'ai donnés sont exacts, ils offrent toutes les garanties d'exactitude qu'on puisse désirer. Depuis 1842 jusqu'à présent tous les rhumatisants que j'ai traités à l'hôpital Cochin et à la Charité, l'ont été par le sulfate de quinine à haute dose, à l'exception de huit à dix au plus, dont la constitution ne se prêtait pas à ce mode de traitement. Tous les malades ont été observés, et les observations ont été prises par moi, d'une manière uniforme, au lit des malades, et au moment de la visite du matin; or, ce sont toutes ces observations qui, après avoir été collationnées, ont servi à l'établissement des données que j'ai émises.

Il n'y a pas eu de choix de malades, ni d'élimination. J'ai tenu compte fort exactement de la durée de la maladie avant le traitement. J'ai déterminé positivement le moment où les douleurs rhumatismales et le gonflement articulaire avaient complétement cessé pour ne plus reparaître. J'ai ensuite déterminé, avec non moins d'exactitude, le moment précis où les malades étaient entrés en convalescence, c'est-à-dire l'époque à laquelle ils mangeaient et avaient repris des forces, n'avaient plus de fièvre et se levaient de leur lit, étaient, en un mot, guéris de leur rhumatisme, et autant qu'ils pouvaient l'être, des complications de cette maladie.

Je crois donc qu'on peut tirer, des faits que je viens de relater, les conclusions suivantes :

Le sulfate de quinine, à des doses d'un décigramme à 3 et à 4 grammes, modifie puissamment les phénomènes, la marche et la durée du rhumatisme articulaire aigu.

Il agit comme un calmant très actif, et provoque de très bonne heure un sommeil réparateur.

Les raptus fluxionnaires qui s'établissent sur les articulations sont très notablement entravés; ceux qui sont actuellement existants sont diminués, et ceux qui doivent successivement se faire sont arrêtés, ou perdent de leur intensité.

La fièvre qui accompagne la lésion des articulations est également constamment diminuée dans une proportion considérable.

Les complications d'endocardite et de péricardite n'empêchent pas l'action du sulfate de quinine sur la maladie principale, et éprouvent souvent une amélioration notable de l'emploi de cette substance.

En prenant les précautions convenables, dans le choix des sujets, et dans l'administration du remède, le sulfate de quinine, même à dose assez élevée, ne provoque aucun accident redoutable.

La durée du rhumatisme est dans une proportion qui égale celle des autres médications les plus vantées, et cette durée est d'autant moindre que la dose de sulfate de quinine est plus élevée, par conséquent, sous ce rapport, cette médication vaut celles qui ont été les plus célébrées.

La médication par le sulfate de quinine ne s'applique pas avec un égal avantage à tous les sujets et à toutes les formes de la maladie. Elle convient surtout aux sujets lymphatiques, débilités, anémiés, et à ceux dont le système nerveux est peu susceptible d'émotion. Elle est même la seule qui soit applicable aux malades très anémiés. Dans ces conditions, on peut porter graduellement les doses de 2 grammes 1/2 à 3 et même à 4 grammes. Au contraire, les sujets pléthoriques, ceux qui sont sujets ou exposés à des congestions vers l'encéphale, et ceux qui sont très impressionnables, ne doivent être traités par cette méthode qu'avec circonspection ; chez eux on ne devra jamais élever les doses au-dessus de 1 gramme à 15 décigrammes et pour plus de prudence, avoir recours concurremment aux évacuations sanguines, telles que quelques applications de sangsues, ou une et au plus deux saignées.

La forme de rhumatisme qui est le plus influencée par cette méthode est le rhumatisme polyarticulaire mobile et parcourant successivement les diverses articulations des membres, qu'il soit ou non accompagné de tuméfaction. La forme qui est le moins influencée est le rhumatisme monoarticulaire ; dans cette forme on n'obtient guère que la diminution des accidents généraux et locaux de la maladie, sans arriver à une diminution de sa durée. Enfin, celle qui est le plus défavorablement influencée est le rhumatisme blennorrhagique, dans lequel les accidents sont le plus souvent augmentés, par la raison toute simple, que le sulfate de quinine passant dans les urines, celles-ci contractent alors des propriétés irritantes, qui aggravent l'uréthrite existante, et augmentent l'intensité de la réaction sur les articulations.

Les complications du rhumatisme avec les altérations soit phlegmasiques, soit organiques du cœur, n'empêchent pas la médication par la quinine d'agir avantageusement, et sur le rhumatisme et sur elles-mêmes ; seulement, si les signes de phlegmasie aiguë des enveloppes du cœur sont prononcés, il est rationnel de faire en même temps usage de la médication antiphlogistique et de la médication révulsive usitées dans ces maladies, en même temps qu'on emploiera le sulfate de quinine.

Il en sera presque de même pour les complications de pneumonie et de pleurésie, dans lesquelles le sulfate de quinine devra n'être donné qu'après les antiphlogistiques et seulement à doses peu élevées.

L'inflammation des voies digestives, si elle a quelque intensité, contre-indique absolument cette médication, le sulfate de quinine ne pouvant être sans inconvénient mis en contact avec des membranes muqueuses atteintes de phlegmasie un peu intense, mais ce cas est extrêmement rare.

La méningite, l'encéphalite et les névroses du cerveau repoussent absolument l'emploi du sulfate de quinine, attendu qu'avec ces complications, les sels de quinine deviennent seulement des excitants de l'encéphale, et n'ont pas le temps de déployer leurs propriétés calmantes. Il en est de même pour les phlegmasies de la membrane muqueuse des reins et de la vessie, organes qui, se trouvant en contact avec des urines constamment chargées du sel de quinine et par conséquent rendues irritantes, peuvent recevoir de ce contact une augmentation d'excitation.

Le sulfate de quinine doit autant que possible être pris en solution. Si le malade ne peut le supporter de cette manière, on le donne en poudre en ayant le soin d'administrer aussitôt sa prise, une boisson acidulée. Les doses doivent toujours être fractionnées, de manière à ne jamais administrer plus de 10 à 20 centigrammes de ce sel à la fois, et être administrées à des intervalles d'à peu près une heure.

Il faut commencer par une dose assez élevée, dont le chiffre variera suivant la susceptibilité de l'encéphale des malades ; puis l'augmenter graduellement les jours suivants et une fois que la maladie décroîtra, aller gra duellement en la diminuant. Il est fort rare que le sulfate de quinine ait besoin d'être pris à des doses élevées au delà de cinq à six jours ; car après ce temps on aura le plus souvent obtenu la rémission des accidents ; et si on ne l'a pas obtenue, il faudra regarder la médication comme inefficace. En général, le sulfate de quinine n'a pas besoin d'être donné pendant plus de huit à dix jours. Une fois que les douleurs sont dissipées, on doit le cesser.

Dirigé de cette manière, ce traitement a l'extrême avantage de calmer promptement les douleurs de ne point altérer l'organisation, et de laisser une convalescence prompte, pendant laquelle l'embonpoint revient très vite, ainsi que la coloration et les forces.

Je regarde cette influence heureuse, sur la nutrition, comme l'un des avantages les plus grands de la médication ; car on met les convalescents à l'abri de ce cortége d'affections graves, auxquelles sont si exposés ceux qu'un autre traitement a mis dans l'état anémique. Elle les laisse en état de reprendre promptement et sans inconvénient leurs occupations habituelles. Enfin l'observation démontre que les récidives ne sont pas plus fréquentes qu'après toute autre médication.

Le sulfate de quinine agit-il sur le rhumatisme en ralentissant la circulation et en attaquant l'état phlegmasique ? La chose est certaine, et comme on l'a vu, ce fut cette considération qui me conduisit à mettre en usage le sulfate de quinine.

Mais ce mode d'action ne me paraît pas être le seul ; l'observation montre qu'il se produit une sédation de l'encéphale, analogue à celle que développent les opiacés dans les maladies douloureuses, et enfin, le rhumatisme étant une maladie qui, à l'exemple des affections intermittentes, procède par des raptus, il est évident que le sulfate de quinine attaque le système nerveux de manière à le mettre, comme il le fait dans les maladies intermittentes, hors d'état de conduire les actions morbides qui constituent ces raptus.

RHUMATISME CHRONIQUE.

Il existe dans les auteurs quelques faits épars dans lesquels on voit que le quinquina avait été administré contre le rhumatisme chronique. Ainsi, on trouve dans l'article RHUMATISME du *Dictionnaire des sciences médicales*, que certains médecins ont donné cette substance à la dose de 1 à 2 gros, toutes les heures, jusqu'à ce que le malade fût tombé dans une sorte d'ivresse voisine du délire. Ils réitéraient cette médication tous les quinze jours jusqu'à parfaite guérison.

Guilbert pensait que le quinquina ne pouvait être donné avec succès que dans les cas où la maladie est franchement intermittente.

Enfin Double, lors de la découverte de la quinine, avait dit que le sulfate de quinine lui avait paru avoir été efficace contre les douleurs rhumatismales.

Ces assurances, sur l'utilité de ce médicament dans les cas de rhumatisme chronique, avaient fait peu d'impression sur l'esprit des médecins et on ne se servait du quinquina que comme tonique dans le rhumatisme chronique, lorsque j'entrepris d'appliquer à cette forme de rhumatisme le traitement qui m'avait si bien réussi dans le rhumatisme aigu.

Cette espèce de rhumatisme présente des formes très

différentes l'une de l'autre, depuis celle qui, par sa mobilité, se rapproche du rhumatisme aigu, jusqu'à celle qui, par sa fixité et par les altérations de tissu qui l'accompagnent, se comporte comme les phlegmasies ordinaires.

Il est évident qu'avec des conditions aussi diverses, la médication par le sulfate de quinine ne peut pas agir sur le rhumatisme chronique d'une manière aussi uniforme que sur le rhumatisme aigu.

Ainsi quand ce rhumatisme éprouve une exacerbation qui le fait pour ainsi dire passer à l'état aigu, en lui donnant de la mobilité, avec des douleurs et du gonflement, le sulfate de quinine agit avec toute son efficacité, et développe les trois modes d'action qui le rendent si utile dans l'état aigu.

Quand le rhumatisme conserve de la mobilité, mais qu'il n'a plus de phénomènes locaux d'apparence inflammatoire, et qu'il présente seulement, comme symptôme dominant, une très vive douleur, le sulfate de quinine est moins puissant : il n'agit plus que comme antipériodique et comme calmant. Cependant il réussit encore assez fréquemment à dissiper les douleurs existantes, à empêcher d'autres douleurs de reparaître et à guérir la maladie.

Quand il n'y a plus de mobilité, quand le rhumatisme est fixe et qu'unique ou multiple, il se borne à provoquer de la douleur, on a encore moins de chances de succès, attendu qu'on ne peut plus compter que sur la propriété calmante du sulfate de quinine.

Enfin, quand à la fixité du rhumatisme unique ou multiple, se joint la tuméfaction avec induration des parties tuméfiées, le sulfate de quinine peut diminuer et même faire cesser la douleur, mais le plus souvent là se borne son influence, il n'y a aucun effet, ou appréciable ou suffisant, sur les tuméfactions des surfaces articulaires.

Il est clair que, pour se donner des chances de succès contre le rhumatisme chronique, il faut porter le sulfate de quinine à des doses assez élevées ; car moins le médicament a de prise sur la maladie, plus il faut en augmenter la dose. Il sera donc convenable de faire prendre de 2 à 3 grammes par jour de sulfate de quinine, et on pourra le faire avec d'autant plus de sûreté, que les malades n'ayant pas, ou n'ayant que peu de fièvre, ne sont point exposés, comme dans l'état aigu, à ce que le sulfate de quinine détermine des accidents d'excitation cérébrale.

J'ai traité d'après ces données près de cinquante malades affectés de rhumatisme articulaire chronique de toutes les formes, et je leur ai fait prendre de 2 à 3 grammes de sulfate de quinine par jour.

Il est impossible de donner un tableau analytique de ces faits, en raison de leur extrême variété ; cependant je puis avancer que sur trente-neuf malades dont j'ai pris l'observation, vingt-deux sont sortis complétement guéris, en un temps qui a varié de quinze jours à deux mois et demi ; huit ont été notablement améliorés et neuf n'ont obtenu qu'une très faible amélioration. Parmi ces malades, il y en a eu plusieurs chez lesquelles les rhumatismes qui duraient depuis plus d'une année, cessèrent rapidement.

M. le docteur Devergie (1), médecin à l'hôpital Saint-

____

(1) *Gazette médicale*, année 1851.

Louis, a obtenu des succès semblables, à l'aide de doses qui n'ont pas dépassé 10 et 15 décigrammes par jour.

GOUTTE.

Il en a été de la goutte comme du rhumatisme ; on a pendant longtemps donné le quinquina comme tonique dans ce qu'on appelait la goutte atonique.

Sydenham avait dit, dans son *Traité de la goutte*, qu'en prenant matin et soir quelques grains de quinquina on obtenait des avantages dans cette douloureuse maladie, qu'on fortifiait le sang et qu'on le rendait plus vigoureux.

Barthez ne recommandait pas le quinquina à un autre titre : c'était pour lui une substance qui augmentait la force de situation fixe, profondément altérée dans la goutte.

Telle était l'opinion, lorsqu'en 1714, Held vint la modifier, en constatant que l'action du quinquina sur la goutte était directe et immédiate.

Il donnait le quinquina, comme préservatif, une ou deux fois par semaine, pour détruire la diathèse goutteuse ; et comme curatif tous les jours au matin et au soir, lors des approches d'un accès de goutte. L'administration de cette substance ne se faisait point par grains, mais par scrupules et par demi-gros (1 à 2 grammes). Aussitôt la médication, la fièvre cédait promptement, le gonflement et la douleur disparaissaient, l'appétit revenait, et le paroxysme goutteux était arrêté. (*Ephemerides curiosor. natur.*, cent. IV et V, p. 357, année 1714.)

En 1777, Al. Small (*Medic. observat. and inquiries,*

vol. VI, p. 193) donna l'histoire d'un accès de fièvre intermittente accompagné d'un accès de goutte qu'il éprouva lui-même, pendant lequel il prit 2 gros de quinquina toutes les deux heures, jusqu'à la concurrence de 2 onces, ce qui le débarrassa en même temps de la fièvre et de la goutte.

Cet auteur raconte le fait d'un apothicaire de la rue de Cork, à Londres, lequel avalait, au moment où il se sentait pris d'un accès de goutte, et pendant tout le temps de l'accès, autant de poudre de quinquina que son estomac pouvait en contenir, et l'attaque s'arrêtait toujours très promptement.

Saunders, qui était lui-même atteint de la goutte, dit qu'il était dans l'usage de prendre tous les trois jours au soir, un mélange de 2 grains d'émétique et de 2 gros de quinquina, qui lui enlevaient constamment la douleur.

En 1793, un moine de l'ordre de Cîteaux dans un couvent en Portugal, fit appeler le docteur Lemos, professeur à Coimbre, pour être traité d'un violent accès de goutte; pendant le traitement survint un barbier, qui, devant Lemos, et Tavarès, médecins de la reine, donna le quinquina à la dose d'un gros, d'heure en heure, jusqu'à la concurrence de 2 onces en une journée; le lendemain, le goutteux était guéri, et, au bout de deux jours, il pouvait marcher et sortir de la maison.

Lemos et Tavarès suivirent cette méthode; Tavarès, goutteux lui-même, employait ce traitement pour lui et pour les autres, et il lui réussissait. Il a donné neuf observations d'attaques de goutte arrêtées par ce moyen.

Ces observations ont été traduites par A. Leroy dans son *Manuel des goutteux*, 1805, qui y ajouta six obser-

vations tirées de sa pratique, entre autres celle de Fran-
çois de Neufchâteau, président du sénat, et dans lesquelles on voit le quinquina arrêter brusquement des
accès de goutte. J'ai moi-même entendu M. Thévenot
de Saint-Blaise, médecin particulier du roi Louis XVIII,
dire qu'il avait avec succès donné le quinquina à ce
prince qui, souffrant d'un accès de goutte, voulait à
tout prix être mis en état d'ouvrir en personne les séan-
ces des Chambres de l'année 1819. Enfin M. Delens
assure avoir donné plusieurs fois avec succès le sulfate
de quinine, pour arrêter la goutte aiguë.

Il est donc constant qu'à l'aide de doses assez élevées
de quinine on peut diminuer les accidents de la goutte
et même arrêter les attaques violentes de cette maladie.
Après ce qui a été dit du rhumatisme, ces faits ne paraissent point extraordinaires ; je les rapporte pour
prouver la puissance antipériodique du quinquina, et
être en droit d'en induire, comme conséquence forcée,
que si ce médicament peut arrêter des accès de goutte
qui ont ordinairement une intensité bien supérieure à
celle du rhumatisme, à plus forte raison peut-il provoquer le même résultat sur le rhumatisme lui-même.

Cette puissance bien constatée, j'ajouterai que je ne
pense pas que le médecin doive se comporter dans le
traitement de la goutte comme dans celui du rhumatisme. Le rhumatisme aigu est une maladie accidentelle;
une fois qu'une attaque de rhumatisme est dissipée, et
que le malade est rétabli, il ne reste plus rien de la maladie, et l'on ne peut reconnaître aucune trace de diathèse, autre que la susceptibilité à contracter de nouveau
le rhumatisme. Il n'en est pas de même du goutteux :
tout guéri qu'il puisse être de ces accès, il n'en est pas

moins un sujet cachexié, dont toute l'économie est altérée. On peut suspendre et entraver avec avantage les
attaques du rhumatisme, il est dangereux de le faire
pour les attaques de goutte.

Aussi, tout en faisant connaître sa puissance médicamenteuse dont la médecine peut disposer, et qu'elle
peut employer dans certains cas donnés, je regarde
l'emploi du quinquina contre la goutte comme dangereux et comme ne devant pas être conseillé à titre de
médication générale.

ÉRYSIPÈLE.

L'érysipèle précédé, comme on le sait, par des frissons, et accompagné par une fièvre qui n'est souvent
point en rapport avec l'étendue de la phlegmasie de la
peau, est, comme le rhumatisme, une maladie mobile,
pouvant être classée dans la catégorie de celles qui paraissent devoir être influencées par le quinquina donné
à hautes doses.

Je n'ai point assez usé de cette médication dans la maladie de laquelle il est ici question, pour être à même de
présenter quelques résultats. Mais, sous le point de vue
rationnel, elle doit être utile, car l'érysipèle offre précisément les éléments sur lesquels agit le quinquina ; une
fièvre vive, une chaleur ardente de la peau, des frissons
qui se répètent, et enfin une marche par paroxysmes.

Il y a tant d'analogie entre la manière d'être de l'é-
rysipèle ambulant et celle du rhumatisme, que la médication qui convient à l'un doit être bonne pour l'autre.

Elliotson, médecin anglais, est, au rapport de M. Magendie, dans l'usage d'employer le sulfate de quinine
contre cette maladie. M. Monneret dit, dans son travail

qu'il l'a employé en pareil cas. Je m'en suis servi avec succès dans quelques cas d'érysipèle ambulant, et je suis convaincu que dans cette espèce il doit donner de bons résultats, mais il faut tenir compte des contre-indications : aussi j'engage à beaucoup de prudence dans les érysipèles de la face, à cause de la tendance qu'a cette maladie à provoquer des congestions vers le cerveau, et je conseille de ne pas s'élever au-dessus des doses moyennes, chez les malades débilités ou cacochymes, qui, malheureusement, sont ceux qu'affecte de préférence l'érysipèle ambulant.

PYOGÉNIES.

Après avoir parlé des maladies inflammatoires en quelque sorte simples, j'arrive naturellement aux maladies fébriles avec diathèse purulente, parmi lesquelles je signalerai l'arthrite purulente, les maladies puerpérales, la phlébite et la morve. L'observation attentive fait reconnaître dans ce genre d'affection plusieurs éléments sur lesquels le quinquina a manifestement prise. Outre la fréquence excessive du pouls, la chaleur ardente de la peau, et les frissons qui sont le cortége habituel de ces affections, il y a, comme circonstance particulière, l'existence d'un travail sécrétoire morbide, qui, pour se faire, a besoin de l'intervention du système nerveux ; or l'une des propriétés du quinquina est, comme on l'a vu, d'entraver ces sortes d'actions organiques, et de mettre le système nerveux hors d'état de les coordonner.

Ainsi j'ai quelques faits d'arthrites suppuratives dans lesquelles la douleur pulsative et les diverses souffrances qu'occasionne la collection du pus ont été soit calmées,

soit momentanément enlevées par l'administration du
sulfate de quinine. On a vu plus haut les faits du docteur Griffin, lequel, à plusieurs reprises, a arrêté la
fièvre, et a fait en quelque sorte passer à l'état de convalescents des malades porteurs de profondes suppurations, qui, à la longue, ont fini par les faire périr.

M. le docteur Lendet, de Rouen, a, comme on le sait,
préconisé l'emploi du sulfate de quinine comme moyen
préservatif dans les épidémies de métrite puerpérale.
Amené, d'après les faits qu'il avait observés, à conclure
que le sulfate de quinine empêchait la pyogénie, il a
donné cette substance à assez fortes doses, pendant une
épidémie de fièvres puerpérales, et il a constaté que
presque toutes les femmes qui prenaient le sulfate de
quinine avaient échappé aux atteintes de l'épidémie, ou
n'en avaient été que très légèrement attaquées. Les faits
que donne ce praticien laissent certainement à désirer,
et ne suffisent pas à eux seuls à porter la conviction
dans les esprits ; néanmoins, comme on retrouve dans
ces faits la physionomie de l'action du sulfate de quinine, et comme la sagacité bien connue de l'auteur ne
permet pas de douter qu'il n'ait eu sous les yeux bien
des choses qui ont porté la conviction dans son esprit,
je ne mets pas en doute leur réalité.

M. Dubreuil, de Bordeaux, a écrit qu'il avait, en
pareil cas, obtenu les mêmes résultats.

Enfin, M. le docteur Leconte, d'Eu, a fait insérer
dans le journal *l'Union médicale* (nᵒˢ 11, 20, 22 et 25,
février 1851), dix observations de métro-péritonites ayant
suivi immédiatement l'accouchement, et traitées par le
sulfate de quinine à haute dose. Chez toutes les malades
l'affection était grave : les unes avaient des fris-

sons, des exacerbations et des rémissions; les autres
présentaient une prostration extrême; chez aucune la
phlegmasie n'était franchement inflammatoire. Le sulfate de quinine fut administré à la dose de 1 et de
2 grammes en vingt-quatre heures ; et de ces dix malades, neuf ont complétement guéri.

Dans ces observations, pour la plupart incomplètes, on
reconnaît l'existence d'une affection grave, tantôt avec des
rémissions, tantôt avec les phénomènes des maladies pernicieuses, et l'on peut distinguer une amélioration produite pendant l'emploi du sulfate de quinine; mais dans
presque la moitié des cas on a été forcé de recourir à l'emploi d'autres moyens, tels que les vomitifs, les toniques, en
même temps qu'on administrait le sulfate de quinine, et
l'effet de ce dernier a été plus difficile à apprécier.

La phlébite et la morve, se comportant presque comme
les maladies puerpérales, doivent obéir au même modificateur.

Enfin, j'ai quelques faits de suppuration dans lesquels
le sulfate de quinine, administré à la dose de 2 et
de 3 grammes par jour, a produit les modifications
les plus prononcées; malheureusement, dans plusieurs
cas, la modification n'a pas été durable, et peu après
les accidents ont repris comme auparavant.

PHLEGMASIES.

Cette classe de maladies me paraît être celle sur laquelle les préparations de quinquina doivent avoir le
moins de prise.

La puissance de cette écorce a bien pu suffire à arrêter la fièvre dans les maladies où la cause ne résidait pas
dans une inflammation intense, comme on l'a vu jusqu'à

présent; mais quand la raison de la fièvre est une véritable phlegmasie, la cause productrice possède alors une intensité qui se trouve supérieure à la puissance hyposthénisante du quinquina, et celle-ci ne peut plus ni ralentir le pouls, ni diminuer la force de ses pulsations, ni faire baisser la température du corps. Or, cette infériorité du pouvoir hyposthénisant deviendra d'autant plus prononcée, que la phlegmasie aura plus d'intensité : ainsi, à degré égal, les phlegmasies parenchymateuses devront être moins influencées que celles qui attaquent les surfaces membraneuses.

Peut-être pourrait-on concevoir dans les phlegmasies qui commencent par un frisson, telles que la pneumonie, la pensée de prévenir la fièvre en donnant le quinquina avant l'invasion de celui-ci; mais il serait fort difficile d'employer cette médication à temps opportun, et il se pourrait que tout en réalisant cette possibilité, le quinquina ne pût produire sur l'économie un effet capable d'entraver le développement du mal.

Enfin, le contact direct du médicament lui-même sur les tissus dans lesquels réside l'inflammation fait que ce moyen ne peut guère être applicable aux maladies des membranes muqueuses des voies digestives.

Cependant, les médecins de l'école italienne n'en ont pas moins employé le sulfate de quinine pour combattre les diverses phlegmasies, tant des organes parenchymateux que des viscères membraneux.

Cette substance, étant pour eux un contro-stimulant, devait être employée à haute dose au même titre que l'émétique.

Les journaux italiens rapportent de nombreux faits de pneumonies, de pleurésies, et de phlegmasies gastro-intestinales traitées avec succès par Rasori, Tommasini et par leurs nombreux élèves, au moyen du sulfate de quinine.

Il est impossible, d'après la lecture de ces récits, de se faire une idée juste de la valeur de la médication dans ces cas; on sait combien il faut réunir de faits pour déterminer la puissance thérapeutique d'un médicament : or, les faits présentés sont loin d'être en nombre suffisant pour se former une opinion. Tout ce qu'on peut dire de mieux en faveur de cette médication, est qu'elle était employée fréquemment par Rasori et par Tommasini, dans leurs salles de clinique, pendant longtemps, et devant de nombreux élèves. Peut-être le climat de l'Italie prête-t-il plus que tout autre à son succès.

On trouve, dans les écrits de ces dernières années, que plusieurs médecins français ont employé le sulfate de quinine dans les maladies de cette classe.

Ainsi on lit dans une thèse soutenue en 1848, à Montpellier, par M. Favier, et qui a pour titre : *Des propriétés antiphlogistiques du sulfate de quinine*, qu'en Afrique plusieurs médecins des hôpitaux militaires traitent beaucoup de phlegmasies par le quinquina. L'auteur cite l'un de ses chefs de service, M. Jubiot, qui traitait toutes les fièvres inflammatoires par le sulfate de quinine à la dose de 15 décigrammes à 2 grammes par jour, et qui les guérissait en peu de jours, pendant que ses collègues du même hôpital traitaient les mêmes maladies par les saignées et par les émollients; il cite du même médecin plusieurs cas de pneumonie, de pleurésie et de dyssenterie, traités avec succès par ce même moyen.

M. le docteur France (*Journ. de la Société de médecine*

pratique de Montpellier, mars 1844) fait connaître qu'il a donné le sulfate de quinine à la dose de 2, 3 et 4 grammes dans des cas de pneumonie et de pleurésie aiguës, et qu'il a guéri ces maladies aussi bien que par la saignée. Il assure que sous l'influence de ce traitement il a vu disparaître la douleur et diminuer la fièvre.

Enfin, on trouve dans plusieurs comptes rendus des cliniques de divers hôpitaux de Paris, insérés dans le *Journal de thérapeutique* de M. Rognetta, que M. Guérard, l'un des médecins de l'Hôtel-Dieu, donne souvent avec succès le sulfate de quinine à haute dose dans les mêmes maladies.

On lit dans la *Gazette médicale*, année 1849, p. 818, des observations de Piels, dans lesquelles des croups ont été arrêtés par le sulfate de quinine porté à la dose de 60 centigrammes à 12 décigrammes par jour, et, à la page 614, deux faits d'urétrites très douloureuses guéries par le même sel porté à la dose de 12 décigrammes.

Je dois déclarer que dans les cas de rhumatismes accompagnés de pleurésie ou de pneumonie que j'ai eus à traiter, j'ai toujours été forcé d'employer la saignée répétée, en même temps que le sulfate de quinine.

Je ne connais guère que trois espèces d'inflammations dans lesquelles cette médication ait réussi d'une manière indubitable.

La première se compose des irritations et des phlegmasies des organes encéphaliques. On a vu jusqu'à quel degré le sulfate de quinine stupéfiait l'encéphale. Il est très certain que cette propriété peut être avantageusement mise à profit dans les phlegmasies de cet organe. On sait que les fièvres typhoïdes avec méningite de la base du cerveau, ou avec méningite rachidienne, sont plus utilement traitées par les opiacés que par les saignées. J'ai rapporté plus haut avec quelle rapidité le sulfate de quinine abattait les accidents cérébraux qui se produisent dans cette maladie, et j'ai alors émis, d'après l'observation des faits, l'opinion que plus l'encéphale était intéressé dans une fièvre typhoïde, plus il y avait de chances de l'attaquer avec avantage par le sulfate de quinine. La même opinion se rencontre dans l'article de M. Jacquet, dont j'ai parlé plus haut.

Depuis longtemps M. Delens (*Histoire des drogues*, article QUININE) a fait connaître qu'il avait employé les sels de quinine dans les maladies cérébrales des enfants, telles que les convulsions, l'hydrocéphale aiguë et la méningite, et il a assuré que de cette manière il avait réussi plusieurs fois à faire cesser des convulsions et à entraver la marche de ces graves maladies. MM. Mérat et H. Cloquet (*Dictionnaire de mat. méd.*, vol. V, p. 633) disent avoir donné avec succès le quinquina dans une inflammation évidente de l'arachnoïde. On trouve, dans la *Gazette médicale*, année 1843, deux observations de méningites à début intermittent, traitées et guéries promptement par le sulfate de quinine. Il me paraît probable que c'est par une action de même genre que M. Méler a obtenu des succès dans une maladie avec convulsions, qu'il a traitée par le sulfate de quinine, et qu'il croit avoir guérie à titre d'intermittence à courtes périodes.

Enfin, le tome VI de la 4ᵉ série des *Archives de médecine* contient un article de M. Jacquet, où se trouvent trois faits de méningites traitées avec avantage par le sulfate de quinine, et dans lesquelles le phénomène dominant, l'intermittence des accidents, fut surtout enlevé de la manière la plus remarquable.

Il n'est pas douteux que dans le grand nombre des cas où de semblables médicaments ont été donnés avec succès dans la croyance qu'il y avait une fièvre intermittente, on n'ait tout simplement agi sur des simples méningites.

Ces faits s'expliquent aisément par l'action hyposthénisante produite sur le cerveau. On sait que tous les accidents de ces maladies, et que tout le danger qu'elles font courir, viennent de la lésion cérébrale ; en rendant la pulpe nerveuse insensible à l'action excitante que l'hypérémie tend à provoquer, l'irritation ne se produit pas, et par là se trouvent prévenus les accidents qui constituent la gravité de ces maladies.

Il est évident que cette médication ne peut être utile que dans le début de la phlogose ou au plus dans les premiers jours de son développement, quand on peut encore espérer entraver la maladie et empêcher les exhalations à la surface des méninges ; car dès que ces résultats pathologiques se sont produits, ce qu'on reconnaît à la continuité des accidents, les sels de quinine seraient plus nuisibles qu'utiles.

La seconde classe de phlegmasies dans lesquelles le quinquina et ses préparations peuvent être manifestement utiles se compose des maladies du cœur. En agissant d'après les principes qui viennent d'être exposés, les sels de quinine peuvent être utiles dans les phlegmasies du cœur. En effet, ces sels influencent le cœur lui-même, en le stupéfiant, comme on vient de voir qu'ils agissaient sur l'encéphale ; ils en ralentissent l'action, et nécessairement ils agissent d'une manière secondaire sur les phlegmasies du péricarde et de l'endocarde. On sait, en effet, très bien, que le repos d'un organe est l'une des conditions principales de la diminution de ses phlegmasies. Or, en ralentissant le pouls de 20 à 25 pulsations par minute, comme cela arrive souvent avec le sulfate de quinine, on se met dans les conditions les plus favorables pour diminuer les phlegmasies des enveloppes, et du tissu lui-même de l'organe de la circulation.

On a vu que dans les nombreux cas de maladies du cœur compliquant les rhumatismes, que j'ai traités par le sulfate de quinine; on a vu, dis-je, que, soit que les malades eussent été saignés ou non, les phénomènes de phlegmasie du cœur étaient constamment favorablement influencés par la médication quinique.

Je ne prétends pas soutenir, en avançant ces faits, qu'il faille traiter toutes ces maladies par le sulfate de quinine ; mais je prétends que leur combinaison avec le rhumatisme n'est pas une contre-indication à l'emploi de ce sel, et que quand elles n'ont pas une très grande intensité, cette médication suffit, et pour le rhumatisme, et pour les maladies du cœur, sans qu'il soit absolument nécessaire de lui adjoindre les évacuations sanguines.

Il n'en est pas de même des lésions organiques du cœur. Il semble, au premier abord, que les hypertrophies de cet organe doivent être avantageusement modifiées par les sels de quinine : j'ai fait quelques tentatives dans ce genre d'affection et je n'en ai point obtenu de résultats satisfaisants. A peine ai-je pu reconnaître une faible sédation du pouls : j'ai d'ailleurs bientôt compris que, pour modifier la nutrition du cœur, il faudrait continuer la médication pendant un temps plus long que celui pendant lequel on peut sans inconvénient administrer le sulfate de quinine à haute dose, temps

28*

qui ne peut guère, ainsi que je l'ai dit, aller au delà de
huit à dix jours. D'ailleurs les sels de quinine amènent
la stase du sang dans les oreillettes du cœur et dans les
grosses veines, grave inconvénient dans ces maladies où
la stase du sang veineux est déjà la source d'une série
d'accidents morbides les plus graves.

Ce n'est plus de la même manière que le sulfate de
quinine agit sur la troisième espèce de phlegmasies
dans lesquelles il peut être donné avec avantage.

On a vu que les urines étaient la voie d'élimination
du sulfate de quinine absorbé. Il a été bien constaté que
les urines ainsi chargées de ce sel avaient acquis une
propriété irritante, et qu'elles augmentaient les douleurs dans les cystites ainsi que dans les urétrites aiguës qui accompagnent quelquefois les rhumatismes.

Or, cette propriété excitante des urines peut être
mise à profit pour déterminer un degré d'excitation
suffisant à modifier avantageusement les phlegmasies
chroniques de la membrane muqueuse des voies urinaires, à la manière des substances balsamiques. Chantourelle (1) a cité un cas de cystite chronique, suite de
lithotritie, guérie par le sulfate de quinine. MM. Gimelle
et Eimery (2) ont vanté, comme un bon moyen d'arrêter
les blennorrhagies, le mélange du baume de copahu et
du quinquina, connu sous le nom de *quinobaume*. J'ai
moi-même administré le sulfate de quinine à la dose de
1 ou 2 grammes par jour dans trois cas de cystite
catarrhale chronique de moyenne intensité, et deux fois

(1) *Archives de médecine*, janvier 1828, séance de l'Académie de
médecine du 4 décembre 1827.

(2) Académie de médecine, séance du 19 mars 1833.

j'ai obtenu une amélioration très prononcée dans les douleurs et dans la quantité de matière purulente mêlée à l'urine; dans le troisième cas j'ai amené une très prompte guérison.

Je conseille, néanmoins, de n'employer cette médication que chez des sujets jeunes, de bonne constitution, et dans les cas où la phlegmasie n'a qu'une intensité qui permette de tenter la guérison par voie d'inflammation substitutive, et je recommande surtout de ne pas l'employer chez les vieillards ni chez les sujets de mauvaise constitution.

Enfin, on pourra tirer quelque avantage de cette médication dans les écoulements urétraux chroniques, difficiles à arrêter, qui auraient résisté à toute autre médication. Ce serait peut-être même un moyen de rappeler des écoulements urétraux dont la suppression serait regardée comme la cause d'autres maladies.

NÉVROSES.

Le quinquina a longtemps joui d'une grande faveur dans le traitement des affections nerveuses, et l'on comprend aisément les motifs de ce choix. Dans l'écorce de Pérou résident deux propriétés d'un effet incontestable sur ces affections : la première est la propriété hyposthénisante du système nerveux due à la quinine et à la cinchonine, qui y sont contenues; l'autre est la vertu tonique développée par le tannin, les matières colorantes et les matières extractives qui se trouvent en si grande quantité dans cette écorce. Comme le quinquina était alors donné en substance, on se trouvait administrer à la fois un médicament contenant une double propriété.

Néanmoins il est à croire que, comme le quinquina était dans ces maladies donné à petites doses, la propriété hyposthénisante y était peu mise en évidence, aussi n'a-t-elle été reconnue que par un très petit nombre d'observateurs. La propriété tonique, au contraire, qui devenait dominante, a été célébrée par tous les auteurs. C'est à titre de tonique que le quinquina a été tant vanté dans les maladies nerveuses : *Sanguis roborat nervos* ; et dans le *Traité de thérapeutique* de MM. Trousseau et Pidoux, qu'on peut considérer comme la dernière expression de cette doctrine, le quinquina est encore compris dans la médication névrosthénique, c'est-à-dire dans celle qui agit sur le système nerveux en remontant au type normal, l'organisme débilité. Aussi, quand la chimie, après avoir séparé les divers principes médiats contenus dans l'écorce du Pérou, a pu offrir aux médecins la quinine et la cinchonine dégagées des substances qui masquaient leur action, on s'est bientôt aperçu que, par cet isolement des principes, le médicament avait perdu de sa valeur ; à partir de ce moment son crédit diminua comme médication générale, et les sels de quinine n'ont plus guère été employés que pour satisfaire à des indications particulières.

Je dois insister ici sur ces données, qui vont en quelque sorte servir de clef pour l'emploi du quinquina dans les névroses.

Il n'y a guère dans ces maladies que trois conditions auxquelles satisfasse complétement la médication par le quinquina.

La première est l'intermittence qu'on peut considérer comme un des éléments les plus ordinaires des affections nerveuses. Il est, en effet, bien peu de maladies ner-

veuses dans lesquelles les accidents morbides présentent
de la continuité ; presque toujours ceux-ci ont des oscillations en plus ou en moins, et quelquefois ils disparais-
sent complétement. Or, dans ces cas, les sels de quinine
administrés à temps convenable peuvent mettre les centres nerveux, et les prolongements qui en émanent, hors
d'état, en les hyposthénisant, de développer les actions
morbides qui constituent les névroses ou les névralgies,
et arrêter de cette manière la maladie nerveuse. Aussi,
règle générale, toutes les fois qu'on peut saisir une intermission suffisante dans les affections nerveuses, il
faut, en tenant compte des contre-indications, avoir recours aux sels de quinquina.

La seconde condition est la débilité qui accompagne
ordinairement les affections nerveuses. Le quinquina,
en sa qualité de substance amère et astringente, développe une grande puissance contre cet état d'affaiblissement des tissus. En excitant au degré physiologique
la membrane muqueuse de l'estomac, il provoque l'appétit, active la digestion, favorise l'hématose, donne
une nouvelle impulsion à la nutrition, et finit par imprimer de notables changements à l'organisme entier.
Alors l'équilibre se rétablit entre les divers systèmes
généraux de l'économie, et le système nerveux qui prédominait, étant mis à l'unisson avec les autres, cesse
d'exercer une fâcheuse suprématie. Outre cette faculté
spéciale, le tannin et les matières colorantes développent une puissance tonifiante qui relève le ton des
membranes muqueuses gastro-intestinales, et par sympathie celui des tissus qui leur sont liés.

Le premier tonique venu, tel que le vin, les astringents, les amers, peut bien jouir de la dernière des

propriétés que je viens d'indiquer, mais aucun d'eux ne recèle celle d'exciter l'appétit au même degré que le quinquina. Aussi est-ce par là que cette substance prime les autres toniques. C'est dans la combinaison des sels de quinine ou de cinchonine avec les substances extrac-tives, que réside cette vertu particulière au quin-quina.

Donc, dans toute maladie nerveuse où prédomine la débilité, et où l'on observe de la langueur des organes digestifs, sans lésions phlegmasiques, chose qui, malgré les apparences contraires, est le cas le plus commun, le quinquina est indiqué. Mais c'est le quinquina en sub-stance qu'il faut administrer, et non les sels de quinine. La forme la plus convenable est la poudre ou l'extrait mou, qui seuls contiennent toutes les parties inté-grantes du quinquina.

La troisième condition de succès est le siège même de la névrose ou de la névralgie. On a vu que les sels de quinine avaient leur minimum d'action sur l'encéphale, et leur maximum sur les nerfs ganglionnaires. Il suit de là que dans les névroses cérébrales proprement dites, les sels de quinine ont le moins de chances de succès : tandis que quand ces maladies intéressent les viscères de la poitrine, les poumons, et surtout le cœur, on a tout lieu d'espérer de bons résultats. L'influence sur les vis-cères abdominaux, bien qu'assez prononcée, est beau-coup moindre. De là viennent les effets si remarquables des sels de quinine dans les palpitations, dans les né-vroses du cœur et dans les dyspnées.

Il est évident que pour remplir cette dernière indi-cation, c'est aux sels de quinine ou de cinchonine qu'il faut avoir recours.

On voit, d'après ces considérations, que l'emploi vraiment rationnel du quinquina contre les affections nerveuses est assez limité.

Ainsi, à part la présence de l'intermittence et de la débilité, le quinquina et les sels de quinine ne conviennent point dans les névroses qui ont leur point de départ dans l'encéphale, et dans ses prolongements aux organes des sens. Il pourra même le plus souvent être contre-indiqué dans cette classe de maladies, à raison de la congestion sanguine locale qui les accompagne souvent et qui pourrait être augmentée par l'action des sels de quinine. En général, la quinine doit être administrée avec précaution chez les sujets irritables ; or les malades atteints de névroses cérébrales le sont presque tous.

Cependant, comme ces sels ont une action hyposthénisante très directe sur les yeux et sur les oreilles, il y aurait peut-être quelque avantage à l'employer dans les névroses de ces organes.

On a vu plus haut que je regardais l'emploi des sels de quinine comme pouvant donner de mauvais résultats dans l'épilepsie, l'hystérie, l'hypochondrie, le tétanos et dans la chorée. Dans ces diverses névroses, le remède principal est l'opium, le quinquina ne vient que bien loin après lui. Il existe cependant plusieurs observations de tétanos traités et guéris par le sulfate de quinine. Ainsi Carlo Frua (*Gaz. méd.*, 1843, p. 775), donne-t-il une observation de tétanos qu'il appelle rhumatismal, traité et guéri par le sulfate de quinine, à la dose de 12 à 15 décigrammes par jour.

On trouve dans la *Revue médico-chirurgicale*, octobre 1850, l'observation de M. Foucard, de Sainte-Maxence, d'un véritable tétanos spontané traité sans succès par l'opium à haute dose, par le calomel et les frictions pendant vingt jours. On donna alors le sulfate de quinine à des doses de 2 à 3 grammes par jour. Aussitôt il y eut une diminution notable des secousses convulsives et de la rigidité ; la guérison eut lieu au bout de vingt jours. MM. Blaud et Chalupt, cités par M. Bally, ont vu des convulsions se dissiper dans un laps de temps de six à douze jours, par l'usage du sulfate de quinine à des doses de 60 à 80 centigrammes par jour.

Il n'en est pas de même des névroses du poumon et du cœur ; là le sulfate de quinine jouit d'une influence incontestable : les dyspnées, les asthmes, les toux convulsives sont en quelque sorte arrêtés comme par enchantement par cette substance. La puissance des sels de quinine est si grande dans ces cas qu'elle peut agir sur ces états morbides, même quand ils sont combinés avec une maladie inflammatoire. Ainsi M. Landouzy, de Reims, vient de faire connaître les succès qu'il avait obtenus de l'emploi des sels de quinine dans une épidémie de bronchite avec toux convulsive. Standberg, Brendell, Whytt, Strack, Miller, Morris, Bisset et M. Collineau, avaient fait la même observation.

Les névroses du cœur, avec surexcitation des mouvements de cet organe, sont celles dans lesquelles les sels de quinine ont le plus de puissance ; il n'en est point contre lesquelles ils soient plus indiqués que les palpitations. Tous les auteurs s'accordent sur ce point. Il serait fort dangereux, au contraire, de les administrer dans les cas de syncope ou dans ceux où il y a, soit beaucoup d'intermissions, soit du ralentissement dans les pulsations des artères.

Les névroses des viscères abdominaux sont bien moins influencées que les précédentes par le quinquina, il n'est guère que la gastralgie contre laquelle on l'admette ; MM. Chomel, Sandras et Bally se sont loués de son usage. Dans ces cas le quinquina en substance paraît devoir être préféré.

Les névroses des organes biliaires, des organes urinaires et des organes génitaux, ne cèdent pas non plus à la médication quinique ; il est même probable qu'elle pourrait, si on l'employait, donner lieu à une aggravation de la maladie.

NÉVRALGIES.

Si le quinquina, de même que les préparations qui en dérivent, a peu de puissance dans les névroses, il en est autrement dans les névralgies.

L'expérience constate que cet ordre de maladies est au contraire fortement influencé par ces agents. Les recueils d'observations fourmillent de faits de névralgies traitées avec succès par ces médicaments, et ils sont si nombreux qu'il est inutile de citer ici même les auteurs principaux qui les ont publiées. Le succès de cette médication prouve incontestablement la propriété calmante de l'écorce du Pérou ; car il n'est plus possible, comme on l'a fait pour les névroses, d'attribuer l'effet avantageux de cette substance aux principes toniques du quinquina. Les guérisons obtenues, qui sont bien plus nombreuses et plus évidentes depuis l'emploi des sels de quinine, qu'elles ne l'étaient auparavant, ne permettent pas de douter que la puissance du remède, ne réside dans les alcaloïdes, qui seuls jouissent de la vertu hyposthénisante.

Dans cette classe de maladies, la douleur étant continue, ou n'ayant que des oscillations très irrégulières, ce n'est point sur la périodicité qu'agissent ces alcaloïdes, puisqu'elle n'existe pas, leur action se porte directement sur l'élément douleur, au même titre que les substances calmantes. Les sels de quinine et de cinchonine agissent, dans ces cas, comme des succédanés de l'opium et des substances narcotiques; on sait que l'acide cyanhydrique et le chloroforme, agents hyposthénisants, jouissent également de la propriété d'engourdir la douleur. On est donc forcé d'attribuer la propriété calmante que possèdent les alcalis du quinquina à leur pouvoir hyposthénisant, car il n'existe aucun moyen de la concevoir d'une autre manière. Aussi la puissance narcotique de ces substances est-elle le meilleur argument qu'on puisse présenter en faveur de leur pouvoir hyposthénisant et contre l'existence des propriétés toniques ou excitantes du système nerveux qu'on leur supposait.

Dans les névralgies continues, les sels de quinine ne viennent qu'après les narcotiques ordinaires, et dans une bonne thérapeutique il ne faut les employer que quand ceux-ci ont échoué, ou quand la névralgie est de nature rhumatismale.

L'expérience a constaté que lorsqu'on veut attaquer des névralgies par les sels de quinine, il faut les administrer à des doses élevées. Tous les observateurs ont été obligés de donner des doses de 2, 3 et 4 grammes par jour de sulfate de quinine. J'ai moi-même enlevé plusieurs fois, et en très peu de jours, des névralgies sciatiques intenses.

Comme dans tous ces cas il n'y a point de fièvre, ces

doses élevées ne peuvent produire sur l'encéphale aucun effet fâcheux.

La raison et les faits indiquent que l'association des sels de morphine aux sels de quinine aide puissamment l'action de ces derniers, et permet d'en diminuer les doses.

En général, l'action des alcalis du quinquina est, comme celle des opiacés en pareil cas, héroïque et prompte.

HYPERCRINIES.

Une dernière classe de maladies contre laquelle les préparations de quinquina peuvent être administrées avec succès, est celle des hypercrinies, parmi lesquelles il faut surtout distinguer les hémorrhagies et les sueurs.

Depuis longtemps le quinquina s'administrait contre certaines hémorrhagies : ainsi Rosenstein, Acrel, Held, l'ont vanté contre les épistaxis ; Hoffmann, Wagner, Murray, Vogel, Goupil, Botex, contre l'hémoptysie. Morton l'a même regardé comme un spécifique dans ce cas, et Dehaen l'a considéré sous le même point de vue contre les hémorrhagies intestinales. Ce médicament était employé en substance et probablement on le regardait comme un tonique. A présent que la propriété hyposthé-nisante de la quinine est reconnue, on comprend autre-ment cette action, et l'on conçoit qu'une substance qui jouit de la propriété de ralentir la circulation et de dimi-nuer la force des pulsations du cœur, puisse être utile dans les hémorrhagies actives. Aussi dans ces cas ce sont les préparations de quinine qu'il faut administrer.

Fantonetti rapporte (*Gazette médicale*, 1841, p. 387) deux cas de pneumorrhagie arrêtés par le sulfate de quinine à 4 grammes, et reparaissant sitôt qu'on suspen-dait la médication.

Dans les hémorrhagies avec débilité et dans celles qui s'accompagnent de l'hydroémie, ce serait au quinquina en poudre, à l'état d'extrait mou, ou au tannate de quinine, qu'il faudrait avoir recours.

Comme presque toutes les hémorrhagies sont soumises à la loi de l'intermittence , il est évident que pour cette raison même l'usage des antipériodiques y est indiqué. Il ne conviendrait cependant pas de donner les sels de quinine à trop hautes doses, dans les épistaxis et dans les métrorrhagies.

Ce qui vient d'être dit s'applique aux sueurs, qui sont l'une des hypercrinies contre lesquelles le quinquina a été donné avec le plus de succès. Cleghorn, Whytt, Roques, Gunther et M. Magendie ont préconisé son emploi dans ce cas. Il est en effet naturel que le quinquina, qui abaisse la température trop élevée de la peau, en même temps qu'il provoque la sédation de la circulation, soit utile dans une maladie où la température de la peau s'élève ordinairement en même temps que la circulation s'y accélère.

Aussi, à moins de débilité qui réclame l'emploi des toniques, les sels de quinine à dose de 1 à 2 grammes doivent être préférés à toute autre préparation.

Il ne reste plus que peu à dire sur l'usage du quinquina dans les productions hétérologues, telles que le cancer , les tubercules , dans lesquelles ce médicament ne peut être utile que comme moyen d'entraver par son effet hyposthénisant un travail de transformation ou de nouvelle production morbide, mais sur lequel on ne peut guère compter avec certitude.

Enfin je n'ai rien à ajouter à ce qui a trait à l'utilité du quinquina en substance, employé comme tonique dans le scorbut et dans les affections avec débilité, non plus qu'à son emploi topique contre la gangrène, parce que ces faits sont depuis longtemps dans le domaine de la thérapeutique et qu'ils n'ont pas besoin d'une nouvelle interprétation.

Comme dans ces affections le médecin n'a besoin que de la propriété tonifiante, il devra la chercher dans les décoctions, les vins, les sirops, les poudres et les extraits secs du quinquina, et il pourra se servir indifféremment des espèces de cette écorce qui contiennent peu de quinine ou de cinchonine.

Mais il faut en convenir, considérées sous ce point de vue, les préparations de quinquina n'ont aucune supériorité sur les autres substances amères ou astringentes dont la pharmacie dispose, et l'on peut remarquer que, depuis la découverte de la quinine, on attache de moins en moins d'importance aux préparations de quinquina dont je viens de parler.

QUATRIÈME PARTIE.

Il me reste maintenant à traiter la partie de ce travail que j'appellerai instrumentale, c'est-à-dire à étudier, toujours à l'aide des expériences et de l'observation, la valeur médicamenteuse des divers composés du quinquina et celle de leurs divers modes d'administration dans les maladies. J'aurai, de cette manière, complété, je l'espère, la tâche que je m'étais imposée.

Je vais donc successivement étudier :

1° La puissance relative de chacune des substances actives qui entrent dans la composition des écorces de quinquina, et celle de leurs principales préparations pharmaceutiques.

2° Les doses auxquelles chacune d'elles peut être élevée sans danger, en vue d'en obtenir des effets d'hyposthénisation.

3° Le moment auquel il faut les administrer pour opérer à temps convenable, sur le système nerveux, la modification hyposthénisante.

4° Le choix des substances qu'on peut adjoindre aux préparations de quinquina, pour augmenter leur puissance ou pour corriger quelques uns de leurs effets.

5° Le temps pendant lequel on doit continuer l'administration du quinquina et de ses préparations, afin de soutenir la modification d'une manière qui suffise à maintenir l'influence voulue.

6° Le degré de leur absorption, suivant les surfaces de l'économie sur lesquelles ces substances sont déposées.

7° Enfin la valeur de chacune des formes pharmaceutiques sous lesquelles l'administration peut s'en faire.

PRÉPARATIONS DIVERSES DE QUINQUINA.

Les préparations que la pharmacie compose avec l'écorce du Pérou sont assez nombreuses, mais il n'en est qu'un certain nombre qui, par la fixité ou par la simplicité de leur composition, soient de nature à ce qu'on en puisse déterminer d'une manière précise la valeur pharmaceutique. Ce sont : la quinine brute, la cinchonine, la quinine pure, les sels de quinine, ceux de cinchonine, la quinoïdine et les extraits de quinquina. Les autres préparations, telles que les vins, les décoctions et les sirops de quinquina, qui ne sont point employés comme moyens hyposthénisants, n'ont pas besoin d'être soumis à une étude spéciale ; cependant leur valeur pourra se tirer des données qu'auront fournies les préparations plus simples.

QUININE BRUTE.

Cette substance, molle comme de la cire, insoluble, insipide, a été proposée, et fréquemment employée chez les enfants, par M. le professeur Trousseau, à raison de son insipidité ; mais la crainte assez naturelle d'une absorption irrégulière a toujours empêché que cet exemple ne fût beaucoup imité.

Or, à l'aide de l'iodure de potassium mêlé aux urines

des malades auxquels j'ai fait prendre la quinine brute
sous forme de dilution, j'ai constaté que le précipité
d'iodure de quinine y était presque aussi constant, presque aussi prompt à paraître, et presque aussi abondant
que celui que produisent des doses semblables de sulfate de quinine neutre, administré soit en suspension
dans un liquide, soit sous forme solide.

La quinine brute est donc préalablement dissoute à
l'aide des acides qui se trouvent dans l'estomac, et absorbée presque aussi facilement et presque aussi complétement
que les sels neutres de quinine. Mais il faut convenir que
la dilution possède une saveur amère assez désagréable,
pour que les malades ne la prennent pas sans répugnance, et que cette saveur diffère peu de celle que
donne le sulfate de quinine neutre, de sorte que cette
préparation n'offre guère d'avantage sur le sulfate neutre. Administrée sous forme de bol ou de pilule, la quinine brute n'a plus de saveur désagréable, il est vrai,
mais les autres préparations administrées sous cette
forme sont dans le même cas. Quoi qu'il en soit, j'ai dû
étudier la valeur de cette substance sous toutes ses formes. Ainsi, chez des malades affectés de rhumatisme
chronique et apyrétique, j'ai fait prendre, une fois tous
les deux jours, 25 centigrammes de quinine brute bien
pure, chaque dose étant divisée en deux pilules, que les
malades prenaient en une seule fois.

Or, sur douze fois où l'administration du médicament a été faite de cette manière, dix fois les urines,
rendues trois heures après l'ingestion des pilules, ne
donnaient aucun précipité par l'iodure de potassium, et
deux fois elles n'en donnaient qu'un très léger.

Les urines rendues au bout de cinq heures montrèrent que l'absorption s'était mieux faite. Ainsi sept fois elles furent sans précipité, et cinq fois elles offrirent un précipité le plus souvent peu abondant.

Enfin, quatre fois seulement les malades éprouvèrent des vertiges, une légère pesanteur de la tête et quelques bourdonnements d'oreilles. Ces phénomènes apparurent en moyenne au bout d'une heure de l'administration des pilules, n'eurent lieu que pendant que les malades étaient debout, et ne durèrent que peu d'instants.

On verra plus loin que les sels de quinine neutres ou acides, administrés sous forme de pilules, donnent tant sous le rapport de l'absorption, que sous celui de l'action sur les organes, des résultats à peu de chose près analogues à ceux-ci.

On peut donc conclure de là que la quinine brute est une préparation aussi active que les sels peu solubles de quinine, et que par conséquent on doit l'administrer aux mêmes doses qu'eux.

Comme elle n'a pas d'amertume appréciable, elle est plus commode à faire prendre aux enfants, dans les boissons desquels on peut la délayer très facilement. M. Trousseau conseille avec raison de la mêler à la bouillie pour la leur faire avaler.

On comprend difficilement pourquoi certaines personnes se sont tant évertuées à composer avec la quinine, des sels insolubles et insipides. Ces sels n'offrent, sous le rapport de l'insipidité, aucun avantage sur la quinine brute, ils lui sont même inférieurs sous le rapport chimique. En effet, la quinine brute n'a besoin pour être dissoute que de se combiner avec les acides sécrétés dans l'estomac, tandis que les sels de quinine, qui sont insolubles, ont, pour arriver à ce résultat, besoin d'être préalablement décomposés dans cet organe, et l'on sait que les sels insolubles résistent beaucoup à la décomposition.

La *cinchonine*, qui vient après la quinine brute relativement à l'insipidité, est à peu près moitié moins amère que la quinine pure ; on doit la regarder comme à peu près insoluble.

L'observation et l'expérience m'ont démontré que cette substance était absorbée avec la même rapidité que la quinine brute, mais que son action physiologique lui était inférieure d'un tiers à un quart. Par conséquent cet alcaloïde ne présente aucun avantage sur cette quinine et ne doit pas être employé.

Il en est de même de la *quinine pure*, plus amère que les précédentes et presque aussi insoluble qu'elles ; elle s'absorbe comme le sulfate de quinine neutre, et a la même puissance que lui. Je ne lui trouve, sur la quinine brute, que le mérite de la fixité de sa composition qui permet de la doser plus exactement qu'on ne peut le faire avec la quinine brute, dont l'impureté est toujours plus ou moins grande.

Cette substance ne peut qu'être administrée sous forme de poudre, renfermée soit dans du pain à chanter, soit dans des capsules.

Mais les agents principaux de la médication hyposthénisante sont les sels de quinine et de cinchonine ; aussi dois-je fixer mon attention plus spécialement sur eux.

Le médecin a besoin de connaître, relativement à ces sels, leur degré plus ou moins grand d'amertume, qui en rend l'administration plus ou moins facile ; leur solubilité dans l'eau, qui fait que leur absorption est plus ou moins facile ; la proportion de quinine contenue dans chacun d'eux, d'où peut découler leur puissance relative , et enfin l'action propre de l'acide qui entre dans leur composition.

Le *bisulfate de quinine* est le plus employé de tous les sels que fournit la quinine ; l'alcaloïde entre dans sa composition dans une proportion plus forte que dans les autres sels. Comme le pharmacien compose ce sel extemporanément, il est à propos de faire observer qu'on le forme en faisant dissoudre dans le véhicule le sulfate bibasique du commerce, et en y ajoutant quelques gouttes d'acide sulfurique pour en faciliter la solution. Or, le sulfate bibasique contient :

$$85,5 \text{ pour } 100 \text{ de quinine.}$$
$$5,2 \text{ d'acide sulfurique.}$$
$$9,5 \text{ d'eau.}$$

Quand on a ajouté l'acide sulfurique, le nouveau sel qui se forme contient 9 pour 100 d'acide ; mais la quantité de quinine reste toujours la même dans la potion, la quantité d'acide a seule augmenté.

Ce sel est très soluble et fort amer. L'absorption en est très facile. Il réunit au plus haut degré toutes les conditions d'action sur l'économie ; c'est la préparation la plus puissante de toutes, celle qu'il faut employer quand on veut avoir un maximum d'action. Sa puissance médicamenteuse a été prise comme point de départ dans tout ce travail, et a servi de base à l'estimation de la valeur des autres composés de quinquina.

L'acide sulfurique étant l'un des acides les plus puissants, quelques personnes ont supposé que la quantité qui s'en trouvait dans le bisulfate de quinine pouvait, comme agent irritant, exercer une action nuisible sur l'estomac. Il est difficile de comprendre l'effet irritant des 7 centigrammes d'acide combiné qui se trouvent dans 1 gramme de sulfate de quinine ; aussi cette crainte me paraît puérile.

D'autres personnes ont été plus loin, et, mettant sur le compte de cet acide les accidents prétendus toxiques qu'on avait observés pendant l'usage de ce sel chez les rhumatisants, ont proposé de substituer l'alcool à l'acide sulfurique.

Cette substitution qu'a introduite M. le professeur Piorry ne me paraît pas suffisamment justifiée. En effet, quand il ne faut, pour tenir de 4 à 6 grammes de sulfate de quinine en solution parfaite dans 100 grammes d'eau, que la quantité d'acide qui suffirait pour aciduler un demi-verre de limonade, j'ai de la peine à croire que ce soit là une intervention bien dangereuse pour l'encéphale. Je ne sache pas d'ailleurs que l'usage de la limonade minérale, des purgations avec les sulfates de soude, de potasse ou de magnésie, sels qu'on prend par onces, ait jamais produit de graves accidents du côté du cerveau.

Il n'y a donc aucune raison de rejeter le bisulfate de quinine, et les chimistes ainsi que les thérapeutistes qui ont dès l'abord préféré cette combinaison à toute autre me paraissent avoir agi très rationnellement.

Le *sulfate de quinine neutre* vient ensuite ; il est moins amer que le précédent, moins soluble que lui, et par conséquent présentant des conditions d'absorption et de puissance moins grandes. On ne peut l'administrer qu'en suspension, et alors sa saveur est assez facile à masquer, ou qu'en poudre dans du pain à chanter. Il convient dans les cas où l'on a besoin de sacrifier aux répugnances des malades. Sa puissance, lorsqu'on l'administre à l'état peu soluble, est à peu près de moitié moindre que celle du bisulfate.

Les *chlorhydrate, azotate, carbonate, citrate* et *acétate de quinine* sont solubles comme le sulfate acide, fortement amers; ils contiennent une proportion de quinine moindre que le bisulfate : ainsi celle-ci étant 1 dans le bisulfate, elle est 0,90 dans le citrate , 0,88 dans l'azotate, 0,85 dans l'acétate et 0,82 dans le chlorhydrate de quinine ; par conséquent, toutes choses égales d'ailleurs, ces sels doivent être moins actifs que le bisulfate. MM. Duval et Béraudi avaient cru trouver quelques différences dans le mode d'action de ces sels , et avoir remarqué un peu plus d'excitation et quelques douleurs à l'estomac pendant l'action des chlorhydrates et azotates. Mais ces messieurs n'ont pu faire qu'un très petit nombre d'essais. J'ai employé ces sels sur une assez grande échelle, et j'ai constaté qu'ils produisaient exactement les mêmes effets que le sulfate, seulement ces effets ont lieu dans la proportion de la quantité de quinine qu'ils renferment. Ainsi, à dose égale, ils ont une puissance inférieure à celle du sulfate de quinine; leur introduction dans la matière médicale n'est donc d'aucune utilité.

Je ne puis pas envelopper dans la même proscription générale, sans les avoir étudiés séparément, les sels qui vont suivre, attendu qu'ils ont été chacun plus ou moins vantés.

Le *phosphate de quinine* a été préconisé par **M. Harless** de Bonn, comme étant un sel plus doux que les sulfates, et par conséquent plus convenable que les précédents pour les organes digestifs; n'ayant pas pu me procurer ce sel, je n'ai pas eu l'occasion de l'administrer : seulement je suis fondé à penser qu'étant peu soluble, son action est, pour cette raison seule, plus faible.

L'*hydrocyanate ferruré* ou *ferrocyanate de quinine*, a été préconisé en Italie, par Bruth de Crémone, par Cerisoli, par Zaccorelli et par Coriolli, où on l'a essayé, dit-on, avec avantage pour combattre les fièvres intermittentes. Il était en effet naturel de supposer que l'action stupéfiante de l'acide cyanhydrique, unie à celle de la quinine, augmenterait de beaucoup la puissance de l'alcali du quinquina. Mais les résultats de l'étude expérimentale que j'en ai faite sont loin de répondre à cette attente.

Le ferrocyanate est un sel insipide, insoluble dans l'eau et dont la solution ne peut être opérée que par l'intervention d'un acide; alors la liqueur prend une légère teinte bleue, qui à la vérité disparaît rapidement, sans laisser dégager d'acide cyanhydrique : il se forme alors une décomposition dont la nature n'est pas déterminée. On ne peut donc faire prendre cette substance que sous forme de poudre, ou en suspension dans un liquide.

De cette manière j'ai pu porter ce composé à une dose de 15 décigrammes à 2 grammes par jour, sans produire d'effets physiologiques autres que de très légers vertiges et un peu de céphalalgie; je n'ai pu le retrouver dans les urines. On peut conclure de là, que ce sel est incomplétement absorbé, qu'il n'exerce qu'une action très faible sur l'économie animale, et qu'enfin son introduction dans la thérapeutique n'offre aucun avantage.

Les *acides que forme l'arsenic combiné avec la quinine* ont été employés et vantés par le docteur Bartoloni, dans le traitement des fièvres intermittentes. Ce médecin s'était fondé sur l'identité d'action antipériodique de l'arsenic et du quinquina, et selon lui, il avait suffi de quelques centigrammes de ces composés pour arrêter complétement les fièvres.

Les résultats des recherches expérimentales que j'ai faites ne sont pas plus favorables à l'emploi de ces sels qu'à celui de l'hydrocyanate.

Ainsi l'*arséniate de quinine* est très insoluble dans l'eau froide, circonstance qui diminue ses chances d'absorption, attendu qu'il ne peut être donné qu'en poudre ou qu'en suspension dans un liquide.

Ce sel a été porté par moi jusqu'à la dose de 10 à 12 centigrammes, sans produire aucun des effets physiologiques que produit le sulfate de quinine, et sans indiquer sa présence dans les urines. Quand la dose a été poussée plus loin, il en est résulté des coliques, de la diarrhée et des signes d'irritation du tube digestif, qu'on pouvait raisonnablement attribuer à l'acide arsénique, attendu que la quinine se trouve dans ce composé en trop petite quantité pour susciter quelque irritation de ces membranes.

L'*arsénite de quinine* semble, de prime abord, avoir plus de probabilités en sa faveur, puisque c'est l'acide arsénieux qu'on a employé dans le traitement des fièvres d'accès.

Mais l'expérience n'a pas mieux répondu à l'attente du thérapeutiste. L'arsénite de quinine est insoluble dans l'eau froide; néanmoins, à l'aide d'une petite quantité d'alcool, on opère sa solution. J'ai pu, de cette manière, en élever la dose jusqu'à 10 et à 13 centigrammes par jour, doses fort élevées, sans obtenir le moindre des effets physiologiques de la quinine. Il a pénétré très peu de ce sel dans les urines, aussi on peut le regarder comme sans valeur.

Dans la supposition que les acides organiques qui se brûlent complétement dans l'économie, seraient plus convenables que les acides minéraux, qui ne se brûlent pas, et plus doux qu'eux pour les voies digestives, on a proposé le *lactate de quinine*. Ce sel, composé par M. Conté et par le prince Lucien Bonaparte, possède une saveur un peu moins amère que les sulfates; il jouit d'une très grande solubilité.

Il n'a jamais été fort employé, parce que son action est la même que celle des sulfates, et que la différence d'amertume n'est pas assez grande pour déterminer une préférence en sa faveur; cependant il peut être utile dans les cas où la susceptibilité de l'estomac répugnerait aux sulfates.

Dans ces derniers temps on a produit le *tannate de quinine*. M. Barreswill, dans la supposition que le composé résultant de l'union des principes amers du quinquina avec la quinine était moins excitant que les sulfates de quinine, fait que j'ai moi-même constaté, et dont j'ai donné la raison plus haut, eut l'idée de combiner l'alcaloïde du quinquina avec l'acide tannique, et de former une sorte de quinquina artificiel dans lequel on aurait l'avantage du petit volume et du peu de saveur amère.

Le tannate de quinine est un sel amorphe, doué d'une très faible amertume, très peu soluble, et ne renfermant, d'après M. Dublanc, que 29 pour 100 de son poids de quinine.

MM. Hullin, Lefèbre et Lambron, disent l'avoir employé contre les fièvres intermittentes avec un succès égal à celui du sulfate de quinine. M. Bouvier a fait à l'Académie de médecine un rapport favorable sur cette substance, de telle sorte qu'il semble qu'on ait dans ce sel une arme nouvelle et plus puissante que les autres.

J'ai expérimenté la valeur de ce composé sous le rapport de son absorption et sous celui de son action physiologique, les seules bases sur lesquelles on puisse établir une évaluation positive.

Or, il faut aller jusqu'à une dose de 1 gramme de tannate de quinine en solution dans une petite quantité de véhicule, prise en une seule fois, pour avoir au bout de cinq heures un précipité appréciable avec l'iodure ioduré de potassium ; tandis qu'avec 25 centigrammes de bisulfate de quinine pris de la même manière, on a quatorze fois sur seize un précipité au bout de deux à trois heures.

Par conséquent, l'absorption de tannate est à celle du sulfate comme 1 est à 5.

La production des phénomènes physiologiques est également très peu prononcée. On a vu que l'injection dans la veine jugulaire du précipité formé par l'union du vin aromatique avec le sulfate de quinine, lequel constitue une sorte de tannate de quinine, avait paru presque inerte et n'avait produit sur l'animal aucun effet appréciable. Sur les malades, la prise de 4 grammes de tannate de quinine en solution dans un véhicule aqueux provoque des vertiges, de la pesanteur de tête, de la céphalalgie et des bourdonnements d'oreilles, à un degré égal à 60 centigrammes de sulfate acide, et encore ces troubles, qui sont lents à se produire, durent au plus quelques heures. Ainsi le tannate de quinine est lentement et faiblement absorbé, et il ne produit les troubles cérébraux, indices de l'action de la quinine, qu'à un faible degré.

Il reste à étudier directement la propriété fébrifuge. Les observateurs qui ont usé de ce composé disent qu'ils ont coupé des fièvres avec un poids de cette substance égal et quelquefois inférieur à celui auquel on donne le sulfate de quinine.

Cette assertion ne prouve absolument rien sur la valeur relative du tannate de quinine. En effet, pour déterminer cette valeur il faudrait avoir comparé dans les deux sels les quantités minimum capables de couper la fièvre : c'est ce qui n'a pas été fait ; on s'est borné à donner les doses habituelles. Ainsi dans le rapport fait à l'Académie de médecine on dit : « Généralement, pour couper une fièvre tierce ou quarte, il a fallu 3 grammes de tannate de quinine ; pour une fièvre quotidienne il en a fallu 2 grammes , donnés par doses de 25 centigrammes à 1 gramme. Généralement la fièvre n'a cessé qu'après un nombre d'accès qui a varié de deux à six et qui a été en moyenne de trois. Il a paru avantageux, après la cessation de la fièvre, de continuer l'usage du tannate à doses décroissantes. »

On coupe ordinairement un accès de fièvre intermittente avec une, ou au plus avec deux doses de 30 à 40 centigrammes de sulfate de quinine chacune ; c'est à ces quantités qu'on aurait dû rapporter celles du tannate de quinine pour prouver l'égalité d'action : or, ce qui démontre que ces petites quantités n'auraient pas suffi, c'est qu'il a fallu quelquefois donner 1 gramme de tannate. J'estime donc que la puissance du tannate de quinine est à celle du sulfate au plus comme 1 est à 5 ; que l'action lente de ce sel prouve qu'il se décompose lentement dans l'estomac ; qu'il ne peut guère être employé dans la médication à hautes doses; que néanmoins il peut convenir dans les cas où l'on craindrait d'exciter des phénomènes cérébraux ; qu'enfin il convient surtout dans les névroses et dans tous les cas dans lesquels le quinquina en substance était autrefois employé.

Le *valérianate de quinine*, composé par le prince Lucien Bonaparte, est soluble et amer. La théorie comprend l'utilité de la combinaison de l'acide valérianique à la quinine, dans l'intention de combiner avec elle les propriétés antispasmodiques de la valériane, dont on suppose que l'acide valérianique contient le principe; il reste à la pratique à réaliser cette louable pensée.

Castiglioni (*Gazette médicale*, 1844, p. 323) rapporte avoir employé avec succès ce sel dans dix-huit cas de fièvre intermittente, à des doses qui ont varié de 30 centigrammes à 1 gramme 75 centigrammes par jour, ce qui ne prouve absolument rien en faveur de la suprématie de ce sel sur les autres. M. Devay (*Gazette médicale*, 1844, p. 665), qui se montre grand partisan de ce sel, a fait des expériences plus concluantes : il cite un certain nombre de cas de fièvres intermittentes guéries avec des doses de 20 à 30 centigrammes de ce sel par jour. Ce que j'ai dit du mode de déterminer la valeur fébrifuge relative d'un sel de quinine, à propos du tannate, s'applique aux expériences faites avec le valérianate, et fait qu'à mes yeux elles ne prouvent rien.

J'avoue que je ne comprends pas trop la raison qui peut théoriquement faire préférer ce sel à d'autres, dans le traitement des fièvres intermittentes, contre lesquelles l'acide valérianique n'a rien à faire. Comme cet acide est faible, il doit très peu neutraliser la quinine ; ses effets doivent être les mêmes que ceux du sulfate.

L'acide valérianique n'étant pas un composé très stable, il en résulte que le sel qu'il forme avec la quinine n'est pas toujours comparable à lui-même ; que, par conséquent, c'est un médicament sur la valeur duquel on ne peut pas compter.

Ces diverses raisons m'ont empêché d'étudier expérimentalement cette préparation du quinquina, qu'on ne peut rationnellement employer que dans les affections nerveuses.

Sels de cinchonine. — Le seul qui ait été mis en usage est le sulfate qu'on prépare extemporanément en ajoutant de l'acide sulfurique à la solution de cinchonine.

J'ai déduit de mes expériences sur les animaux, et de l'observation sur les malades, que sa puissance était d'un tiers ou d'un quart plus faible que celle du bisulfate de quinine. Ce résultat est en harmonie avec ce qu'avaient remarqué les observateurs, lesquels avaient été obligés de donner de 60 à 80 centigrammes de cinchonine, réduite ensuite à l'état acide, pour arrêter des fièvres qu'on aurait coupées avec une dose de 40 à 50 centigrammes de sulfate de quinine au plus. (Pottier, *Dissertation sur l'emploi des sels de quinine et de cinchonine.* Thèses de 1821, n° 134).

Néanmoins, comme la cinchonine, peu employée, pourrait se donner dans les pharmacies à un prix de moitié moindre que celui de la quinine, il en résulte qu'il y aurait avantage, sous le rapport économique, à employer cette substance, et qu'il n'y aurait aucun inconvénient pour les malades, puisque l'action excitante locale et l'amertume y sont moindres que dans les sels de quinine.

QUINOÏDINE.

Cette substance, qui constitue en quelque sorte le marc des eaux mères desquelles on extrait la quinine, est un composé assez complexe, qui contient de la quinine, de la cinchonine et des matières extractives en quantité variable. Elle ne peut que se suspendre dans un liquide, et possède alors une saveur assez âcre ; son amertume est quatre fois moindre que celle du sulfate de quinine.

Son action physiologique est exactement la même que celle de la quinine ; seulement elle est plus irritante pour les voies digestives, qui en supportent difficilement des doses de plus de 1 gramme en vingt-quatre heures ; elles y causent alors de l'ardeur à la région épigastrique, de la douleur, de la soif, des nausées, des coliques, et de la diarrhée. Elle passe dans les urines aussi facilement que les autres substances précédentes et y donne avec l'iodure de potassium un précipité analogue au leur. Ainsi elle est aussi bien absorbée qu'elle.

Je ne l'ai point essayée en injection sur les animaux, mais je puis déduire des observations faites sur les malades, que sa puissance est de plus de moitié moindre que celle du sulfate de quinine.

Cette substance, dont Natorp, de Berlin, s'est servi comme de la quinine, n'offre aucun avantage thérapeutique ; elle a des inconvénients qui lui sont particuliers ; par conséquent, on ne peut pas l'employer dans la médication à haute dose, si ce n'est pour les lavements, comme moyen économique. Si l'on voulait obtenir des effets excitants, on pourrait en user à des doses de 50 à 60 centigrammes.

Le docteur Ossieur (*Gazette médicale*, 1849, p. 271) a pourtant préconisé cette substance dans les fièvres intermittentes, également comme moyen économique. Il la donnait à des doses de 60 centigrammes à 12 décigrammes par jour.

EXTRAIT MOU DE QUINQUINA.

Ce composé ne peut guère servir à la médication du rhumatisme, mais comme on l'emploie dans les fièvres typhoïdes, il est utile d'en déterminer la puissance médicamenteuse.

Son action physiologique est du même genre que celle de la quinine, sous le rapport de l'effet hyposthénisant qu'elle produit sur l'encéphale et sur le cœur, mais elle ne s'accompagne pas des phénomènes d'excitation qu'on observe dans la première période de l'action de la quinine; par conséquent, cette préparation agit seulement comme un stupéfiant, sans produire les phénomènes d'excitation et les accidents convulsifs qu'on pourrait craindre avec l'emploi de la quinine.

Sa puissance paraît être à celle du sulfate de quinine comme 1 est à 4; mais malheureusement les extraits de quinquina se font avec des écorces de natures et de qualités très diverses, de sorte qu'on ne peut pas compter sur la présence d'une quantité déterminée de quinine ou de cinchonine dans cet extrait. Il est même des extraits obtenus d'écorces qui ne contiennent ni quinine ni cinchonine, et qui, par cette raison, rejetées par les fabricants de produits chimiques, se livrent à bon marché, et sont prises pour faire ces extraits de quinquina.

Ainsi donc l'extrait mou de quinquina est un médicament douteux, point identique, et sur lequel il ne faut pas compter. Cependant, quand il provient de bonnes pharmacies, on peut l'employer dans les fièvres typhoïdes, soit par la bouche, soit en lavement. La faible propriété tonique dont sa composition chimique fait supposer l'existence, jointe à l'effet hyposthénisant sur le système nerveux, peut être fort utile dans ces cas, tandis qu'elle serait nuisible dans le rhumatisme.

J'ai cherché à suppléer à cette inconstance de composition du médicament, en unissant des quantités connues de sulfate de quinine à des extraits amers. Mais ce mélange ayant l'inconvénient de décomposer une partie du sulfate de quinine qui est en solution, et d'y déterminer la formation d'un précipité fort abondant et insoluble de tannate de quinine, ainsi que l'a constaté M. Quévenne, il a fallu renoncer à l'emploi du sulfate de quinine ainsi combiné.

EXTRAIT SEC DE QUINQUINA.

Le mode de préparation de ce composé fait présumer qu'il doit contenir une petite proportion d'alcalis végétaux.

Les expériences et l'observation démontrent qu'il n'exerce aucune action stupéfiante sur l'encéphale, qu'il produit un léger affaiblissement de l'action du cœur au moment même de son introduction dans l'économie animale, mais qu'il y succède bientôt une réaction permanente qui élève aussitôt la force du cœur au-dessus de son degré normal. C'est donc un composé tonique seulement, qu'on ne peut pas employer dans la médication à haute dose.

M. Duclou, l'un des pharmaciens les plus distingués

de Paris, m'avait remis, pour l'étudier, le sel provenant d'une écorce particulière de faux quinquina.

Cent dixième Expérience.

Je l'ai injecté dans la jugulaire sur un fort chien, en bon état, fort de 11 kilogrammes, à la dose de 2 grammes en solution dans 100 grammes d'eau.

Avant l'injection, la pression moyenne était de 80 millimètres. Pendant l'injection, l'hémodynamètre marqua successivement 55, 50, 45, 40, 35 et 30 millimètres, en faisant de petites oscillations. Après l'injection, il y eut une titubation très prononcée, l'animal ne pouvait faire un pas sans se culbuter; il n'avait pas beaucoup d'agitation, offrait une lourdeur oscillante semblable à celle d'un homme ivre. Dans la journée, la titubation s'est dissipée, il n'est resté que beaucoup de faiblesse. Les jours suivants, l'animal était bien portant et l'hémodynamètre était revenu à 75 millimètres.

Ce fait suffit, je pense, pour permettre d'en conclure que cette substance possède une puissance semblable à celle de la cinchonine.

DOSES AUXQUELLES ON DOIT DONNER LE QUINQUINA.

Le quinquina et ses composés s'administrent habituellement à petites doses dans les fièvres intermittentes simples des climats tempérés. Mais le plus grand nombre des médecins est loin de se douter du peu qu'il en faut pour couper une fièvre. Je maintiens qu'à Paris, dans la grande majorité des cas, il suffit de 30 à 40 centigrammes de sulfate de quinine, administrés d'une manière convenable entre deux accès, pour empêcher l'accès suivant d'arriver. Il y a longtemps que MM. Husson et Magendie étaient dans l'usage, à l'Hôtel-Dieu, de prescrire le sulfate de quinine à la dose de 30 centigrammes contre les fièvres intermittentes.

Mais si de faibles quantités de quinquina sont capables d'opérer des modifications suffisantes pour guérir les fièvres intermittentes simples, il en faut de plus fortes pour provoquer ces mêmes modifications dans les maladies où la cause pathogénique a plus de puissance. C'est ici que j'ai besoin d'établir à quelles doses on peut et l'on doit s'élever pour obtenir ce résultat, et dans quelles limites il faut employer la médication à hautes doses. J'espère arriver à résoudre ces questions par l'induction qu'on peut légitimement déduire des faits expérimentaux tirés de la pratique des hommes qui font autorité en médecine, ainsi que de celle que plus de trois cents malades traités par moi me permettent d'invoquer.

Les faits expérimentaux et l'observation établissent d'une manière positive :

1° Que pour obtenir des effets permanents d'hyposthénisation sur le système nerveux et sur le cœur, il faut employer des doses équivalentes au moins à un gramme de bisulfate de quinine en solution : or il a été bien démontré dans tout le cours de ce travail, que les effets thérapeutiques correspondaient exactement aux effets physiologiques ;

2° Qu'on ne produit que des effets passagers et peu durables avec des doses de 60 à 80 centigrammes en trois ou quatre heures, ou avec celles de 40 à 50 centigrammes en une fois ;

3° Que l'intensité des effets d'hyposthénisation est constamment proportionnelle à la quantité de substance administrée.

Le raisonnement veut que, dans toutes les maladies, la quantité de sang à tirer par la saignée, l'étendue de surface à rubéfier par les vésicatoires, la dose de médicament à donner, étant toujours proportionnelles à l'intensité de la maladie, il en doive être de même à l'égard du quinquina, dont les doses doivent s'élever à mesure que l'intensité de l'état pathologique contre lequel on les administre va croissant.

La pratique des médecins les plus estimés, ai-je dit, prouve que l'administration du quinquina à hautes doses date déjà de loin.

En 1714, Ramazzini (1) disait qu'à son époque plusieurs médecins voulaient faire passer pour nouvelle cette méthode, qui ne l'était pas.

En 1680, Morton (2) déclare qu'on est souvent forcé de donner le quinquina à deux et trois onces par jour chez les adultes, soit en une, soit en plusieurs fois, et à la dose d'un à quatre gros chez les enfants.

En 1670, Sydenham dit : « Observandum est quò ma-
» gis febris ad continuitatem accedat, cò major corticis
» quantitas exhibenda, ita ut nonnunquam viderim hunc
» morbum, nonnisi sesquiuncia vel unciis duabus ejus-
» dem, cessisse. »

En 1750, Lieutaud (3) ajoute : « Nous ne devons pas laisser ignorer que, dans les fièvres malignes, les médecins de Vienne donnent le quinquina à la dose de demionce à une once par jour. »

En 1770, Desbois de Rochefort (4) écrit : « Lorsque le quinquina convient, il ne faut pas s'amuser avec de trop petites doses, parce qu'alors il est sans effet : c'est trop peu que d'en donner un ou deux gros, comme on

(1) *Opera omnia de abusu chinæ-chinæ*, p. 218.
(2) Morton, *De universalibus morbis acutis*, cap. viii, p. 174-180.
(3) *Matière médicale*, t. I, p. 112.
(4) *Matière médicale*, t. I, p. 149, 153, 154.

fait; il faut pousser la dose jusqu'à une et même deux onces. Beaucoup de médecins français seraient effrayés de cette dose, mais elle n'étonne point les médecins anglais, hollandais et surtout les américains. En décoction, la dose est d'une once à une once et demie par pinte à prendre entre deux accès. Dans les gangrènes, il faut qu'il soit donné à la dose de deux, trois, quatre, cinq et même six onces par jour en décoction. Il y a des fièvres bilieuses qui deviennent très promptement putrides... Alors il faut donner le quinquina à trois onces par jour.»

Murray (1) donne des conseils semblables, assurant qu'il faut donner le quinquina par dose d'un scrupule, d'un demi-gros, et même de deux gros, toutes les heures et demie, ou toutes les deux heures.

Cet auteur cite dans son ouvrage :

1° Lind, qui faisait prendre une once de quinquina en six heures, et qui avait été jusqu'à quatorze onces en une semaine.

2° B. Rush, qui assure que dans les îles de l'Amérique on n'hésite pas à donner dans la fièvre bilieuse putride une demi-once de poudre de quinquina chaque demi-heure pendant vingt-quatre heures.

3° Veryst, en Belgique, qui rapporte que dans les fièvres malignes d'automne il donnait d'abord une once de quinquina par jour, mais que, peu à peu, il fut forcé d'augmenter la dose jusqu'au neuf et dix onces dans les trois premiers jours, à tel point qu'il y eut des malades qui en prirent vingt, quarante, et même soixante onces.

4° Werlhoff, Tralles, Rosenstein, Vandenbosh, qui donnaient une once de quinquina par jour. Murray prétend,

(1) *Apparatus medicaminum*, t. I, p. 859 et seq.

enfin, qu'il ne faut point s'en rapporter à Torti, qui soutenait que dans la plupart des cas une à deux onces de quinquina suffisaient pour la cure d'une maladie.

Cullen (1) assure que les effets du quinquina ne sont puissants que lorsqu'on le donne à grande dose. On a vu, dit-il, des malades prendre en une seule fois une once et demie et deux onces de quinquina. Leur estomac, dit-il, les a très bien tolérées. Selon lui, dans les fièvres quartes, il faut donner autant de quinquina que l'estomac peut en supporter.

A. Leroy (2), d'après l'exemple de Tavarès, donnait, chez les goutteux et chez les rhumatisants, deux onces de poudre de quinquina toutes les vingt-quatre heures.

Barbier, d'Amiens (3), dit, en parlant des névralgies, qu'il faut employer le quinquina à haute dose, attendu qu'il ne s'oppose au retour de cette maladie que quand il a provoqué une modification générale, et il cite à l'appui de son assertion Lafuente, qui atteste avoir sauvé beaucoup de malades de la fièvre jaune, en faisant prendre six, sept et même dix onces de quinquina en quarante-huit heures.

Boisseau (4) rappelle Synes, qui donnait ordinairement six ou sept onces de quinquina en deux jours dans les cas de fièvre intermittente pernicieuse, et il ajoute qu'on en donne ordinairement une ou deux onces par jour, et même davantage.

Baumes (5) dit que dans les fièvres rémittentes des

(1) *Éléments de médecine pratique*, édit. de 1819, t. I, p. 271.

(2) *Manuel des goutteux.*

(3) *Traité de matière médicale*, t. I, p. 273.

(4) Boisseau, *Pyrétologie*, p. 360 ; et Pinel, *Observ. sur les maladies épidémiques*, p. 193.

(5) Baumes, *Traité des fièvres rémittentes*, t. II, p. 376.

pays chauds, on se voit quelquefois forcé de prescrire le quinquina sans poids ni mesure, et d'en donner autant que l'estomac peut en supporter. Quelques praticiens pensent, dit-il, qu'on ne saurait l'ordonner à trop forte dose. Cleghorn, entre autres, veut qu'on l'emploie à la fois par la bouche, en lavement et en fomenttaion. En général, on en peut, dit-il, fixer la dose à une once et demie en substance, et à deux onces en décoction, dans l'intervalle souvent court de deux paroxysmes.

Colombier (1), ayant à traiter une fièvre très grave avec accidents soporeux, donna le quinquina à la dose de deux onces et demie en quelques heures, savoir, deux onces en décoction, et demi-once en poudre.

Clerc (2) voulait qu'on administrât l'extrait de quinquina depuis une demi-once jusqu'à une once, pour produire de véritables effets; il ajoute qu'on aurait peut-être un plus grand nombre de spécifiques, si l'on employait les remèdes à la dose suffisante.

Hurtado (3), célèbre médecin espagnol, donnait une once et demie de quinquina en poudre à prendre en huit heures dans les rémittentes graves.

De Gorter (4) dit que plusieurs malades ont été guéris en prenant en une fois la quantité de quinquina qui avait été prescrite pour plusieurs jours.

Maret (5), chez un enfant, donna en vingt-quatre heures une once et demie de quinquina.

(1) *Médecine militaire*, t. I, p. 310.

(2) *Histoire naturelle de l'homme malade*, t. I, p. 333.

(3) *Ann. clin. de Montpellier*, ann. 1816, p. 28, et Baumes, p. 337.

(4) Baumes, *id.*, *ibid.*

(5) *Gazette salutaire*, année 1782, n° 30, coll. 7.

Ces citations, que j'ai prises dans les ouvrages les plus élémentaires, prouvent jusqu'où il a fallu porter le quinquina pour obtenir des effets suffisants.

Si maintenant on veut savoir à quelles quantités de quinine correspondent ces doses de quinquina, ce sera facile. Je tiens de l'un des plus habiles fabricants de sulfate de quinine, qu'on retire 15 grammes de sulfate de quinine par 500 grammes du bon quinquina, et qu'on en laisse une quantité qu'on peut approximativement évaluer à 4 ou 5 grammes, qu'il ne serait pas lucratif d'extraire; ce qui fait à peu près 13 décigrammes de sulfate de quinine par once de poudre de quinquina. M. Soubeiran dit qu'on extrait par 500 grammes de quinquina calysaya de 13 à 24 grammes du sulfate de quinine.

Il résulte en que dans les quantités de quinquina données par Lieutaud, Verlhoff, Tralles, Rosenstein, il y avait 13 à 14 décigrammes de sels de quinine; que dans celles qu'ont proposées Sydenham, Desbois de Rochefort, Murray, Cullen, Leroy, Tavarès, Synes, Baumes, Boisseau, Hurtado, Maret, il y avait de 2 grammes à 27 décigrammes de ces mêmes sels; et qu'enfin dans celles qui ont été employées par Morton, Nush, Veryst, Lafuente, Colombier, Clerc, il y en avait de 4 à 6 grammes, et dans quelques unes 10 grammes. Il faut reconnaître que ces sels sont loin d'avoir une solubilité égale à celle du sulfate acide de quinine, et que, nécessairement, ils ont une activité moins grande.

L'introduction de la quinine dans la matière médicale n'a pas changé la manière de faire.

Ainsi M. Martinet (1), dans un voyage fait en Italie

(1) *Bibliothèque médicale.*

en 1821, donnait, dans les fièvres intermittentes graves de ce pays, de 12 à 15 décigrammes de sulfate de quinine par jour.

M. Bally (1), qui a si longtemps employé ce sel contre des phlegmasies et contre les maladies intermittentes, le donnait habituellement à 2 ou 4 grammes par jour.

M. le professeur Piorry (2) dit qu'il a peut-être plus de quinze mille fois donné le sulfate de quinine neutre, de 1 à 3 grammes par jour, contre des névroses, des névralgies, des affections convulsives.

M. Hermel (3) a cité bon nombre de faits de névralgies, dans lesquels les médecins de l'Hôtel-Dieu de Paris avaient été forcés de donner de 2 à 3 grammes de ce sel par jour.

M. Maillot (4), dont la pratique n'est pas suspecte, à raison de ses opinions médicales qui sont celles de Broussais, déclare que lui et tous les médecins militaires qui pratiquent en Afrique ont été conduits à donner des doses de sulfate de quinine graduellement croissantes, et qu'en définitive il en était arrivé à donner, dans les fièvres intermittentes pernicieuses, 2 grammes de ce sel en une ou deux fois, à une heure de distance.

M. Worms, dans les mêmes circonstances, dit que les médecins ne donnent jamais moins de 1 gramme de sulfate de quinine par jour, et que, dès que la fièvre prend

(1) Lacour, thèse de 1830, n° 183, *Sur le quinquina à haute dose,* et *Lancette française,* t. II, n° 77.

(2) *Traité de médecine pratique,* t. VI, p. 146.

(3) *Gazette médicale,* 1846, p. 148 et 166.

(4) *Traité des fièvres intermittentes,* p. 399.

de la gravité, ils en donnent habituellement de 2 à 3 grammes.

D'après Giacomini (1), beaucoup de médecins italiens qui administrent le sulfate de quinine contre les fièvres graves, le donnent à la dose de 2 et 3 grammes ; lui-même en a usé plusieurs fois 4 grammes dans une soirée.

Les médecins qui, dans ces dernières années, ont usé du sulfate de quinine dans la fièvre typhoïde, MM. Jadelot, Kapeler, Blache, Broqua, ont porté leurs doses à 3, 4 et 5 grammes par jour.

Il en a été de même pour les personnes qui, à l'exemple de MM. Kapeler, Guersant, Legroux, Baudelocque, Guérard, Blache, Dupré de Montpellier, France et d'une infinité d'autres, ont employé ce sel contre le rhumatisme aigu, et l'ont donné à la dose de 75 centigrammes à 2 grammes chez les enfants, et de 1 à 3 grammes chez les adultes.

Enfin moi-même j'ai traité près de trois cents malades affectés de rhumatisme, soit aigu, soit chronique, ou de fièvre typhoïde, par le sulfate de quinine à des doses qui ont varié de 15 décigrammes à 3 et même 4 grammes par jour.

Je borne ici ces citations, m'en tenant aux noms qui représentent le mieux leur époque, et ne voulant pas entrer dans des recherches plus étendues, qui seraient inutiles, je crois pouvoir en conséquence avancer :

1° Que depuis longtemps on a pu donner avec avantage le quinquina et ses composés à des doses fort élevées, pour combattre un certain nombre de maladies, telles que les fièvres graves, les fièvres typhoïdes, la

---

(1) *Traité de matière médicale,* art. QUINQUINA.

fièvre jaune, la peste, la suette miliaire, les fièvres rémittentes et intermittentes graves des pays chauds, les
maladies intermittentes à courtes périodes, et les affections continues non continentes, telles que le rhumatisme, la goutte, les névralgies et les maladies convulsives ;

2° Que les doses ont dû et ont pu être élevées à des
quantités équivalentes au chiffre de 1 à 4 grammes de
sulfate de quinine par jour, et même plus.

L'observation des faits qui se sont passés sur l'homme
malade prouve d'une manière irréfragable :

1° Qu'on n'obtient des effets thérapeutiques suffisants
dans les maladies qui viennent d'être énumérées, qu'à des
doses qui peuvent s'élever de 1 à 3 grammes de bisulfate de quinine par jour ;

2° Que les doses de 1 à 2 grammes suffisent dans la
majorité des cas, et qu'on n'a besoin de s'élever à celles
de 3 à 4 grammes que quand les premières sont insuffisantes, ou quand on combat des affections de la plus haute
gravité ;

3° Que dans les maladies apyrétiques on peut aller
sans danger à 3 et 4 grammes.

C'est au tact médical qu'il est réservé de trouver entre
ces limites extrèmes la dose de médicament convenable
à chaque maladie et à chaque individu.

Il est néanmoins deux règles générales qui peuvent
servir de guide pour conduire le médecin au milieu de
ces difficultés, et le mettre à même de ne donner de quinquina que ce qui ne peut pas nuire au malade, et en
même temps de lui en administrer tout ce qu'il en faut
pour arrêter la maladie.

La première régle, qui est une garantie de sécurité,

est importante à connaître, dans les fièvres typhoïdes, et dans les rhumatismes, où l'on peut être obligé de donner le sulfate de quinine pendant six à huit jours, à des doses assez élevées.

Elle consiste à fractionner les doses de manière à ne jamais donner que de très petites quantités de médicament à la fois; à laisser un intervalle de plusieurs heures entre les prises de la journée et celles du lendemain, et enfin à n'élever que très graduellement le chiffre de ces doses. Ainsi dans le rhumatisme aigu, je ne fais jamais donner à la fois qu'une cuillerée contenant un douzième de la quantité de sulfate de quinine qui doit être prise dans la journée ; je fais mettre une heure et quelquefois deux heures d'intervalle entre chaque prise, et je laisse ordinairement dix à douze heures entre la dernière prise de la veille et la première prise du lendemain.

En se conduisant de cette manière, on peut faire supporter des doses assez élevées de sulfate de quinine, sans susciter de réaction, et l'on arrive à produire toute la sédation possible sur le système nerveux. C'est probablement pour cette raison qu'il ne m'est arrivé, dans les nombreux cas de rhumatisme aigu et de fièvre typhoïde que j'ai traités, aucun incident sérieux, bien que j'aie quelquefois porté très haut la dose du médicament.

Quand on agit autrement, et quand on fait pénétrer dans l'économie une trop grande quantité de ce sel, ou quand on le donne en une seule prise, l'encéphale et le cœur éprouvent brusquement une vive agression contre laquelle ils réagissent plus ou moins énergiquement ; de là les palpitations, l'agitation, la fièvre, quelquefois le délire et des convulsions qui forcent à suspendre la médication.

La seconde règle, dans laquelle réside la puissance du traitement et qu'il est surtout utile de suivre dans les maladies, comme les fièvres graves, les fièvres pernicieuses, où le danger est urgent et où il est nécessaire d'obtenir de la médication le plus grand effet possible, consiste à élever les doses jusqu'à l'apparition des phénomènes qui constatent l'action du médicament sur le système nerveux, la céphalalgie, les vertiges, la titubation, les bourdonnements d'oreilles. MM. Andral et Monneret ont donné le même conseil, et ont insisté sur la nécessité de la production de ces phénomènes, pour avoir la certitude d'une action suffisante sur l'encéphale. Il est clair que le degré d'intensité de ces troubles indique le moment où il faut s'arrêter.

Après avoir établi que les doses élevées de quinquina sont nécessaires, il reste à prouver qu'elles ne sont pas toxiques.

Dès les premiers temps de l'emploi du quinquina, on a dû nécessairement se préoccuper des inconvénients de son usage et des dangers de l'abus qu'on en avait pu faire. Pour juger la valeur de ces préoccupations, il faut songer qu'à l'époque à laquelle parut le quinquina, les fièvres rémittentes et intermittentes passaient pour des maladies qu'on ne guérissait que très difficilement et très lentement, et qu'on ne devait les traiter que par des substances évacuantes, ou douées, à ce qu'on pensait, de la propriété d'agir sur les humeurs : voyant le quinquina couper brusquement ces maladies sans susciter le moindre mouvement, et sans produire la moindre évacuation, les médecins durent naturellement se préoccuper des suites d'une action si singulière, et leur esprit mal disposé devait nécessairement donner une interprétation défavorable à tout ce qui pouvait arriver.

La chose fut portée au point qu'il se publia à Breslau un ouvrage périodique, écrit dans le but de prouver que le quinquina était une substance inefficace ou dangereuse. Kanold, son rédacteur principal, était tellement poursuivi par l'idée que cette écorce était une importation nuisible au genre humain, qu'il fit tous les efforts imaginables pour empêcher que l'usage ne s'en répandît, et que, renouvelant l'exemple de Paracelse et atteint d'une fièvre pernicieuse, il aima mieux mourir que d'avoir recours au quinquina dont ses confrères lui recommandaient l'usage . donnant ainsi un second exemple de la ténacité des préjugés dans les têtes scientifiques.

Dans ce recueil, qui s'est appelé *Collection de Breslau*, on admettait sans contrôle, exactement comme cela s'est fait depuis, tous les récits qu'on croyait défavorables au quinquina. Ainsi on trouve dans cette publication comme accidents succédant à l'usage de cette écorce, l'épilepsie, l'aliénation mentale, la cécité de longue durée, la surdité, un sommeil périodique, l'horreur du vin, des pertes de sang, l'expuition de crachats douceâtres, des urines verdâtres, l'envie singulière de voir une femme, la mort inopinée, etc.; événements bien constatés et auxquels était ajouté le nom de l'auteur.

Ces imputations, tout exagérées qu'elles étaient, n'en agissaient pas moins sur l'esprit des médecins de l'époque. Le grand praticien Sydenham va jusqu'à dire dans une lettre à Robert Brady : « Je n'ai point à me plaindre du quinquina et ne puis que me louer de l'usage que j'en fais ; mais néanmoins je me défie de lui. » Ramazzini, forcé par les succès de Torti, à faire des concessions à l'égard du quinquina, ajoute : « Il faut y prendre garde, il ne chasse pas les humeurs, et même il arrête les évacuations. » L'illustre Baglivi n'était pas mieux disposé, car il assure que lorsqu'on donne le quinquina quand les humeurs sont encore crues, on cause infailliblement l'asthme ou le rhumatisme goutteux. Bonet, Lémery, Goelike, Bousquet, qui ont écrit sur les mauvais effets de ce médicament, tout en ne disant pas des choses plus précises, paraissent craindre beaucoup les suites de son action ; tout ce qu'on peut supposer après la lecture des nombreux écrits sur les dangers et sur l'abus du quinquina, se borne à la production de quelques phlegmasies, chez des malades qui à tort ou à raison avaient pris ce médicament ; et l'on ne trouve, au milieu de toutes les récriminations contenues dans ces ouvrages, d'autres faits positifs : 1° que le récit, narré par Bousquet, d'une femme qui, après avoir pris deux livres de quinquina, tomba dans un état syncopal avec coma, prostration, chute du pouls et refroidissement du corps, aussitôt après chacune des dernières prises de la poudre ; 2° l'énoncé très vague de l'apparition de la paralysie d'un membre ; 3° la citation, faite par Œlscher, d'une cécité qui eut une longue durée ; 4° celle faite par Hagedorn d'un cas de surdité.

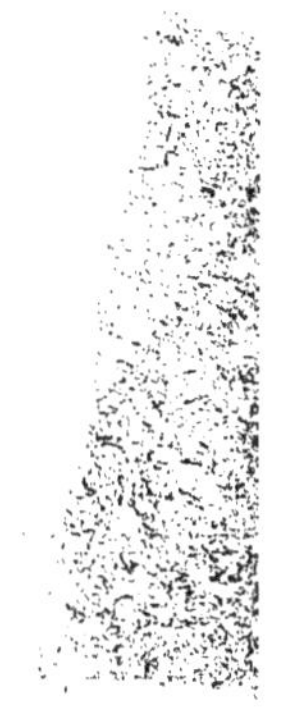

Pourtant les occasions de production des accidents ne manquaient pas : de 1670 à 1700, l'usage du quinquina était devenu de mode, tout le monde prescrivait ce médicament, tout le monde en prenait, toutes les maladies se traitaient par lui ; il était devenu une panacée, on l'administrait sous toutes les formes et à toutes les doses. Lind déclare qu'il en avait employé quatre cent vingt livres en trois ans. On a vu par les citations que j'ai faites que les hommes les plus éminents avaient usé sans inconvénients du quinquina à très haute dose.

Depuis la découverte de la quinine, M. Bally, qui a fait usage de cet alcaloïde sur plus de six cents malades; M. Piorry, qui dit l'avoir également administré plus de quinze mille fois à haute dose; un grand nombre de médecins italiens et la plupart des médecins militaires en Afrique, où ils sont obligés de prodiguer cette substance, ne citent pas d'accidents sérieux résultant de cette pratique. MM. Blache, Baudelocque, Legroux, Guérard et Monneret, n'en citent pas non plus d'importants, bien qu'ils aient souvent employé le quinquina à doses élevées. Je n'ai pas moi-même eu l'occasion d'en voir plus que ces messieurs. On a vu plus haut que Giacomini avait sans inconvénient pris chaque jour, pendant quarante-sept jours, de 3 à 4 grammes de sulfate de quinine, et que M. Favier en avait pris également jusqu'à 3 grammes par jour, dans le seul but d'expérimentation.

Dans ces dernières années, les craintes sur les accidents que pouvait provoquer l'emploi du sulfate de quinine à haute dose se sont réveillées. On a prétendu que les doses de 1 à 4 grammes de sulfate de quinine, étant mortelles pour les animaux, devaient l'être également pour l'homme. MM. Devergie et Anglada avaient pourtant établi que, si l'on pouvait en toxicologie générale établir pour les doses toxiques quelques rapports entre l'homme et les animaux, ces rapports n'existaient pas pour les substances qui agissent sur la puissance nerveuse. Aussi Giacomini et Desiderio s'étaient-ils bien gardés, après avoir expérimenté sur les lapins, de conclure pour la dose de cet animal à l'homme.

M. Mélier (1) a usé de moins de réserve. Après avoir fait donner à six chiens, dont plusieurs étaient déjà fatigués par des expériences précédentes auxquelles ils avaient servi, de 1 à 6 grammes de sulfate de quinine en solutions par fraction, et de manière à imiter, dit-il, ce qui s'était fait dans l'administration de ce sel contre le rhumatisme (imitation impossible, attendu qu'on ne peut pas lier et délier douze fois dans une journée l'œsophage d'un animal, pour y injecter chaque fois du liquide); tous les animaux étant morts en vingt-quatre heures, ceux qui n'avaient pris qu'un gramme, comme ceux qui en avaient pris six, excepté un seul qui, dit-il, a dû vomir, M. Mélier en a conclu qu'à haute dose, le sulfate de quinine était dangereux pour l'homme. Il est évident que ces expériences prouvent trop, pour pouvoir prouver quelque chose. Si les chiens ont succombé après un gramme de sulfate de quinine comme après six, c'est que ce sel, comme l'a dit M. le professeur Piorry (2), ne convient point aux chiens, et l'on n'en peut pas tirer d'autre conclusion.

J'ai néanmoins voulu répéter ces expériences : seulement j'ai placé dans l'œsophage incisé un bout de sonde à demeure, afin de pouvoir réellement donner ce sel à doses fractionnées, sans être obligé, comme je suppose que le faisait M. Mélier, de serrer et de desserrer à chaque fois la ligature de l'œsophage. La sonde restait bouchée. Sur onze chiens (expériences 113ᵉ, 114ᵉ, 115ᵉ, 116ᵉ, 117ᵉ, 118ᵉ, 119ᵉ, 120ᵉ, 58ᵉ, 59ᵉ et 60ᵉ), qui prirent

(1) *Mémoires de l'Académie de médecine*, t. X.
(2) *Traité de médecine pratique*, t. VI, p. 143.

de 2 à 6 grammes de sulfate de quinine dissous dans 120 grammes d'eau ; un seul survécut, tous les autres périrent, le plus grand nombre au bout de vingt-quatre heures, et quelques uns seulement au bout de trois ou quatre jours, un peu plus tard que dans les expériences de M. Mêlier.

Mais si au lieu d'inciser et de lier l'œsophage, comme cela s'était fait dans toutes les expériences précédentes, et de pratiquer ainsi une opération qui fatigue beaucoup les animaux, provoque chez eux des efforts inouïs pour vomir, et les empêche de boire ; si, dis-je, on se borne, comme le fait souvent M. Orfila, à diriger l'injection dans l'œsophage, au moyen d'une sonde introduite par les narines, alors les résultats sont très différents.

Sur huit chiens, pesant de 15 à 20 kilogrammes, j'ai administré de 60 centigrammes à 14 grammes de sulfate de quinine en solution, soit en une seule fois, soit en plusieurs fois : un seul a fini par succomber au bout de plusieurs jours ; on s'est bien assuré qu'aucun d'eux n'avait vomi.

30ᵉ expérience,	14	gram.	64ᵉ expérience,	1	gram.
29ᵉ	—	2,50	63ᵉ	—	1
121ᵉ	—	3	61ᵉ	—	0,60
122ᵉ	—	2	62ᵉ	—	0,60

Ces animaux avaient été plus ou moins malades, mais à la fin ils s'étaient rétablis.

J'ai voulu faire une sorte de contre-épreuve. On sait, d'après les recherches de M. Martin-Solon, que l'azotate de potasse peut s'administrer sans inconvénients à des doses de 15 à 50 grammes par jour.

Or sur six chiens forts et en bon état, j'ai injecté dans l'œsophage incisé, puis lié, des solutions qui ont varié de 2 à 6 grammes d'azotate de potasse dans 100 grammes d'eau. L'injection se faisait par doses fractionnées, avec les mêmes précautions que pour le sulfate de quinine : tous ces animaux, excepté un seul, sont morts dans un laps de temps qui a varié de douze à vingt-quatre heures, comme après le sulfate (expériences 123e, 124e, 125e, 126e, 127e et 128e).

On peut conclure de là que ces sortes d'expériences ne prouvent absolument rien relativement à la dose à laquelle ces substances sont dangereuses pour l'homme, et que les seuls faits probants sont ceux qui ont été observés sur lui.

Or voici les seuls faits connus jusqu'au moment où j'ai entrepris mes travaux sur le quinquina :

1° Giacomini (1) a donné l'observation d'un homme qui par erreur avait avalé d'un seul trait 12 grammes de sulfate de quinine suspendus dans un verre d'eau. Il y eut, ainsi qu'on l'a vu, des phénomènes très prononcés d'hyposthénisation du cœur et du système nerveux ; on les combattit par les excitants, et la personne se rétablit.

2° Desiderio de Venise (2) a parlé d'une dame qui prit 22 grammes de ce même sel, fut traitée par la saignée, et guérit également.

3° M. le professeur Trousseau (3) a fait connaître : 1° l'histoire d'une religieuse de Tours, à laquelle on avait fait prendre 14 décigrammes de sulfate de quinine en une seule fois, et qui en fut quitte pour des troubles de l'en-

(1) *Annales d'Omodei*, déjà désignées.
(2) *Revue médicale.*
(3) *Traité de thérapeutique*, art. QUINQUINA.

31*

céphale et pour un délire passager; 2° celle d'un militaire qui en prit de la même manière 3 grammes, qui eut les mêmes accidents, et qui guérit aussi très promptement.

4° M. Guersant (1) a cité le fait d'une dame à laquelle son mari, monomaniaque, en avait fait prendre 41 grammes en quelques jours, et qui perdit momentanément la vue, l'ouïe, la parole, se refroidit comme un cadavre, ce qui néanmoins ne l'empêcha pas de se rétablir.

Il n'existe, à ma connaissance, de fait d'intoxication suivie de mort que celui de ce médecin aliéné, dont il vient d'être fait mention, qui, pour se guérir d'une petite fièvre, s'administra lui-même l'énorme dose de 220 grammes de sulfate de quinine en dix à douze jours, et qui finit par succomber à la prostration dans laquelle il était tombé.

Depuis la publication des travaux sur l'emploi du sulfate de quinine à haute dose dans le rhumatisme et dans la fièvre typhoïde, et nonobstant le mémoire de M. Mélier, l'usage de cette médication s'est fort répandu, et l'on peut assurer qu'il est peu de médecins qui n'y aient prit part. Nécessairement les occasions où les sels qu'on tire du quinquina se sont montrés nuisibles ont dû être mises en évidence, et l'on est maintenant bien fixé sur le degré de puissance toxique que peuvent avoir des quantités de sulfate de quinine portées à 1 ou 2 grammes, et quelquefois plus, dans les vingt-quatre heures. Les accidents sérieux qui se sont produits sont de trois sortes.

Les uns, qui sont les plus graves de tous, sont des lésions de l'encéphale avec excitation, telles que la ménin-

____

(1) *Dictionnaire de médecine*, art. QUININE.

gite, les convulsions et le délire aigu. Et comme on l'a vu plus haut, ces accidents, quand ils sont bien réellement dus au sulfate de quinine, sont venus ordinairement, ou de ce qu'on a fait prendre ce sel trop brusquement, ou de ce qu'il y avait une prédisposition à l'excitation cérébrale, ou bien enfin de la coexistence de maladies avec irritation des organes encéphaliques.

Les seconds, qui sont beaucoup moins dangereux, sont les affaiblissements de la vue et de l'ouïe portés, dit-on, pour ce dernier sens, jusqu'à la surdité complète.

Ces accidents, dont les uns n'ont lieu que sur des personnes affligées d'une débilité spéciale de la vue, sont très rares, et l'on n'en cite que quelques exemples; et les autres, qui ont eu lieu dans des circonstances restées inconnues, sont également très rares et dans la proportion de 1 sur 400,000, dit-on.

Les troisièmes, qui sont les plus rares de tous, sont les faits d'hyposthénisation du cœur. Dans ces cas l'observation a constaté que les phénomènes syncopaux et les accidents de stase du sang dans les gros vaisseaux, tout inquiétants qu'ils paraissent être, ont toujours cédé très promptement et n'ont jamais eu d'issue grave.

Quant aux autres troubles, tels que la céphalalgie, l'épigastralgie, les vertiges et les accidents d'irritation gastrique, ils ne sont point particuliers à l'emploi du sulfate de quinine à hautes doses, n'ont aucune importance et peuvent être toujours victorieusement combattus.

Aussi le sulfate de quinine peut être porté sans aucun danger, en prenant toutes les précautions qui seront indiquées plus loin, à la dose de 1 à 2 grammes par jour dans les maladies où il n'y a pas péril, et à la dose de

3 et 4 grammes dans celles qui, comme les pyrexies graves, les fièvres intermittentes pernicieuses, font courir un danger très grand, ou dans les maladies apyrétiques, quelle que soit leur nature.

MOMENT OÙ L'ON DOIT DONNER LE QUINQUINA ET MANIÈRE DE L'ADMINISTRER.

Dans les premiers temps de l'emploi du quinquina, il était d'usage, d'après la formule romaine, de donner en une seule fois toute la quantité qu'on en voulait faire prendre entre deux accès. L'Anglais Talbot modifia cette pratique; il faisait prendre cette substance en quatre fois, et de cette manière il guérissait des fièvres qui avaient été manquées par d'autres médecins.

L'expérimentation confirme cette pratique de la façon la plus frappante. L'action du sulfate de quinine est bien plus puissante, quand ce sel est donné d'une manière continue que quand il est pris en une seule fois. Ainsi tous les animaux auxquels M. Mélier et moi avons fait prendre le sulfate de quinine d'une manière continue sont morts, à l'exception de deux sur dix-sept.

Au contraire, dans quatre expériences, deux fois (expériences 30ᵉ, 121ᵉ) 2 et 3 grammes de sulfate de quinine avaient été introduits en une seule fois dans l'estomac au moyen de la sonde par les narines : les animaux avaient résisté : et deux autres fois (expériences 59ᵉ et 60ᵉ) 3 et 4 grammes de ce même sel avaient été introduits par une incision à l'œsophage : les animaux avaient éprouvé une forte titubation et beaucoup de trouble, mais cela s'était dissipé et n'avait laissé que les suites de la ligature de l'œsophage. Dans tous les cas, enfin, où le sulfate de quinine, injecté dans les veines, n'a pas fait périr l'animal pendant l'expérience, comme l'introduction du sel se fait en une fois, constamment l'animal s'est rétabli.

Chez l'homme, les choses se passent de la même manière. Ainsi on a vu les personnes empoisonnées résister toutes les fois qu'elles avaient avalé le sel de quinine en une seule prise, quelle qu'en fût la dose.

J'ai constaté, comme on l'a vu, que les malades qui prennent le sulfate de quinine à doses fractionnées, durant dix à douze heures, éprouvaient des troubles dans les fonctions des organes encéphaliques, durant huit à dix heures, pour une dose de 1 gramme, tandis que ceux qui prennent ce sel en une fois n'éprouvent du dérangement que pendant deux ou trois heures au plus.

Ainsi il faut toujours donner le sulfate de quinine pendant un temps assez long, pour que ses effets aient quelque permanence; mais il ne faut pas que les doses soient données à des intervalles assez éloignés les uns des autres, pour rendre ces effets discontinus. Supposons, par exemple, qu'une dose de 1 gramme soit nécessaire. comme des quantités de 15 centigrammes de sulfate de quinine produisent une céphalalgie ou des vertiges pendant une demi-heure, on peut donner 15 centigrammes à chaque heure, ce qui fera durer l'administration du sel pendant six à sept heures, temps suffisant pour produire une impression durable et continue sur le système nerveux. Il ne faut pas donner des doses inférieures à 8 ou 10 centigrammes, si l'on veut être sûr d'avoir un effet, attendu qu'au-dessous de ces doses, l'expérience démontre qu'il se produit très rarement des phénomènes physiologiques appréciables.

Après avoir constaté que le quinquina doit toujours être donné en plusieurs prises, il faut déterminer de quelle manière on doit en conduire l'administration dans les diverses maladies.

Je commence par les maladies périodiques.

Les praticiens ont longtemps été partagés entre la méthode de Torti, dite méthode romaine, et celle de Sydenham. Torti, préoccupé de l'idée que le quinquina avait besoin de pénétrer dans les porosités du tube digestif, pour aller y détruire le ferment de la fièvre, et ayant sur de simples hypothèses émis l'opinion qu'il fallait au moins douze heures pour que cet effet se produisît, Torti voulait qu'on commençât à donner le quinquina au moment même d'un accès, afin de laisser le plus de temps possible à l'action du remède, sur l'accès suivant. Sydenham, au contraire, qui avait reconnu qu'il fallait beaucoup moins de temps que ne le supposait Torti, pour que le quinquina fût absorbé et donnât des signes positifs de son action ; Sydenham, dis-je, prétendait qu'il ne fallait commencer qu'après l'accès précurseur de celui qu'on voulait arrêter.

On a donné peu d'attention à une troisième méthode qui consisterait à donner le quinquina peu avant le frisson de l'accès à arrêter.

Avec les données que fournissent les notions présentées dans ce travail, on peut juger que les précautions prises par Torti étaient exagérées. Les expériences et l'observation constatent qu'il faut au plus de deux à trois heures pour que les sels solubles de quinine soient absorbés en quantité suffisante pour déterminer l'apparition de troubles cérébraux, et, par conséquent, pour agir sur le système nerveux. Ainsi il existe toujours entre deux accès d'une fièvre intermittente quelconque un intervalle suffisant pour faire absorber et faire agir toute la quantité de sulfate de quinine qu'on peut croire nécessaire. Il y a d'ailleurs de l'inconvénient à introduire dans l'économie un médicament à effet général hyposthénisant et à effet local excitant, au moment de l'invasion d'un frisson et peu de temps avant le développement de la chaleur fébrile. Sydenham rapporte, dans une lettre à Robert Brady, qu'il était mort à Londres deux malades auxquels on avait donné le quinquina au moment même de l'accès. Aussi la méthode de Torti ne doit être suivie que dans les cas de fièvre rémittente à courtes rémissions, et dans les intermittentes pernicieuses à courtes périodes, dans lesquelles il faut pourvoir au plus pressé. La méthode de Sydenham est donc la plus rationnelle, et l'on doit, par conséquent, ne commencer à donner le sulfate de quinine qu'à partir de la fin d'un accès.

Quant à la troisième méthode, une expérience de Home en a déterminé la valeur d'une manière péremptoire. Ce médecin fit prendre à douze fébricitants la même dose de quinquina. Huit d'entre eux la prirent peu de temps avant le frisson d'un accès, et chez tous l'accès suivant reparut comme de coutume. Les quatre autres la prirent, au contraire, aussitôt la fin de l'accès; chez eux, la fièvre fut arrêtée, et l'accès suivant manqua.

C'était à peu près tout ce que l'observation, privée de recherches expérimentales précises, pouvait donner de plus rationnel, et il est évident que les vues de Sydenham étaient ce qu'il y avait de mieux. Mais à présent qu'il existe des données positives, et sur la rapidité de l'absorption des sels de quinine, et sur celle de leur action sur le système nerveux, on peut arriver à un mode d'administration plus précis et sujet à moins d'inconvénients.

En effet, même en suivant les vues de Sydenham, il subsistait encore infiniment de vague et d'arbitraire. Ainsi les uns, dominés par les appréhensions de Torti, voulaient que le quinquina fût donné le plus loin possible de l'accès futur, afin que l'absorption en fût complète, et ils commençaient par donner les doses les plus fortes : la première, par exemple, comprenant à elle seule la moitié de la dose qui devait être administrée entre deux accès. Les autres, à l'exemple de Sydenham, moins préoccupés de la crainte d'une absorption incomplète et appréhendant que l'effet du médicament ne fût dissipé au moment de l'arrivée de l'accès de fièvre, ont prétendu qu'on ne devait commencer à faire prendre le quinquina que vers le milieu de l'apyrexie, et plusieurs d'entre eux commençaient par donner les doses les plus faibles, puis ils allaient graduellement en augmentant.

Du reste, dans l'une et dans l'autre méthode on était fort embarrassé quand il s'agissait des fièvres quartes : on ne savait si l'on devait donner le quinquina durant les deux jours d'apyrexie et s'exposer à administrer une quantité de médicament double de celle qui était nécessaire, ou s'il ne fallait faire cette administration que pendant l'un de ces deux jours, et s'exposer à faire une médication insuffisante.

Heureusement qu'on trouve dans les données qui précèdent un moyen très rationnel de sortir d'embarras ; ce qui constitue un quatrième mode d'administration du fébrifuge.

Puisque le quinquina agit en modifiant le système nerveux de manière à le mettre dans l'impossibilité de servir de conducteur aux actes synergiques qui constituent un accès de fièvre, il en résulte que le médecin n'a plus à faire qu'à placer le maximum de cette hypersthénisation à temps convenable ; mais pour arriver là il faut commencer par déterminer le moment où le molimen fébrile commence à se faire.

Nous manquons, à la vérité, de données suffisantes pour préciser ce moment, mais tout porte à faire supposer qu'il a lieu quelques heures au plus avant l'invasion de l'accès. On trouve dans la chirurgie des voies urinaires des preuves de l'exactitude de cette supposition. Il est d'observation bien positive que le frisson des affections intermittentes simples provoquées si fréquemment par le cathétérisme a lieu le plus ordinairement de six à huit heures après cette opération, et que quelquefois même ce frisson arrive au bout de trois à quatre heures. On est donc fondé à évaluer à six heures avant l'accès, terme moyen, le moment où commence habituellement le molimen fébrile.

Cela posé, une seconde question se présente : Vaut-il mieux imprimer au système nerveux le maximum d'hyposthénisation avant le moment où le molimen fébrile doit commencer, et tenir ce système nerveux dans un état d'anesthésie qui le rende incapable de prendre part à l'acte synergique qui constitue ce molimen ? Ou bien est-il plus avantageux d'imprimer ce maximum pendant que le molimen se fait, et de chercher à porter à ce moment le trouble dans cette opération, de manière à empêcher la coordination de tout mouvement d'ensemble. C'était à l'expérience à décider la question.

Avec les notions précédemment acquises on peut y arriver d'une manière en quelque sorte mathématique. On sait que le sulfate de quinine à dose moyenne, porté dans l'estomac, y est absorbé au bout d'un temps qui varie d'une demi-heure à une heure ; qu'il donne des signes évidents de son action sur le système nerveux après trois quarts d'heure ou une heure d'ingestion au plus; que quand on veut obtenir un effet permanent, il faut faire prendre le sel en plusieurs fois, et qu'enfin l'effet physiologique d'une dose de 10 à 15 centigrammes dure deux heures au moins.

On peut donc imprimer au système nerveux une hyposthénisation qui commencera au moment où le médecin le voudra, qui aura une intensité de laquelle il sera maître, qui pourra durer sans solution de continuité tout le temps qu'il le jugera convenable, et qu'il pourra faire cesser à l'heure à laquelle il voudra qu'elle cesse.

Pour cela, il suffit de donner le sel de quinine sous sa forme la plus puissante, et de faire durer l'administration pendant un temps suffisant, en partageant les doses de manière qu'il n'y ait pas de discontinuité dans les effets physiologiques.

J'ai donc administré le bisulfate de quinine en solution dans une potion gommeuse de 120 grammes : — la quantité de ce sel a été calculée de manière à être la plus petite que possible, et tout juste suffisante pour arrêter un accès. — Après un certain nombre d'essais je me suis arrêté à 25 ou 30 centigrammes de ce sel pour les fièvres soit quotidiennes, soit tierces, et à 50 centigrammes pour les fièvres quartes; j'ai associé au sel de quinine 1 centigramme d'acétate de morphine, addition dont l'expérimentation m'a montré la puissance. La potion était prise par parties égales pendant cinq heures, un cinquième à chaque heure.

Voici le résultat de cette médication, que j'emploie constamment depuis quatre ans dans mes salles de l'hôpital de la Charité.

Lorsque la potion fébrifuge a été donnée de manière à ne laisser qu'un intervalle de quatre à huit heures entre sa dernière prise et l'heure présumée de l'accès, celui-ci a manqué dans la moitié des cas au moins; et dans l'autre moitié, ou bien ce premier accès avait diminué d'intensité, ou, chose bien plus remarquable encore, l'accès ne paraissant pas avoir été influencé par le traitement, dès le lendemain la tuméfaction de la rate commençait à diminuer d'une manière notable ; et enfin, à part de rares exceptions, constamment l'accès suivant a manqué, bien que l'on n'eût pas rendu le fébrifuge. On trouve dans la *Gazette médicale*, année 1851, page 12, que le docteur Pfuefer, de Berlin, ayant donné le sulfate de quinine à la dose de 50 centigrammes seulement, quelques heures avant l'accès, chez 34 fiévreux, 14 fois l'accès suivant a été coupé, et 20 fois il avait été seulement retardé, mais dans tous les cas l'accès subséquent avait été arrêté.

Lorsqu'on a laissé un intervalle de huit à douze heures, presque toujours l'accès a été prévenu, et l'accès suivant n'a pas reparu.

Enfin quand on a laissé un intervalle qui a varié de douze à trente heures avant l'accès, constamment la fièvre a été coupée au premier accès.

Néanmoins j'avouerai que j'ai plus souvent donné le sulfate de quinine quinze heures avant l'accès, que trente heures, et que j'ai plus de confiance dans l'administration faite avec un laps de quinze heures, qu'avec celle d'un laps de trente heures.

On lit, en effet, que Cullen avait observé que dans la fièvre quarte, une dose donnée de quinquina, administrée durant le premier jour de l'intermission agissait moins qu'une dose de moitié moindre administrée dans le second jour; — et que Nysten et Schwilgué prétendent que quand l'intermission est longue et qu'il n'y a pas besoin de donner beaucoup de quinquina, il faut le donner seulement sept ou huit heures avant l'accès qu'on veut arrêter.

Les fièvres sur lesquelles j'ai expérimenté étaient des fièvres de tous les types, depuis le quotidien jusqu'au quarte ; plusieurs avaient été traitées sans succès par des doses élevées de sel de quinine, mais mal administrées. Il y avait parmi ces fiévreux plus de sujets atteints de la cachexie fébrile qu'il n'y en avait qui ne l'eussent pas ; la bonne moitié d'entre eux présentait des tuméfactions de la rate ; tous étaient des gens atteints de récidives de fièvres contractées soit en Afrique, soit dans les régions marécageuses de la France.

Il résulte de là : 1° Qu'une dose de 25 à 30 centigrammes de sulfate de quinine, convenablement administrée, est suffisante pour couper les accès de toute espèce de fièvre intermittente simple, dans le climat de Paris et dans les autres lieux non paludéens ;

2° Que quand on n'a qu'un petit nombre d'heures avant l'accès pour administrer le fébrifuge, on peut encore avoir l'espérance d'arrêter l'accès prochain ;

3° Qu'au delà de douze heures avant l'accès on a toute la certitude possible de l'arrêter, mais que cependant le mieux est de ne laisser qu'un intervalle de quinze heures entre la dernière prise et l'accès ;

4° Qu'enfin, comme l'action fébrifuge du sel de quinine persiste sans perdre sensiblement de sa puissance pendant un laps de deux jours au moins, on peut encore, si quelque circonstance l'exige, donner le sulfate de quinine durant ce laps de temps, avant l'accès.

Il est aisé de sentir qu'avec des facilités aussi grandes pour l'administration du quinquina, et qu'avec des quantités si minimes de médicament, la question des succédanés de l'écorce du Pérou n'a plus de but : quand pour soixante-quinze centimes on peut arrêter un accès de fièvre, et quand, ainsi qu'on le verra plus loin, il suffit d'en répéter la prise quatre ou cinq fois au plus, il est bien inutile, sous le rapport économique, de s'évertuer à étudier des médicaments tels que le cédron, la colophane modifiée, la graine de persil, l'apiole, le fruit de l'olivier, etc. En tout cas, si l'on voulait absolument se livrer à ces recherches, la formule que je donne pourra être considérée comme un étalon auquel on devra rapporter les doses des substances desquelles on voudra déterminer la puissance fébrifuge.

Cette médication si précise et si nette simplifie extrêmement le traitement des fièvres intermittentes; quel que soit le type quotidien, tierce ou quarte de ces fièvres, il suffira toujours de faire prendre entre les deux accès voisins une seule dose de fébrifuge pour avoir la certitude d'arrêter l'accès; et de plus on voit que, quelque rapprochés que soient les accès, il existe toujours un temps d'apyrexie suffisant pour administrer le fébrifuge avec avantage.

Dans les fièvres intermittentes graves, ainsi que dans celles des pays chauds, il est évident qu'il serait convenable d'administrer le sulfate de quinine en commençant douze à quinze heures avant l'accès, et d'en porter la dose à 50 ou 60 centigrammes.

Dans les intermittentes pernicieuses, la règle est de donner le fébrifuge le plus tôt possible et à la dose la plus élevée qu'il se puisse; de commencer, par exemple, aussitôt la fin de l'accès, et de porter la dose du sel de quinine de 1 à 2 grammes, et au delà. Si l'on se rappelle qu'à ces doses, prises en une fois, l'action sur le système nerveux peut se produire au bout d'un quart d'heure à une demi-heure, on verra qu'on peut en quelque sorte agir sur ce système à l'instant même. D'après les expériences indiquées plus haut sur l'influence des émissions sanguines, il est évident qu'à moins de contre-indications particulières, nées soit du sujet, soit de la constitution des lieux, soit de la nature des accidents qui se produisent alors, l'emploi des saignées sera convenable, en ce qu'il permettra de porter la dose de sulfate de quinine à un chiffre moins élevé, et en ce qu'il attaquera l'élément phlegmasique ou congestif qui accompagne si fréquemment ces maladies.

Le traitement des affections rémittentes se trouve nécessairement facilité. Quelque courte que soit la durée de la rémission, il serait difficile qu'on ne trouvât pas le temps de faire pénétrer le sulfate de quinine jusqu'au système nerveux, à dose suffisante pour agir assez fortement sur lui.

Les mêmes données devront gouverner le traitement de toutes les espèces de maladies intermittentes régulières, et l'on comprendra que l'action du sulfate de quinine devra toujours être produite sur le système nerveux plusieurs heures avant l'attaque, et jamais au moment de l'attaque elle-même.

Dans les maladies continues, telles que le rhumatisme, la fièvre typhoïde, les affections purulentes, etc., on devra diriger la médication autrement que dans les maladies intermittentes : il faudra chercher à provoquer dans l'économie une modification constante et permanente, et pour cela on donnera les sels de quinine de manière à produire cet effet. La chose est facile, car il suffit de les donner de façon que leurs effets subsistent pendant le temps où l'on est obligé, afin de ne pas fatiguer les organes, d'interrompre la prise du médicament.

Or, on sait que les doses de 1 gramme de sulfate de quinine et au-dessus, données par fractions en douze heures, produisent des effets physiologiques qui durent de dix à douze heures au moins, après les dernières prises du médicament. Il suffira donc de donner le sulfate de quinine par fractions égales, et d'une manière continue, durant une moitié de la journée, à des doses totales d'au moins un gramme, et de suspendre la médication pendant l'autre moitié.

De cette manière, l'économie ne se trouve jamais sursaturée de quinine, puisque ce sel est éliminé à mesure qu'on l'administre, et l'effet physiologique de la dose précédente ne se surajoute pas à l'effet de la dose suivante ; de cette manière aussi on peut porter ce sel, sans inconvénient, à des doses de 2 à 3 grammes en douze heures.

Quand on administre le sulfate de quinine dans les fièvres typhoïdes avec l'intention d'agir sur les paroxysmes souvent intenses de cette pyrexie, comme ces paroxysmes ont ordinairement lieu dans l'après-midi, il faut administrer la potion pendant la rémission, c'est-à-dire le plus souvent pendant la nuit. De cette manière on n'ajoute pas l'effet excitant primitif du sel de quinine à l'excitation du paroxysme, et l'on obtient des effets stupéfiants très remarquables.

DES MÉDICATIONS ADJUVANTES OU CORRECTIVES DU QUINQUINA ET DE SES PRÉPARATIONS.

C'était une grande question que celle des adjuvants du quinquina ! Voyez-en un exemple dans Torti. Pour lui, le quinquina est le fébrifuge de l'intermittence seulement ; mais, dit-il, ajoutez-lui quelque alexipharmaque, tel que le sel ammoniac, le sel de vipère, etc., vous augmentez sa puissance, et vous l'élevez au rang de fébrifuge universel.

La médecine a maintenant moins de prétention, son rôle est plus modeste ; avec les idées précédemment émises sur le mode d'action du quinquina, les efforts de la thérapeutique doivent se borner à chercher à augmenter la puissance hyposthénisante de ces agents, à écarter les obstacles qui pourraient empêcher cette hyposthénisation de se faire convenablement, et enfin à prévenir les effets nuisibles que pourrait produire l'usage de ces substances.

Je ne connais guère de moyens adjuvants du quinquina que l'opium et la saignée. On a vu comment, dans les expériences, l'addition des sels de morphine augmentait la puissance stupéfiante des sels de quinine ; la raison indique qu'un narcotique, ajouté à un hyposthénisant, doit en augmenter l'influence, et que, de plus, les deux médicaments agissant principalement chacun sur des divisions différentes du système nerveux, l'effet général doit en être plus prononcé. L'expérience a d'ailleurs constaté, ainsi qu'on l'a vu, que la combinaison de l'opium avec le quinquina était l'une de celles qui ont pour elle, et l'assentiment des plus grandes autorités en médecine, et la sanction du temps.

J'ajouterai que, dans mes expériences, j'ai constaté que l'addition de l'opium à la quinine diminuait considérablement les phénomènes d'excitation qu'on observe pendant la première période de l'action de la quinine.

Je suis dans l'usage d'ajouter constamment aux 30 ou 40 centigrammes de sulfate de quinine, que j'administre pour arrêter un accès de fièvre, de 1 à 2 centigrammes d'un sel soluble de morphine. L'addition des préparations de l'acide cyanhydrique et du chloroforme me semble agir dans le même sens que l'opium, mais l'altérabilité de ces substances les rendra toujours moins sûres et moins maniables que celui-ci ; aussi ne les proposé-je que comme des succédanés de ce dernier.

M. Hannon, professeur de thérapeutique à l'université de Bruxelles, recommande également comme très utile l'union de l'opium à la quinine. (*Union médic.*, 1852, 24 janvier.)

Ce qui vient d'être dit de l'opium s'applique en partie aux évacuations sanguines. Les expériences sur les animaux ont constaté que, d'une part, ces évacuations les rendaient plus impressionnables aux sels de quinine, et que, d'une autre part, quand ces sels avaient déterminé les accidents d'excitation, ces accidents avaient été calmés par les pertes de sang. Il suit de là que les saignées peuvent aider l'action hyposthénisante des sels de quinine, et modifier les effets excitants qu'ils peuvent produire ; d'où nécessairement il faut conclure que, dans les cas convenables, la saignée doit être un moyen adjuvant fort utile. On comprend que dans les fièvres intermittentes simples, ainsi que dans celles qui s'accompagnent de cachexie, il serait ridicule de faire perdre un sang utile, pour éviter de donner quelques insignifiants centigrammes de sulfate de quinine de plus, et que l'avantage d'épargner à l'économie le contact de ces quelques centigrammes ne compenserait pas l'inconvénient grave de la perte d'un sang déjà trop peu abondant. Mais il n'en serait pas de même dans les fièvres des pays chauds, dans les rémittentes, dans les pseudo-continues et dans les fièvres pernicieuses avec signes de phlegmasie ou de congestion. Dans ces cas où on a, d'une part, la crainte de ne pas pouvoir donner assez de sel de quinine, à cause de l'excitation qu'il peut produire, et de l'autre, celle de l'imminence des accidents de congestion ou de phlegmasie des viscères principaux, les évacuations sanguines constituent une médication que la raison et l'expérience concourent à recommander. On sait, en effet, quels avantages en ont retirés nos médecins militaires en Afrique ; il suffit, pour cela, de consulter l'ouvrage de M. Maillot.

Depuis que nous devons à la chimie d'avoir dégagé

la quinine des combinaisons dans lesquelles elle se trouvait engagée dans les écorces de quinquina, toutes les additions, telles que le carbonate de potasse, les sels ammoniacaux, le sel d'absinthe, qu'on employait pour augmenter la puissance de ce fébrifuge, et qui agissaient en provoquant certaines décompositions, deviennent inutiles, et je ne fais que les noter en passant.

Il n'en est pas de même de l'addition des substances toniques, laquelle peut répondre à certaines indications, dans les névroses et chez les sujets anémiés; mais il faudra toujours, dans ces cas, savoir que si des combinaisons insolubles peuvent résulter de cette addition, il faudra, pour avoir un effet donné, augmenter la dose de la quinine.

Les correctifs des sels de quinine se réduisent à peu de chose; il est aisé de voir qu'avec des notions aussi simples que celles qu'on possède maintenant, on n'a plus guère à prévoir que l'action irritante de la quinine sur les voies gastriques et son influence stimulante sur l'encéphale.

Les recherches qui précèdent ont prouvé, je l'espère, que les sels de quinine n'étaient pas des stimulants bien dangereux pour le tube digestif; néanmoins il y a des estomacs sur lesquels ces composés déterminent une excitation, qui se traduit par de la gastralgie; il est quelques intestins dans lesquels ils causent une irritation, qui se révèle par des coliques et par de la diarrhée. Enfin, il est des cas dans lesquels, malgré l'existence de phlegmasies bien constatées, on est obligé d'employer le quinquina. Il convient alors de se servir de préférence des sels à acides organiques, tels que le lactate, peut-être même du tannate, ou de faire prendre les sels à acide inorganique, sous forme pulvérulente, en y adjoignant des substances gommeuses, des carbonates calcaires. De cette manière on se met à l'abri de l'inconvénient qu'il y aurait à provoquer l'irritation du tube digestif.

Il n'en est pas de même de l'action sur l'encéphale, contre laquelle il n'y a d'autres moyens prophylactiques que le fractionnement bien régulier et l'administration intelligente et soigneuse des doses. On a cru que certains sels, le tannate de quinine, entre autres, n'exposaient point au développement des accidents cérébraux; c'est une erreur : les sels de quinine agissent tous de la même manière, l'agent principal est l'alcaloïde; les acides auxquels il est uni n'ont qu'une influence physiologique très secondaire et le plus souvent nulle : l'action d'un sel de quinine est d'autant plus grande qu'il contient plus de quinine sous un volume donné, et qu'il est plus soluble. Le carbonate et le tannate de quinine, l'extrait mou de quinquina, n'ont point de propriétés particulières; seulement, comme ils sont à peine solubles, et comme ils contiennent très peu de quinine, il en résulte qu'il n'y a qu'une très petite quantité de cette substance qui passe dans les absorbants et qui arrive aux organes. Voilà tout le secret de leur innocuité; mais donnez moins de sulfate de quinine et éloignez les doses, vous aurez le même résultat.

TEMPS PENDANT LEQUEL ON DOIT CONTINUER L'ADMINISTRATION DU QUINQUINA.

Dans le principe de l'usage du quinquina, on cessait de donner ce médicament sitôt que la fièvre avait disparu; aussi les récidives étaient fréquentes. Maintenant on en prolonge l'usage pendant un temps qui n'a rien de bien fixe.

Torti, toujours guidé par ses idées théoriques, voulait que la quantité de quinquina nécessaire pour le traitement d'une fièvre intermittente, qu'il évaluait à 2 onces, fût partagée en deux parties égales : l'une, qui était administrée en une ou deux doses, était destinée à arrêter la fièvre ; et l'autre, qui était donnée par doses d'un gros chacun des jours suivants, servait à en prévenir la récidive. En se guidant d'après les données émises dans le cours de ce travail, on se conduit d'une manière moins empirique et plus rationnelle.

On a vu que donné trente heures avant l'accès, le sulfate de quinine pouvait encore prévenir ces accès ; on a vu en outre que, d'après les expériences de Pfeufer et d'après les miennes, une dose de ce sel donnée peu d'heures avant l'accès pouvait bien ne pas toujours modifier cet accès, mais que constamment elle arrêtait l'accès suivant. Il résulte de là, que puisque l'effet fébrifuge du sulfate de quinine dure au moins deux jours, il suffit de faire prendre ce sel tous les deux jours au plus, puis tous les trois jours, et au moment de la journée le plus commode pour les malades. On peut, par cette méthode rationnelle, diminuer de beaucoup la quantité de sulfate de quinine à administrer ; comme l'économie est déjà modifiée favorablement, et comme on n'a plus besoin d'agir aussi énergiquement qu'en commençant, on doit graduellement diminuer les doses du fébrifuge.

Il est convenable, dans l'ignorance où nous sommes le plus souvent du moment où la cause de la fièvre a cessé d'agir, de continuer l'usage du quinquina tant que les effets apparents de cet agent morbifique subsistent ; par conséquent, durant tout le temps pendant lequel la coloration de la peau reste d'un jaune-paille, et tant que le volume de la rate n'a pas notablement diminué, si celui-ci avait été augmenté.

Torti, et après lui M. Bretonneau (1), pensent avoir observé que les récidives des accès ont lieu le plus fréquemment le septième jour après la suspension du premier accès. Ce serait une raison de continuer la médication par le quinquina jusqu'à cette époque. Sydenham dit que les récidives ont ordinairement lieu avant le quatorzième jour. Werlhoff prétend qu'elles se montrent dans la seconde semaine de la suppression, pour les fièvres tierces, et dans la troisième pour la fièvre quarte. Aussi ces praticiens donnaient le quinquina à plusieurs reprises durant cet intervalle de temps.

M. Bretonneau, que je cite volontiers, parce que, placé dans une localité où les fièvres intermittentes sont très communes, cet habile médecin a été à même de pousser plus loin que tout autre l'observation sur ce sujet, M. Bretonneau, dis-je, paraît attacher une certaine importance à suspendre de temps en temps l'usage du quinquina pendant cette période du traitement : ainsi il conseille de donner le fébrifuge deux ou trois jours de suite, puis d'en suspendre l'usage pendant deux ou trois autres jours, pour recommencer ensuite son administration de la même manière.

Je m'incline devant l'autorité de ce praticien, et j'adopte volontiers la règle de conduite qu'il prescrit ; mais je n'admettrai pas, comme lui, qu'en agissant ainsi on évite la fièvre provoquée par le quinquina, attendu que le quinquina convenablement donné, même pendant plu-

______

(1) *Journal des connaissances médico-chirurgicales*, t. I, p. 136.

sieurs jours, ne provoque pas la fièvre. J'aime beaucoup mieux penser que par cette conduite on évite l'assuétude qui s'établit si facilement sur le système nerveux.

Dans les affections continues il n'y a pas de règles générales sur la durée de l'emploi du quinquina à haute dose.

Dans les fièvres typhoïdes, M. Blache et moi avions d'abord continué cette médication durant tout le temps pendant lequel le malade semblait être dans un état grave, et nous suivions, en cela, les errements de M. Broqua. Mais, plus tard, quand nous avons été éclairés par l'expérience, nous en avons constamment cessé l'usage, aussitôt que les phénomènes cérébraux diminuaient d'une manière notable.

Dans le rhumatisme aigu, j'ai toujours employé le sulfate de quinine, depuis le commencement du traitement jusqu'au moment où la rémission des accidents était positive, suspendant la médication lorsque les douleurs cessaient, la reprenant quand il y avait une récidive, et m'arrêtant dès que la fièvre avait cessé ou qu'il ne restait plus de douleurs que dans un lieu bien circonscrit. De cette manière, la majorité des malades n'a pris le sulfate de quinine à dose élevée que pendant sept à huit jours au plus.

Quand le sulfate de quinine est administré d'une manière continue, la maladie contre laquelle on le donne ne cédant pas, on est nécessairement obligé d'élever graduellement les doses de ce médicament. Il est d'observation bien certaine que des rhumatismes, qui avaient résisté à une dose donnée de sulfate de quinine, ont diminué d'une manière évidente sous l'influence de doses plus fortes, et se sont enfin arrêtés quand celles-ci ont encore été augmentées.

J'ai vu bien des fois les accidents du rhumatisme, après avoir été enrayés par une certaine quantité de ce sel, reparaître au moment où la dose avait été diminuée prématurément, et s'arrêter de nouveau dès qu'on avait repris l'usage de la quantité primitive.

D'ailleurs, en augmentant graduellement la dose du sel de quinine, on se conforme à la règle qui régit l'emploi de l'émétique, de l'opium, de l'iodure de potassium, de tous les médicaments enfin qui doivent être administrés pendant un certain temps.

DE LA TOLÉRANCE.

Il existe, pour le sulfate de quinine comme pour toutes les substances médicamenteuses, une tolérance qui permet à l'économie de supporter des doses graduellement croissantes de ce médicament. Cette tolérance offre des circonstances qui sont particulières aux sels de quinine et qu'il faut connaître pour bien diriger l'emploi de ces derniers.

On a vu que la jeunesse, la force, le tempérament sanguin et lymphatico-sanguin, la constitution athlétique, le peu de développement du système nerveux, le sexe masculin, étaient des conditions favorables à la tolérance, tandis qu'au contraire l'âge avancée, la faiblesse, l'état cachectique, le tempérament bilieux, le nerveux, la susceptibilité, et le sexe féminin étaient des conditions défavorables.

Il reste à constater l'influence des états pathologiques. Or, les faits démontrent que l'état fébrile, l'état typhoïde, la nature pernicieuse des fièvres intermittentes sont des circonstances qui permettent de porter fort haut les doses de sulfate de quinine : ainsi jamais les malades atteints de fièvre n'éprouvent l'affaissement et la sédation au delà des limites convenables, qu'à des doses fort élevées : MM. Kapeler, Jacquot, Blache et moi avons, dans les fièvres typhoïdes, souvent administré de 3 à 6 grammes de sulfate de quinine par jour, sans que, le plus souvent, le moindre phénomène ait fait reconnaître le développement d'une action toxique. Enfin, en Afrique, on porte habituellement et sans inconvénient, les doses à 2 et 3 grammes de sel de quinine par jour, dans les cas de fièvre grave pernicieuse.

L'état apyrétique, au contraire, limite, sous le rapport de la prostration, la quantité de ce sel que l'économie peut supporter ; ainsi dans le rhumatisme chronique quand il existe une débilité générale très prononcée, on ne peut guère en élever la dose au delà de 2 grammes par jour.

Mais comme ce ne sont là que des données générales qui ne peuvent suffire à faire connaître, dans tous ses détails, le phénomène de la tolérance, il est nécessaire d'étudier ce phénomène dans chacun des organes principaux de l'économie.

Je commence par les organes encéphaliques, sur lesquels les préparations de quinquina agissent d'une manière si puissante, soit en les excitant, soit en les hyposthénisant.

Comme les accidents qui résultent de l'excitation sont les plus graves, ce sont ceux qu'il importe le plus de prévenir. L'observation montre que le tempérament lymphatique, le calme de l'esprit, l'état typhoïde, l'état apyrétique, la diathèse concomitante des fièvres pernicieuses, sont des conditions qui permettent de porter assez haut les préparations de quinquina, sans qu'elles produisent d'effet excitant.

Au contraire, la constitution nerveuse, une certaine susceptibilité qui fait qu'on ne peut tolérer sans en être fortement troublé, ni les émotions morales, ni les alcooliques, ni les substances vireuses, l'état pléthorique, l'état de fièvre, la convalescence de maladies graves, le rhumatisme articulaire aigu, la disposition aux congestions cérébrales et les altérations organiques de l'encéphale, sont les circonstances qui favorisent le moins l'emploi des doses élevées de ces substances.

Dans ces cas, la tolérance cesse quelquefois très brusquement, et il pourrait en résulter des accidents sérieux, si l'on ne portait point de ce côté une extrême attention.

On est averti de cette cessation, par l'apparition d'une sorte d'anxiété dans les traits de la face, par une agitation insolite, par une sorte de frémissement et de tremblotement dans les membres, et par quelques instants de divagation ; en même temps, la titubation, les troubles de l'ouïe et ceux de la vue, deviennent très prononcés, et dépassent la limite ordinaire.

Quand cet ensemble de phénomènes apparaît, il faut cesser de suite l'administration du médicament et s'opposer à son absorption ultérieure. Or, c'est précisément dans ce cas, que se reconnaissent manifestement, l'avantage de donner le sulfate de quinine en une solution, dont les effets sont presque instantanés, et la nécessité de n'en jamais faire prendre que de petites quantités à la fois. En remplissant ces deux conditions on est toujours sûr de ne point dépasser beaucoup ce que l'économie peut supporter, et d'arrêter l'effet, en quelque sorte, à volonté.

Les accidents d'hyposthénisation du système nerveux sont, au contraire, ordinairement peu pressants, ils se produisent rarement avec une certaine gravité, et quand ils ont lieu, leur développement est si lent et si graduel, qu'il permet habituellement de les arrêter promptement.

Je ne connais guère d'accidents de ce genre, que le collapsus général, qui s'observe chez les sujets atteints de fièvre typhoïde sous forme adynamique, ou chez les personnes très faibles, et les paralysies de la vue et de l'ouïe, chez les individus qui ont naturellement la vue faible ou l'ouïe dure. Or ces accidents arrivent ordinairement si lentement, et il faut que le sujet y soit tellement prédisposé, qu'avec la moindre attention, on les préviendra constamment ; je suis bien certain que dans les cas où ils se sont produits, on ne les a laissés se développer, que parce qu'on ignorait la possibilité de leur existence.

Dans tous les cas d'action excessive sur l'encéphale, il faudra prescrire l'acide tannique, qui, ainsi qu'on le sait, arrête les effets de tous les alcalis organiques, en les faisant passer à l'état de sels insolubles.

La tolérance est également facile à surveiller relativement aux organes de la circulation, car elle ne cesse guère que d'une manière lente, et l'on voit, par les faits qu'a rapportés M. Guersant, jusqu'à quel degré il faut aller pour provoquer cette cessation.

Ce sont ordinairement des effets d'hyposthénisation qui se produisent. Ils s'annoncent par du malaise, de la constriction et de l'anxiété à la région précordiale, et

par l'apparition de quelques douleurs dans le côté gauche
du thorax, ou derrière le sternum; en même temps,
existent des vertiges, de la titubation et des troubles
prononcés de la vue et de l'ouïe, le pouls s'affaiblit, la
peau se refroidit et la face se colore d'une teinte violacée.
Ces accidents, qui pourraient aller jusqu'au collapsus, ne
nécessitent pas ordinairement la suspension de la médication, et se calment suffisamment par la simple diminution de la dose du médicament.

Les organes digestifs offrent également une grande
disposition à la tolérance; on peut voir dans le travail
de M. Monneret jusqu'à quel degré elle peut aller. Elle
ne cesse, en général, que lentement, et jamais le médecin ne court risque d'être pris à l'improviste. Les signes
de l'excitation, puis ceux de la phlegmasie du tube digestif, apparaissent graduellement; ils sont facilement
appréciés, et l'on a tout le temps de cesser la médication, et de combattre les accidents, avant qu'ils n'aient
acquis de la gravité; ils ne s'accompagnent pas nécessairement comme les précédents de l'existence de troubles
cérébraux.

Enfin les organes urinaires ne réclament l'attention
que chez les vieillards, ou chez les sujets affectés de maladies chroniques de ces parties. Dans ces conditions, il
ne faut employer le sulfate de quinine à dose de plus de
1 gramme, qu'avec la plus grande circonspection, et l'on
doit surveiller avec soin le développement du moindre
signe de phlegmasie des reins ou de la vessie, afin de
suspendre tout de suite la médication. Dans les autres
circonstances, il n'y a pas à s'occuper de la tolérance à
l'égard de ces organes.

FORMES SOUS LESQUELLES ON DOIT ADMINISTRER
LE QUINQUINA.

On a vu qu'à l'aide de l'inspection des précipités que le bi-iodure de potassium forme dans les urines, et de la recherche de l'apparition des troubles cérébraux, on pouvait, en quelque sorte, suivre pas à pas toutes les phases de l'absorption des sels de quinine et de leur action sur le système nerveux; il ne reste plus qu'à soumettre chacune des formes pharmaceutiques, sous lesquelles ces substances peuvent être mises, à cette double série d'épreuves, pour être à même de déterminer, avec une précision suffisante, la valeur de chacune d'entre elles; c'est ce que j'ai entrepris.

La quinine, la cinchonine et les sels qu'elles forment, sont les seules préparations qui puissent être étudiées de cette manière; mais comme les résultats qu'on obtient de cette étude sont applicables à toutes les autres préparations, il en résulte que cet examen est réellement celui du quinquina. Cette substance et ses préparations ne peuvent être administrées que par trois voies: par la bouche, par le rectum et par la peau.

ADMINISTRATION PAR LA BOUCHE.

La quinine, la cinchonine et les composés chimiques que ces alcaloïdes constituent, peuvent être administrés par la bouche : 1° sous la forme de solution complète; 2° sous celle de solution incomplète; 3° sous la forme pulvérulente; 4° enfin sous la forme pilulaire.

SOLUTION COMPLÈTE DANS UN LIQUIDE.

On ne peut administrer, sous cette forme, que les sels de quinine et de cinchonine qui sont complétement solubles, ou ceux qui sont rendus tels par l'addition de l'alcool ou d'un acide.

Le plus usité de tous est le bisulfate de quinine; il n'existe, ainsi qu'on l'a vu, aucun avantage à lui substituer l'azotate, le chlorhydrate, le citrate et l'acétate de quinine, attendu que ces derniers, qui ont les mêmes propriétés physiologiques, ont aussi la même saveur amère.

Le sulfate de quinine se donne habituellement dans un véhicule aqueux, acidulé par quelques gouttes d'acide sulfurique.

M. Piorry a proposé la solution alcoolique de quinine, qu'il considère comme préférable à la solution aqueuse du bisulfate, en ce qu'elle n'a pas besoin de l'intervention d'une dose d'acide capable, selon lui, de produire des effets toxiques. J'ai fait connaître plus haut mon opinion sur l'inutilité de cette substitution; il me reste à ajouter que la solution alcoolique, dite alcoolé de quinine, a deux grands inconvénients, dont le premier est, que cette solution se trouve complétement décomposée par les liquides de l'estomac qui s'emparent de l'alcool, pour laisser déposer la quinine sous forme pulvérulente; et le second, que l'alcool exerce une action physiologique en sens inverse de celle de la quinine.

Ainsi donc la solution dans l'eau légèrement acidulée est la préparation la plus convenable et la plus simple.

J'ai dû chercher à déterminer la valeur pharmaceutique de cette solution, afin d'en faire une sorte de type
auquel la valeur des autres formes médicamenteuses pût
être comparée. Pour cela j'ai fait prendre à des malades
atteints de rhumatisme chronique et apyrétique, une
potion gommeuse, contenant du sulfate de quinine en
solution parfaite, laquelle était prise en une fois, quatre
heures après le repas précédent, et trois heures avant
le repas suivant. Les malades ne prenaient absolument
rien que la potion pendant cet espace de temps; on
mettait constamment trois jours d'intervalle entre deux
prises du médicament, afin que la première dose n'eût
pas d'influence sur la dose suivante. Enfin ces malades
n'étaient soumis à aucune autre médication.

Sur une première série d'entre eux, on se borna à
recueillir les urines deux heures et demie après la prise
du médicament, et on les traita par l'iodure de potassium, dont la composition a été donnée plus haut, afin
de constater le moment où se faisait l'absorption du sel.

Sur vingt fois, où les malades, dont un tiers d'hommes et deux tiers de femmes, avaient pris de cette manière 25 centigrammes de sulfate de quinine, il y eut
onze fois un précipité dans les urines au bout de deux
heures et demie, et cinq fois seulement le précipité n'ap-
parut qu'au bout de trois heures.

Sur onze fois, où ils en prirent 30 centigrammes, six
fois il y eut un précipité au bout de deux heures et
demie à trois heures.

Sur cinq fois, où ils en prirent 35 centigrammes,
trois fois il y eut un précipité au bout de deux à trois
heures après la prise du médicament.

Sur une seconde série des mêmes malades, la précision fut portée plus loin : on s'assura de la régularité de l'absorption, en recueillant les urines, régulièrement trois heures après l'ingestion de la solution, et l'on constata l'action sur l'encéphale, par l'observation de l'époque d'apparition de la céphalalgie, des vertiges et des bourdonnements d'oreilles.

Ainsi, sur cinq fois, où les malades avaient pris 15 centigrammes de sulfate acide en solution, il y eut deux fois un précipité et une seule fois apparition de troubles de l'encéphale.

Sur quatorze fois, où ils en avaient pris 20 centigrammes, il y eut sept fois un précipité, et quatre fois des troubles de l'encéphale.

Sur dix-sept fois, où ils en avaient pris 25 cenitgrammes, il y eut douze fois un précipité, et douze fois des troubles de l'encéphale.

Enfin sur cinq fois, où ils en avaient pris 30 centigrammes, il y eut toutes les cinq fois un précipité, et trois fois des troubles de l'encéphale.

On voit, dans ces chiffres, une progression régulière, et un accord, qui leur donne une grande valeur, et qui prouve qu'ils ne sont pas l'effet du hasard.

Ainsi, on peut observer que le nombre des cas dans lesquels il y a eu des signes évidents d'absorption du sulfate de quinine, est constamment plus grand que celui des cas où il y a eu action sur l'encéphale, circonstance conforme à la marche physiologique ; on voit également que le chiffre des uns et des autres va en s'élevant, à mesure que la dose de sulfate de quinine s'élève.

On trouve donc en définitive : 1° qu'il s'est manifesté au bout de deux heures et demie à trois heures, après l'ingestion de la solution de bisulfate de quinine, des signes d'absorption, chez les deux cinquièmes des malades qui en ont pris 15 centigrammes, chez la moitié de ceux qui en ont pris 20 centigrammes ; chez plus des deux tiers de ceux qui en ont pris 25 centigrammes et chez les trois quarts de ceux qui en ont pris de 30 à 35 centigrammes ; 2° qu'il s'est manifesté des signes d'action sur l'encéphale, chez le cinquième des malades qui en ont pris 15 centigrammes ; chez un peu plus du tiers de ceux qui en ont pris 20 centigrammes, chez plus des deux tiers de ceux qui en ont 25 centigrammes et chez les trois cinquièmes de ceux qui en ont pris 30 centigrammes.

Ces chiffres, qui vont servir de terme de comparaison pour ceux que donnent les autres formes médicamenteuses, démontrent que dans la plupart des cas, l'absorption du médicament et son action sur l'encéphale ont eu lieu, et si l'on joint à cela que les signes de l'action sur l'encéphale se sont manifestés quelquefois un quart d'heure, plusieurs fois une demi-heure, souvent une heure, et le plus ordinairement deux heures après la prise du médicament, on en conclura que, sous cette forme, le sulfate de quinine est absorbé presque instantanément. On verra plus loin qu'il l'est plus rapidement et qu'il développe son action plus tôt et plus fortement qu'avec toutes les autres formes sous lesquelles on peut administrer cette substance.

Il faut ajouter à ces avantages, que cette forme médimenteuse est celle qui offre le plus de sécurité, en ce que par la facilité qu'elle offre de diviser les doses, et par la rapidité avec laquelle se fait l'absorption, on peut, lors de l'apparition d'effets toxiques, arrêter l'absorption du médicament en quelque sorte à volonté.

Ainsi, la solution, dans un liquide aqueux, est, de toutes les formes, la plus convenable, et celle qu'on doit préférer, parce qu'elle réunit la rapidité de l'action, à son énergie et à la sécurité dans son emploi.

Malheureusement la saveur extrêmement amère, qu'elle possède, est un grand inconvénient auprès des malades. M. Desvouves (1) a proposé, pour y parer, d'unir le sulfate de quinine au café.

Mais, ainsi que l'a dit M. Dorvault (2), et ainsi que l'a constaté devant moi, M. Quévenne, l'infusion de café, quelque forte qu'elle soit, modifie très peu la saveur du sulfate de quinine en solution parfaite, tout en produisant, dans la liqueur, un trouble dû à la formation d'une certaine quantité de tannate insoluble, qui lui fait perdre de son action.

J'ai voulu constater expérimentalement la valeur de ce mélange; pour cela j'ai fait prendre en une seule fois, 35 centigrammes de bisulfate de quinine en solution dans 100 grammes d'une bonne infusion de café, il n'y a pas eu le moindre trouble du côté de l'encéphale, bien que les urines eussent donné, au bout de trois heures, un assez fort précipité. Cette inactivité serait très rare avec la solution ordinaire.

Comme il n'existe aucun avantage à employer le bisulfate de quinine ainsi mélangé, je n'ai pas insisté davantage sur ce genre de recherches, et me suis borné à cette seule expérience.

Ainsi, dans les cas où l'on veut avoir une action prompte, énergique et régulière, ainsi que dans tous ceux

---

(1) *Bulletin de thérapeutique.*

(2) *Journal des connaissances médic. pharm.*, mars 1847, p. 230.

3 3*

où l'on veut employer de hautes doses, il faut se résigner à la saveur amère; seulement chez les enfants et chez les personnes qui n'ont pas assez d'empire sur elles pour la supporter, on peut, mêlant la solution du sel acide de quinine à un sirop acide, en diminuer très notablement l'amertume. On a vu, plus haut, que 10 grammes de sirop tartrique masquaient complétement la saveur amère de 3 centigrammes de sulfate acide de quinine. J'ai constaté que 100 grammes d'un mélange de sirop tartrique et de sirop de fleurs d'oranger diminuaient très notablement la saveur de 1 gramme du même sel.

SOLUTION IMPARFAITE DANS UN LIQUIDE, OU SUSPENSION.

On peut administrer, sous cette forme, la quinine brute, la quinoïdine, les sels peu solubles, tels que le sulfate neutre, le cyanhydrate de quinine, et les sels insolubles, tels que le tannate, le quinate et le carbonate de quinine.

Cette forme médicamenteuse a l'avantage de ne laisser percevoir qu'une saveur médiocrement amère, excepté pour la quinoïdine, et de permettre de dissimuler plus facilement l'amertume, ce qui est un grand avantage pour les enfants et pour les personnes délicates.

Le sel se dissout et se délaie habituellement dans un véhicule aqueux. La quinine brute qui n'a pas de saveur se délaie dans de la bouillie claire qui la rend facile à prendre par les enfants.

Mais si l'on a l'avantage d'une moins mauvaise saveur, on a, en compensation, l'inconvénient d'une absorption bien plus lente, et d'une action beaucoup moindre.

On sait qu'il faut approximativement 500 parties d'eau pour dissoudre une partie de sulfate de quinine neutre ; que, par conséquent, pour un mélange de 1 gramme de ce sel avec 100 grammes de véhicule, il n'y en a que 20 centigrammes de dissous ; le reste se tenant à l'état pulvérulent est, par ce fait, absorbé bien plus lentement. Cependant, comme on peut supposer que des acides de l'estomac pourraient suppléer à cette insolubilité, j'ai cherché à déterminer expérimentalement la valeur de cette forme médicamenteuse ; j'ai administré à des malades pris de rhumatisme chronique et apyrétique, le sulfate de quinine neutre, en suspension dans une potion ordinaire, qui était prise en une fois.

Or, sur cinq fois où j'ai fait prendre 35, 40, et deux fois 50 centigrammes de ce sel dans une potion gommeuse, une fois seulement il s'est manifesté un précipité évident dans les urines rendues au bout de trois heures, et dans les quatre autres fois, le précipité était peu ou point sensible. Une seule fois, il y eut, pendant quelques instants, une légère céphalalgie ; dans les quatre autres fois, il n'y avait rien eu.

Ce résultat indique une action égale à celle qui produirait de 15 à 20 centigrammes de sulfate acide ; par conséquent, l'influence du sulfate neutre est de plus de moitié moins forte que celle du sulfate acide.

Comme on emploie peu cette forme, je n'ai pas poussé plus loin les expériences qui, bien que peu nombreuses, me paraisent assez probantes.

Il n'en est pas de même du mélange de ce sulfate neutre avec une infusion de café, lequel jouit d'une vogue assez grande ; aussi l'ai-je étudié avec soin.

M. Quévenne a constaté qu'en projetant 60 centigrammes de sulfate de quinine neutre, en poudre, dans une infusion de 10 grammes de poudre de café pour 100 grammes d'eau, il en résultait un liquide dans lequel la saveur amère du sel de quinine était à peu près complétement masquée ; mais aussi que la liqueur se troublait notablement, et que, si l'on filtrait, on trouvait un résidu coloré, formé par la partie non dissoute du sulfate, unie à la matière colorante du café ; cela en faisait une sorte de tannate encore plus insoluble que ne l'est la portion non dissoute de sulfate de quinine, et, par conséquent encore moins active qu'elle.

M. Quévenne pense même avoir constaté que ce précipité contient non seulement cette portion non dissoute, mais encore qu'il renferme une certaine quantité du sulfate qui était dissous, lequel, par son union aux matières colorantes est passé à l'état insoluble.

Ainsi, théoriquement parlant, la combinaison du café avec le sulfate neutre de quinine, doit diminuer dans une grande proportion, la puissance de ce sel.

Il fallait donc soumettre ce mélange à l'expérimentation, pour asseoir une opinion sur des bases plus solides encore. C'est ce que j'ai fait ; et l'on va voir que les résultats obtenus ont été d'accord avec les données théoriques.

J'ai recherché, d'une part, l'existence d'un précipité dans les urines, pour constater l'absorption ; et d'une autre part, la production des phénomènes physiologiques, pour constater l'action sur les organes.

Voici les résultats.

J'ai fait prendre à sept malades rhumatisants apyrétiques, avec les précautions déjà indiquées, le précipité produit par le mélange d'une infusion assez forte de café avec une solution de sulfate neutre de quinine, lequel précipité était délayé dans une potion gommeuse, que les malades prenaient en une seule fois.

Or, à des doses de 25, 30, 35 et 40 centigrammes de ce précipité, il ne s'est produit de trouble dans les urines, par l'addition de l'iodure de potassium, que chez le malade qui avait pris 40 centigrammes de cette espèce de tannate de quinine, les urines avaient cependant été examinées pendant vingt heures après l'ingestion.

Il ne s'est également produit de phénomènes physiologiques que chez un des malades, lequel éprouva de légers vertiges au bout de six heures. Chez les six autres il n'y a rien eu de pareil. Il résulte donc de ces recherches qu'on peut regarder cette combinaison insoluble, comme à peu près inerte aux doses ordinaires.

Ces expériences ne pouvant servir qu'à déterminer la puissance du précipité, il en fallait faire d'autres, pour constater celle du composé tout entier.

J'ai donc fait prendre à trois malades rhumatisants apyrétiques, toujours avec les précautions sus-indiquées, le mélange d'une infusion de café, de force ordinaire, avec la solution de sulfate de quinine neutre, préparé quelques heures avant l'administration, sous forme d'une potion de 100 grammes, à prendre en une fois.

Le sulfate de quinine était à la dose de 35 centigrammes une fois, et de 40 centigrammes deux fois.

Les urines, rendues au bout de trois heures, ont donné une fois un précipité abondant, et une autre fois un précipité faible, une troisième fois l'urine n'a point été conservée.

Chez aucun de ces trois malades il n'y eut de phénomènes physiologiques appréciables.

Enfin, pour me mettre dans les conditions les plus favorables et imiter mieux tout ce qui se passe dans l'administration de ce mélange chez les malades, j'ai fait prendre à six rhumatisants apyrétiques ce même mélange opéré au moment même de l'administration qui s'en faisait à chaud en une seule fois, à la dose de 40 centigrammes de sulfate neutre de quinine dans une potion gommeuse chez quatre malades, et de 50 centigrammes chez deux.

Il y eut un précipité abondant dans les urines rendues au bout de trois heures, une seule fois, et un précipité très faible trois fois.

Les phénomènes physiologiques furent une seule fois assez prononcés ; deux fois ils furent très légers, passagers, produits seulement au bout d'un temps très long ; et trois fois il n'y eut absolument rien.

Ainsi, en défalquant les expériences faites avec le précipité de tannate de quinine on trouve que, sur neuf doses de 35 à 50 centigrammes, il y a eu des signes d'absorption prononcée deux fois, d'absorption faible quatre fois ; et des signes d'action physiologique une fois d'une manière prononcée, et deux fois d'une manière faible.

Or on a vu que des doses de 20 à 25 centigrammes de sulfate acide de quinine en solution complète, donnent des signes d'absorption et d'action physiologique chez les deux tiers des malades. On peut conclure de là que des doses de 40 à 50 centigrammes de sulfate neutre de quinine mélangé avec l'infusion de café, n'équivalent pas même à des doses de 20 à 25 centigrammes de bisulfate en solution, c'est-à-dire que le premier a une puissance de plus de moitié moindre que le second, par conséquent ce mélange vaut encore mieux que le véritable tannate de quinine.

Il résulte de là que, dans les cas où l'on veut donner le sulfate de quinine à haute dose, et dans ceux où l'on a besoin d'une action certaine, énergique et prompte, on ne peut point se servir du mélange des sels de quinine avec le café. Mais que, dans les cas ordinaires où l'on n'a pas besoin d'une action très énergique, comme dans les fièvres intermittentes légères, ou lorsqu'on a affaire à des enfants, on peut se servir de ce mélange, avec l'attention de doubler la dose de sulfate de quinine.

Dans ces conditions, le mélange de la poudre de sulfate neutre de quinine avec le café peut rendre des services à la thérapeutique. Mais on sent que ces services seront toujours très bornés, attendu que, d'une part, il n'est pas sans inconvénient d'être obligé de doubler la quantité de quinine à ingérer dans l'estomac, et que, d'autre part, le café est doué d'une action physiologique opposée à celle des sels de quinine.

FORME PULVÉRULENTE.

L'amertune des sels solubles de quinine étant le grand inconvénient de l'administration de ces sels, on a dû naturellement chercher à y parer, en les faisant prendre sous forme de poudre enfermée dans des capsules ou dans du pain à cacheter.

M. Bretonneau paraît préférer la forme pulvérulente aux autres, parce que, selon lui, on en obtient plus de permanence dans l'effet sur l'économie, tout en se mettant à l'abri des accidents toxiques. On semble, d'ailleurs, assez généralement admettre, que l'absorption du sulfate de quinine en poudre se fait aussi bien que quand il est en solution.

J'ai dû soumettre cette forme de médication, aux deux genres d'épreuves auxquels j'avais soumis les autres formes, c'est-à-dire à l'examen du précipité de quinine dans les urines, et à l'observation des phénomènes physiologiques sur l'encéphale. Voici le résultat de cette double recherche.

Chez dix malades, atteints de rhumatisme apyrétique, qui avaient pris 25 centigrammes de sulfate de quinine neutre en poudre en une seule prise, il y eut un précipité, dans les urines rendues au bout de trois heures, deux fois seulement; dans celles de cinq heures, sept fois; et, dans les urines rendues le lendemain matin, deux fois seulement.

Trois fois seulement, il y eut des effets physiologiques.

Chez six, qui prirent 30 centigrammes, il y eut du précipité au bout de trois heures, une seule fois; au bout de cinq heures, trois fois; et, le lendemain, une seule fois.

Une seule fois, également, il y eut des effets physiologiques.

Chez huit, qui prirent 35 centigrammes, il y eut du précipité dans les urines rendues au bout de trois heures, deux fois; au bout de cinq heures, sept fois; et, dans les urines de vingt heures, trois fois.

Trois fois également il y eut des phénomènes physiologiques.

Il résulte de là : 1° Qu'il n'y a eu de signes d'absorption au bout de trois heures que chez un cinquième

des malades qui avaient pris 25 centigrammes de sulfate
de quinine, chez un sixième de ceux qui en avaient
pris 30 centigrammes, et chez un quart de ceux qui en
avaient pris 35 centigrammes; absorption qui, prise en
masse, n'est pas même égale à celle de 15 centigrammes
du sulfate acide en solution.

2° Qu'il n'y a eu de signes d'action physiologique, que
chez un peu moins du tiers des malades qui avaient pris
25 centigrammes de sulfate neutre en poudre, chez un
sixième de ceux qui en avaient pris 30 centigrammes,
et chez un peu plus du tiers de ceux qui en avaient pris
35 centigrammes. Ce degré d'action, pris en masse, est
moindre que celui de 15 centigrammes du bisulfate en
solution.

Par conséquent, sous le rapport de la puissance d'absorption et de la puissance d'action, la poudre du sulfate de quinine neutre est inférieure de plus de moitié
au bisulfate de quinine en solution. En faisant le calcul,
on trouve que 30 centigrammes de la première équivalent à peine à 15 centigrammes du second.

On pourrait supposer que la poudre de sulfate neutre
de quinine, tout en ne se prêtant pas aussi rapidement
à l'absorption que la solution du bisulfate, n'en est pas
moins, aussi complétement absorbée, mais qu'elle l'est
seulement plus tard.

On a vu que, sur les vingt-quatre malades qui avaient
pris cette poudre, il y eut dix-sept fois un précipité dans
les urines rendues au bout de cinq heures, c'est-à-dire
chez un peu moins des trois quarts des malades.

Or, sur vingt-quatre autres malades, pris dans les mêmes circonstances que les précédents, et chez lesquels
le sulfate de quinine avait été administré en une seule

fois à la dose de 25 et de 30 centigrammes, à l'état acide et sous forme de solution dans une potion ordinaire, il y eut vingt-deux fois un précipité très prononcé dans les urines rendues au bout de cinq heures, c'est-à-dire que l'absorption avait été évidente à ce moment chez presque tous les malades, tandis qu'avec la poudre elle ne l'avait été que chez les trois quarts d'entre eux. Ainsi, même au bout de cinq heures, l'absorption du sulfate de quinine acide est plus grande que celle du sulfate neutre en poudre.

Il reste une dernière question à résoudre, celle qui consiste à déterminer si la durée du temps pendant lequel on trouve du précipité, compense la lenteur avec laquelle celui-ci paraît dans les urines. En d'autres termes, si la durée de l'absorption du sel de quinine compense la diminution de son activité. Or on voit que sur vingt-quatre malades qui ont pris le sulfate neutre en poudre, il ne s'en est trouvé que six, ou le quart, chez lesquels on trouvait encore un précipité au bout de vingt heures d'ingestion, et un seul chez lequel on en trouvait au bout de vingt-quatre heures.

Or, sur vingt-quatre malades qui prirent le sulfate acide en solution et en une seule fois, à la dose de 25 et 30 centigrammes, il y en eut dix-huit chez lesquels on trouvait encore un précipité au bout de vingt heures d'une manière fort évidente, et seulement six chez lesquels on n'en put reconnaître : ce qui présente une différence très grande d'avec le sel pris en poudre, lequel n'a donné de signes de sa présence dans les urines que chez un quart des malades, tandis qu'avec le sel en solution on en a rencontré chez les trois quarts.

On peut donc regarder comme parfaitement établi

que le sulfate de quinine en solution, est plus réguliére-
ment et plus complétement absorbé, que le sulfate neutre
à l'état pulvérulent, et qu'il séjourne plus longtemps
que lui dans le tissu propre des organes.

M. Legroux, qui, ainsi qu'on le sait, a beaucoup employé le sulfate de quinine, et l'a prescrit avec succès
contre le rhumatisme, voulant faire éviter à ses malades,
les désagréments de l'amertume du médicament et les
inconvénients de la non-solution de la poudre, s'est mis
dans l'usage d'administrer le sulfate neutre, en poudre,
par petites doses, et de faire boire, immédiatement après
chaque prise, un verre de limonade.

J'ai constaté qu'effectivement un verre de limonade
ordinaire dissolvait complétement 10 centigrammes de
ce sel (dose d'une des prises employées par M. Legroux).
J'ai même fait mieux : réfléchissant que les liquides
renfermés dans l'estomac sont habituellement mêlés à
beaucoup de mucus, et que la solution des sels s'y peut
faire moins facilement que dans des liquides non
visqueux, j'ai mélangé une forte solution de muci-
lage de gomme adragant, à la limonade, et la solution des 10 centigrammes de sulfate neutre s'est encore
parfaitement opérée, de sorte que, sous le rapport chimique, la méthode suivie par M. Legroux est irrépro-
chable.

Il restait à la soumettre au creuset de l'expérience,
afin de constater si la quantité de liquide dans laquelle
on est obligé de délayer le sel n'était point un obstacle
à son absorption.

Or, sur six malades chez lesquels le sulfate de quinine avait été administré en poudre avec cette précaution, j'ai trouvé que l'absorption se faisait assez bien ;

mieux qu'avec la poudre prise seule, mais moins bien et surtout moins régulièrement qu'avec le sulfate en solution complète dans une petite quantité d'eau, et à peu près de la même manière que le sulfate neutre en suspension dans un liquide.

Il est inutile de réfuter l'opinion qui voudrait que le sulfate neutre en poudre, fût moins apte à produire des accidents, que les sels en solution ; car il est évident que, les effets physiologiques sont en raison de la proportion de quinine absorbée, et que, quand cette proportion dépassse une certaine limite, ces effets peuvent devenir toxiques. C'est ce que démontre l'expérience ; attendu que, précisément, plusieurs des malades chez lesquels des accidents de ce genre sont survenus avaient pris le sulfate de quinine en poudre, et je citerai, entre autres, la jeune fille de l'hôpital Saint-Antoine qui eut des phénomènes convulsifs ; le malade de M. Monneret qui fut atteint d'une gastro-entérite grave, et le malade de l'Hôtel-Dieu. Non seulement l'administration des sels de quinine sous forme pulvérulente ne pare à rien, mais encore elle peut être une cause de perturbation. Ainsi, en raison de la lenteur avec laquelle la poudre se dissout, cette substance peut se réunir en agrégat et agir comme un topique irritant sur les membranes muqueuses.

J'ai eu l'occasion de voir chez un malade atteint d'une fièvre typhoïde grave traitée par le sulfate neutre en poudre, et qui succomba, des ulcérations gangréneuses dans le gros intestin, lesquelles parurent être le résultat du contact prolongé de la poudre de sulfate de quinine mêlée aux matières fécales.

En résumé, la forme pulvérulente est défectueuse ; elle a une action peu sûre, lente et faible ; elle ne pare

à rien et expose à des inconvénients. On ne doit donc
s'en servir que quand la répugnance des malades est
telle qu'on n'en peut employer d'autre, et alors il faut
augmenter la dose d'un tiers au moins, et donner immédiatement, à l'exemple de M. Legroux, des boissons
acides. Passable pour les cas où il n'est pas nécessaire
d'administrer de fortes doses, elle ne peut guère servir
pour les doses élevées.

FORME PILULAIRE.

A peine la quinine était-elle découverte, que l'on pensa
à l'administrer sous forme de pilules, et depuis ce temps
l'usage de ce mode d'administration s'est généralisé à
tel point qu'il semble que le sulfate de quinine ne puisse
être donné qu'en pilules.

Je vais étudier le degré d'absorption et d'action du sulfate de quinine administré sous la forme pilulaire, comme
je l'ai étudié pour les autres formes pharmaceutiques.

On a vu que ce sel donné en poudre mettait, avant
d'être absorbé en quantité suffisante pour passer dans
les urines, deux heures de plus que le sel en solution.
Il était bien probable qu'administré sous forme de pilules, le sulfate de quinine ne serait pas absorbé plus rapidement.

J'ai commencé par l'examen des effets des doses élevées, données en plusieurs fois. Ainsi, chez quatre malades qui prirent de 15 décigrammes à 2 grammes de ce
sel en pilules, données aux mêmes intervalles que se
donne la solution, le précipité n'a paru dans les urines
qu'au bout de six ou sept heures, et il y était très faible.
Or, on a vu qu'avec ces doses données en solution,

constamment le précipité paraissait au bout de trois heures, et qu'il était abondant.

Passant ensuite à l'étude des effets des doses moins élevées prises en une seule fois; j'ai constaté que chez des malades qui prirent 25 centigrammes de sulfate de quinine en pilules et en une seule fois, il n'y eut un précipité dans les urines rendues au bout de trois heures, qu'une seule fois sur quatorze, et que trois fois sur six dans celles qui avaient été rendues au bout de cinq heures. Or, avec la solution il y a un précipité au bout de deux heures et demie dans plus de la moitié des cas, et au bout de cinq heures dans plus des trois quarts.

Enfin, j'ai déterminé qu'en augmentant les doses on avait encore le même résultat. Ainsi, chez cinq malades qui prirent 50 centigrammes de ce sel, il n'y eut pas une seule fois un précipité dans les urines rendues au bout de trois heures; mais dans les urines rendues au bout de cinq heures, il y en eut six fois sur neuf. Chez aucun des malades qui prirent de 35 à 40 centigrammes, il n'y eut de précipité dans les urines rendues au bout de trois heures; on n'en trouva que trois fois sur cinq, dans les urines rendues au bout de cinq heures. Or, on a vu qu'avec le sulfate de quinine en solution il y avait, au bout de deux heures et demie, un précipité dans les urines, sur plus de la moitié des sujets.

Chez aucun des malades de ces trois séries on ne peut reconnaître d'effet physiologique appréciable.

Ainsi, je puis me résumer en disant :

1° Qu'avec la forme pilulaire il n'a existé, au bout de trois heures, de signes d'absorption de la quinine, que dans une proportion très faible, qu'on peut approximativement évaluer au sixième de celle que donne ce sel en solution ;

2° Que les signes d'absorption observés au bout de cinq heures sont dans une proportion plus forte que la précédente (trois sur cinq), mais moindre que celle que donne la solution, laquelle est de plus de quatre sur cinq ;

3° Que, quelle qu'ait été la dose, on n'a pu constater d'action physiologique sur les centres nerveux.

Il restait à savoir si la durée du précipité pouvait compenser le retard qui existe dans son apparition.

On a vu que, chez les malades qui prenaient plusieurs jours de suite la solution à haute dose, le précipité cessait toujours de paraître entre quarante-huit et soixante-douze heures après la cessation du médicament.

Or, avec les pilules l'effet est absolument le même, le précipité disparaît des urines également entre quarante-huit et soixante-douze heures.

Quand l'administration du sulfate de quinine en pilules, au lieu d'être successive et prolongée, n'a lieu qu'en une seule prise, l'effet est moindre, le précipité est moins fort et n'a pas plus de durée qu'avec les doses successives ; par conséquent, l'absorption ne se fait pas pendant un temps plus long avec les pilules qu'avec la solution, et rien ne vient en compenser la lenteur.

Enfin, au delà de cinq et six heures d'administration des pilules, il ne se produit jamais de précipité chez les malades qui n'en avaient pas présenté avant ce laps de temps.

Il résulte de ces faits que la forme pilulaire constitue une médication lente, infidèle, sans action énergique sur le système nerveux, et sur laquelle on ne peut pas

compter. On ne peut| point l'employer, par conséquent,
dans les cas où il faut développer une action puissante.
Elle ne peut être bonne que pour les affections légères,
telles que les fièvres intermittentes simples et peu intenses. Cette forme médicamenteuse a d'ailleurs un inconvénient grave ; une pilule ramollie dans l'estomac y
constitue une sorte d'emplâtre, qui par son séjour plus
ou moins prolongé sur la même partie de la membrane
muqueuse, peut y développer une action irritante, effet
que ne produit pas la solution, laquelle, à même degré de
concentration, agit sur une surface bien plus étendue.

MÉDICATION PAR LE RECTUM.

On n'administre par cette voie, le quinquina et ses
préparations, que sous forme de lavements.

Helvétius, fidèle à son rôle de médecin commode, avait,
en 1693, imaginé de traiter les fièvres intermittentes
par le quinquina donné en lavements, afin de faire éviter
aux malades, comme il le disait, l'ennui d'avaler une
drogue et, ajoutait-il, sans rien prendre par la bouche (1).
Sa formule était très simple.

« Faites bouillir une once de bon quinquina dans une
» chopine d'eau tiède pour en faire un lavement qu'on
» réitère trois fois par jour jusqu'à parfaite guérison,
» ce qui ne va jamais loin, car il est extraordinaire qu'il
» revienne encore un accès, et il est très rare qu'il en
» revienne deux. Il ne m'est jamais arrivé d'en voir re-
» venir trois. » Cependant l'inventeur a soin d'avertir

____

(1) *Méthode pour guérir les fièvres sans rien faire prendre par la
bouche*. Helvétius, 1693.

que si, par hasard, la maladie ne se guérissait pas, il a d'autres remèdes pour l'arrêter.

Il faut croire que la découverte d'Helvétius n'a pas tenu tout ce qu'en attendait son auteur, puisqu'on ne se sert guère du quinquina en lavements que comme moyen accessoire. Cependant il était nécessaire de constater, par l'expérience, comment l'absorption s'en faisait par la muqueuse du rectum.

MM. Trousseau et Pidoux disent que, par cette voie, le quinquina est bien absorbé.

J'ai fait prendre des lavements à des malades atteints de fièvres typhoïdes, et à des rhumatisants apyrétiques chez lesquels l'estomac ne permettait pas l'emploi du sulfate de quinine pris par la bouche ; et voici ce que j'ai observé.

Sur quatre malades auxquels j'ai fait administrer 25 centigrammes de bisulfate de quinine dans un demi-lavement qui a été gardé, une seule fois il y eut quelques vertiges, les autres fois il ne s'est rien produit de particulier.

Deux fois on a trouvé que l'urine traitée par le biiodure de potassium avait donné un précipité non douteux, une heure après la prise du lavement.

Sur vingt malades apyrétiques auxquels on a donné de 40 à 50 centigrammes de sulfate de quinine dans un demi-lavement, seize fois il n'y eut aucun phénomène physiologique appréciable, quatre fois seulement il y eut de très légers vertiges ou des bourdonnements d'oreilles, qui furent passagers. Onze fois on trouva un précipité évident dans les urines rendues au bout d'une heure d'administration du lavement, et neuf fois il n'y en eut point. Chez cinq des premiers malades, le précipité existait déjà au bout d'une demi-heure, et chez trois il ne parut qu'après une heure et demie. Avec 1 gramme, sur neuf malades, le précipité a commencé à paraître dans les urines, trois fois au bout d'une heure, une fois au bout de deux heures, une fois après trois heures, trois fois après quatre heures, et une dernière fois au bout de six heures.

Les phénomènes physiologiques ont paru trois fois sur neuf, mais ils ont en général été légers, se sont bornés à des vertiges qui ont paru dans un laps de temps qui a varié d'une demi-heure à cinq heures.

Si généralement la quinine a passé très promptement dans les urines, généralement aussi elle ne s'y est vue que pendant un temps très court, et en très minime quantité ; toujours le précipité qu'on obtenait par l'addition du bi-iodure de potassium était très faible, et on ne l'observait, le plus souvent chez les malades qui prenaient au-dessous de 1 gramme de sulfate de quinine, que durant une demi-heure, et rarement pendant un temps plus long. Chez ceux qui en prirent 1 gramme, quatre fois le précipité a duré douze heures, et une fois cinq heures, mais toujours il était faible.

On peut, je le pense, conclure de ces résultats si concordants entre eux :

1° Que le plus souvent le sulfate de quinine, administré en lavement, est absorbé ;

2° Que cette absorption est très prompte , et se fait deux fois plus rapidement que par la voie de l'estomac ;

3° Mais qu'elle est faible et insuffisante, dans les trois quarts des cas, pour déterminer des effets appréciables, sur l'encéphale et sur le cœur;

4° Qu'enfin elle s'arrête très rapidement, et a complétement cessé, dans la plupart des cas, au bout d'une heure et demie.

D'où l'on est fondé à en induire, que les lavements de sulfate de quinine n'ont qu'une influence médicamenteuse très faible ; qu'ils ne peuvent être considérés que comme un moyen secondaire ; qu'il faut les administrer au moment même où l'on veut avoir une action, et enfin, qu'on doit les répéter plusieurs fois par jour quand on veut en obtenir un effet permanent.

MÉDICATION PAR LA PEAU.

Cette administration du quinquina peut se faire sur la peau pourvue de son épiderme, ou sur la peau dépouillée de cette portion du tégument.

Le docteur Pye (1), dans le siècle dernier, avait proposé de traiter les fièvres intermittentes par un moyen plus commode encore que celui d'Helvétius. Il consistait à enfermer de la poudre de quinquina dans un piqué de soie, et d'en faire des camisoles qu'on portait à nu sur la peau.

Les observations que ce médecin donne à l'appui de son procédé, sont loin d'être concluantes ; car sur le petit nombre de cas qu'il a indiqués, on en trouve plusieurs où il n'y avait pas de véritable fièvre intermittente, quelques uns où il n'y en avait pas même la ressemblance, et enfin on en trouve deux au plus, où il y avait une fièvre intermittente qui fut guérie sans qu'on indique comment s'est faite la guérison.

Il paraît qu'un négociant français, à Caracas, avait

(1) *Medical observat. and inquiries*, 1762, t. II, p. 145.

trouvé une manière encore plus simple de traiter la fièvre ; il faisait coucher les malades dans ses magasins d'écorces de quinquina.

M. Chrestien, de Montpellier (1), a essayé la teinture de quinquina en frictions, à la dose de 2 à 4 onces par friction. Or, sur dix-neuf observations de fièvres intermittentes traitées de cette manière, il y en a seulement trois où la cessation de la fièvre a eu lieu immédiatement après les frictions ; dans les autres cas, la guérison fut lente ou l'effet fut nul, et l'auteur fait lui-même la remarque qu'il n'entre guère que 6 à 8 grains des principes du quinquina dans une once de teinture ; de sorte qu'on peut considérer cette médication comme nulle.

M. Forget, imité par M. Dassit, a tenté de ressusciter cette méthode, il y a quelques années, en indiquant l'aisselle comme lieu de prédilection, et il l'a présentée comme une ressource qui pouvait être utile.

M. Questa-Macchia a proposé de faire des frictions le long du rachis avec un alcoolé de 8 grammes de sulfate de quinine, un quart d'heure avant l'invasion de l'accès. Schutter a vanté l'épigastre comme lieu d'élection.

On sait combien l'épiderme fait obstacle à l'absorption des substances appliquées sur la peau, par conséquent on est, en général, assez disposé à peu compter sur cette absorption, dans le traitement des fièvres intermittentes ; mais comme on n'a pas d'expériences pour fixer la valeur de ce mode de médication, la question restait encore environnée d'une certaine indécision.

J'ai appliqué à ce mode d'administration du quinquina,

____

(1) *Médecine iatraleptique*, de la page 232 à 269.

les moyens de recherches qui m'ont servi jusqu'à présent, et voici le résultat de cette étude.

Sur des malades atteints de fièvre intermittente ou de rhumatisme apyrétique, j'ai fait trente-huit fois sur la peau des applications que j'ai variées de toutes les manières.

1° J'ai essayé une fois un emplâtre de diachylon, saupoudré avec 1 gramme de sulfate de quinine, qui a été appliqué à demeure sur la poitrine, et je n'ai observé ni phénomènes physiologiques vers l'encéphale, ni précipité dans les urines.

2° Une autre fois, un cataplasme de farine de graine de lin, chargé de 1 gramme de sulfate de quinine, a été appliqué sur la partie antérieure de l'abdomen, et il n'y eut ni phénomènes physiologiques, ni précipité.

3° Cinq fois, j'ai fait appliquer avec soin, sous les aisselles trois fois, et sur le ventre deux fois, des emplâtres saupoudrés chacun de 1 gramme de sulfate de quinine ; jamais il n'y a eu de phénomènes physiologiques, une seule fois il y a eu dans les urines un précipité très léger qui n'a paru qu'au bout de six heures.

4° Quatre fois, j'ai fait frictionner toute la surface du corps, avec un liniment huileux une fois, et aqueux trois fois, dans lequel il entrait 4 grammes de sulfate de quinine ; il n'en est résulté absolument aucun effet ni sur l'encéphale ni sur les urines.

5° Deux fois les frictions ont été faites avec un alcoolé de 4 grammes de sulfate de quinine, et une fois avec la teinture de quinquina, sans aucun résultat appréciable.

6° Voyant l'inutilité des applications précédentes, j'ai eu recours au procédé qu'a préconisé M. Forget.

J'ai donc fait faire sous les aisselles, d'abord, des

applications à l'aide de gâteaux de charpie, puis des frictions avec une pommade contenant du sulfate de quinine neutre;

4 fois avec 4 grammes de sulfate, aucun effet;

2 fois avec 8 grammes — aucun effet;

2 fois avec 12 grammes — aucun effet;

3 fois avec 15 grammes — aucun effet ni sur les urines ni sur l'encéphale.

Il était évident que, s'il y avait eu quelque absorption, il devait y en avoir eu peu, mais il fallait savoir, autant que possible, ce qu'était ce peu.

Dans cette vue, j'ai administré de petites quantités de sulfate de quinine en solution par la bouche, en élevant graduellement les doses, jusqu'à ce qu'il n'en fallût que 5 ou 10 centigrammes de plus pour avoir un précipité dans les urines, et en même temps j'ai fait faire des frictions avec des excipients variés, contenant chacun 2 grammes de sulfate de quinine.

Cette médication a été répétée treize fois, et dans aucun cas je n'aperçus ni précipité dans les urines ni effet sur les organes encéphaliques.

Ainsi, sur trente-huit applications sur la peau, il y a eu une seule fois du précipité dans les urines, et jamais d'effet sur le cerveau.

Désirant, malgré cette série de résultats négatifs, avoir encore une sanction de plus, je me suis adjoint M. Quévenne, pour faire une dernière tentative sur les effets de la médication par la peau, tentative dont il a bien voulu suivre lui-même tous les détails.

Voici le produit de nos recherches.

Une femme, âgée de quarante ans, d'un bel embonpoint, sans fièvre, atteinte de paralysie hystérique des quatre membres avec rigidité (circonstance favorable au genre d'expérimentation dont il s'agit, en ce qu'il n'y avait pas à craindre que le contact des doigts de la malade portât du sel de quinine des parties frictionnées vers les voies urinaires), fut soumise aux frictions de sel de quinine.

On a employé un liniment composé de :

10 grammes sulfate de quinine ;
50 — d'eau ;
$2^{gr},70$ acide sulfurique ;
30 — huile d'amandes.

On faisait, avec ce liniment, des frictions trois fois par jour, sur les bras, aux aisselles, sur la poitrine, sur le dos et sur les jambes, en évitant de toucher les parties voisines des orifices urinaires.

Ces frictions ont été continuées pendant six jours et demi ; on a employé 10 grammes de sulfate de quinine par jour ; en tout 65 grammes.

Les urines rendues par la malade ont été recueillies avec soin pendant tout ce temps, et encore un jour après la cessation de l'usage du médicament. Il y en avait un total de $3^{kil.},765$.

Elles ont été évaporées au bain-marie jusqu'à consistance sirupeuse (285 grammes). On a ajouté à ce résidu, 570 grammes d'alcool à 86, ou deux parties en poids, et on a laissé reposer ; puis on a filtré pour séparer un dépôt grisâtre, abondant, qui s'était rassemblé au fond du vase.

Le liquide alcoolique fut lui-même évaporé au bain-marie jusqu'à réduction à 155 grammes, puis abandonné au refroidissement. Il s'y est formé une cristallisation assez abondante, que l'on a séparée par filtration.

Le liquide ainsi obtenu, et pesant 10 grammes, a offert les propriétés suivantes :

Saveur saline, piquante-âcre, non amère ;

Solution de tannin au 1/10, rien ;

Solution d'iodure de potassium ioduré, rien.

Conclusion. — Aucun indice de la présence de la quinine dans ces urines.

Je suis loin de prétendre que le quinquina et ses composés ne puissent point être absorbés par la peau, ni que des enfants affectés de fièvre intermittente, n'aient jamais ressenti quelque bienfait de la part de ces applications ; mais je crois qu'on peut considérer la médication par la peau, comme une ressource bien précaire et comme un moyen d'une très faible valeur.

C'est à raison de cette espèce de nullité d'action que M. Lembert aîné a proposé l'emploi de la quinine par la méthode endermique.

Mais ces applications ne peuvent pas se faire sur une grande échelle, l'action irritante locale du sulfate de quinine s'y opposerait. Seulement cette irritation a des degrés différents, suivant que l'application sur la surface dénudée de la peau se fait sous forme de solution ou sous celle de poudre.

Si l'on dépose sur la plaie d'un vésicatoire une certaine quantité de sulfate de quinine en solution, il en résulte un picotement si léger que Giacomini et M. Mannoury (1) n'en ont point observé d'effet excitant. Mais si l'on agit d'une autre manière, et si l'on dépose sur une surface très limitée cette même quantité de sel à l'état

____

(1) *Gazette médicale*, année 1843.

pulvérulent, il en résulte du picotement, de la cuisson, de la douleur ; et si l'application est continuée quel ques jours, elle donne lieu à la formation d'une petite escarre grisâtre, et, par suite, à une ulcération.

MM. Guersant, Trousseau, Lembert et Martin fils (1), ont observé les mêmes effets, et reconnaissent à ces applications une action irritante. Ce dernier a même constaté plusieurs fois que le sulfate de quinine ne pouvait être toléré qu'après avoir été incorporé dans du cérat. Cette différence entre l'action irritante de la solution et celle de la poudre de sulfate de quinine explique la différence qui existe entre l'effet de la solution et celui des pilules sur l'estomac.

En définitive, d'après M. Lembert lui-même, les sels de quinine, dont on ne peut pas appliquer plus de 25 à 30 centigrammes par jour sur un vésicatoire, sont une médication très faible, très précaire, et bien que ces praticiens aient guéri quelques fièvres par cette voie, ils reconnaissent eux-mêmes qu'elle ne peut être employée que lorsqu'il y a impossibilité de se servir d'un autre mode de médication ; aussi ne la proposent-ils que *comme moyen adjuvant.*

(1) Martin fils, *Revue médicale*, 1827, t. III, p. 367.

ADDITIONS.

Encéphale. — De nouvelles recherches sont venues corroborer mon opinion sur la part qu'on doit attribuer au sulfate de quinine, dans la production des troubles aigus graves qui se manifestent quelquefois du côté de l'encéphale, durant le cours du rhumatisme articulaire aigu.

Malgré les assertions de M. Mêlier, j'avais avancé, d'après l'analyse des faits, que, dans les cas de congestion cérébrale qui s'étaient produits chez des rhumatisants traités par le sulfate de quinine, tout tendait à prouver que ce médicament n'avait pas été la cause des accidents qui s'étaient développés, et qu'avant l'emploi de cette médication, les auteurs principaux en médecine avaient observé de semblables événements.

Depuis, M. le docteur Sée (1) a prouvé, dans un travail sur la chorée, qu'il existait entre le rhumatisme et les centres nerveux des relations beaucoup plus intimes qu'on ne l'avait supposé, et en preuve il a montré que,

(1) Sée, *De la chorée.* Couronné par l'Académie de médecine.

sur 109 cas de rhumatisme articulaire aigu observés à l'hôpital des Enfants, durant le cours de quatre ans, 61, c'est-à-dire les deux tiers, coexistaient avec la chorée.

Cette année, M. Gosset (1) a lu à la Société des médecins des hôpitaux l'observation d'un cas de rhumatisme traité par les saignées et l'opium à petite dose, dans lequel se présentèrent brusquement des phénomènes de congestion cérébrale rapidement suivis de mort.

M. Vigla y a ajouté celle d'un homme rhumatisant qui, traité seulement par la formule des saignées coup sur coup, n'en fut pas moins pris des phénomènes d'une méningite suraiguë, à laquelle il succomba en quelques jours.

Enfin M. Bourdon, à la même Société, après avoir parlé de ces accidents comme étant beaucoup plus fréquents qu'on ne le supposait, ajoute qu'aux faits que M. le professeur Requin et moi avons rapportés, il faut en joindre plusieurs qui se trouvent dans Quarin, dans Abercrombie, dans Makintosh, dans l'article RHUMATISME du *Dictionnaire des sciences médicales*, et enfin ceux de plusieurs de ses collègues, qu'il cite comme en ayant observé de semblables.

Tous ces faits ont eu cela de commun, qu'ils se rapportent à deux formes bien caractérisées : la première et la plus rare, est la véritable méningite aiguë, avec production de pseudo-membranes, et dont la durée est de quelques jours; la seconde, et la plus commune, est la congestion cérébrale, ne laissant après elle qu'une faible injection, débutant d'une manière subite et n'ayant

____

(1) *Actes de la Société médicale des hôpitaux*, 2ᵉ fascicule.

qu'une durée de quelques heures. Toutes les deux sont constamment précédées de la disparition brusque et complète des douleurs et des tuméfactions articulaires, et ont été suivies, quand les malades ont guéri, de leur réapparition aux membres.

Elles ont presque constamment amené la mort.

Les malades avaient été traités par des méthodes très diverses, en y comprenant celles des saignées coup sur coup, et en excluant celle par le sulfate de quinine, qui n'était pas connue alors.

En général, l'apparition de ces graves épiphénomènes avait paru devoir être si peu attribuée au traitement, que la plupart des auteurs s'en étaient pris au rhumatisme lui-même. Ainsi, pour Stoll, c'est la matière rhumatismale qui quitte les membres; pour Storck, c'est la nature même de l'épidémie rhumatismale; pour M. Hervez de Chégoin, c'est un rhumatisme cérébral; pour d'autres, c'est l'intervention du froid, etc.

L'emploi du sulfate de quinine a-t-il changé cet état de choses? A-t-il produit des accidents différents de ceux qu'on avait observés jusqu'alors? Non, et cependant cet emploi s'est fort généralement répandu.

M. Vigla (1), médecin de la maison municipale de santé, qui s'est beaucoup servi du sulfate de quinine, a fait, il y a peu de temps, à la Société des hôpitaux, une communication qui paraîtrait donner raison à ceux qui, dans le temps, ont attribué les accidents cérébraux dont il est ici question au sel de quinine. En effet, il a observé ces mêmes accidents mortels dans trois cas, et

____

(1) *Archives de médecine*, juillet 1853.

légers dans deux, chez des malades qui avaient pris du sulfate de quinine.

Hâtons-nous de dire que ce judicieux praticien, non seulement n'a pas eu la pensée d'attribuer ce singulier hasard à la médication employée, mais qu'il cherche même à prévenir cette pensée; car il fait observer : 1° Qu'il n'a jamais donné que de 1 à 2 grammes par jour de ce sel; 2° que chez l'un des malades, 1 gramme ayant été donné le premier jour du traitement, il y eut dans la nuit même une agitation excessive avec délire; 3° que chez deux malades, on avait cessé l'emploi du sulfate de quinine depuis deux jours chez l'un, et depuis quatre jours chez l'autre, quand les accidents ont paru; 4° et qu'enfin, chez un dernier, après avoir suspendu l'usage du sulfate de quinine aussitôt l'apparition des accidents cérébraux, le rhumatisme ayant reparu aux articulations, et ces troubles cérébraux étant dissipés, on avait repris avec succès l'usage du sulfate de quinine aux mêmes doses qu'avant, et que la guérison s'était faite promptement.

Je crois, comme M. Vigla, que cette réunion de cas semblables est due à l'un de ces hasards qui font que souvent les cas extraordinaires se présentent par groupes.

Pour mon compte, depuis 1842, le traitement que j'emploie de préférence contre le rhumatisme aigu est celui par le sulfate de quinine. Je n'en mets jamais d'autre en usage, excepté dans les cas où la complication d'une grave phlegmasie de l'un des viscères splanchniques, ou bien l'irritabilité trop vive des malades, ne permettent pas d'y avoir recours, et durant ce temps je n'ai encore vu que deux cas de ce genre d'accidents : l'un dont j'ai parlé plus haut, et dans lequel je n'avais fait absolument autre chose qu'un traitement antiphlogistique très énergique ; l'autre qui était à l'usage du sulfate de quinine. Ce dernier malade est celui duquel a parlé M. le docteur Auburtin dans une thèse composée sous l'influence de la doctrine des saignées coup sur coup, rapportant sans aucune hésitation, et aussi, je puis le dire, sans aucune connaissance de ses auteurs, la maladie à l'emploi du sulfate de quinine.

Or, une proportion de deux cas d'accidents cérébraux dans un grand service d'hôpital, et pendant une durée de onze ans, ne dépasse rien de ce qui s'observe ailleurs.

Si je regarde ces divers accidents comme pouvant se produire, en quelque sorte, par la nature même de la maladie, je ne veux pas dire que le sulfate de quinine, indiscrètement administré, ne pourrait pas les provoquer ; je crois, au contraire, que la chose est possible, et je recommande bien vivement aux médecins qui emploient ce sel de sonder l'excitabilité des malades avant de le prescrire, et de ne jamais le donner qu'à doses fractionnées.

Utérus. — L'observation ayant constaté que le sulfate de quinine excitait l'utérus, un médecin anglais, M. Titt, a eu l'idée de tirer parti de cette propriété pour provoquer l'apparition des menstrues ; et l'on trouve dans la *Lancette* anglaise, numéro de février 1851, un fait dans lequel ce médicament a agi comme un bon emménagogue.

Quinidine. — Alcaloïde particulier que M. Zimmer, fabricant de produits chimiques en Allemagne, avait prétendu se rencontrer en assez grande quantité dans les

quinquinas venus de la Nouvelle-Grénade, et falsifier le
sulfate de quinine du commerce, et que MM. Schaenfete
et Bouquet, directeurs des fabriques Pelletier et Duclou,
à Paris, soutiennent, au contraire, y être très rare.

Cette substance offre une composition chimique et des
propriétés physiques si peu différentes de celles de la
quinine, qu'il n'est pas encore prouvé qu'on doive l'admettre au nombre des espèces chimiques bien déterminées. N'ayant pas eu l'occasion de m'en procurer, je ne
l'ai point expérimentée, et je ne sache pas qu'on en ait
fait encore aucun usage thérapeutique; ce qui, vu la nature du nouvel alcaloïde, ne paraît pas bien important.

Cinchonicine. — Cinquième alcaloïde trouvé dans le
quinquina, et qui, combiné avec l'acide tartrique, four-
nirait, dit-on, un sel extrêmement utile dans le traitement des fièvres intermittentes. On a vu que la cinchonine avait une puissance moins forte d'un tiers que la
quinine. Or, la cinchonicine n'est pas plus active que la
cinchonine; et, de plus, la singulière idée qu'on a eue
de combiner cette substance avec un acide qui en forme
un sel peu soluble, par conséquent devant diminuer l'activité de l'alcaloïde, ne pouvait qu'amoindrir sa puissance
fébrifuge, ce qui a lieu. Cela est si vrai, que M. le professeur Bouchardat, sachant combien les quelques gouttes
d'acide sulfurique que les pharmaciens sont dans l'usage
d'ajouter aux potions de sulfate de quinine donnent de
force au sulfate bibasique de quinine, a proposé, pour
éviter cette augmentation d'action, de se servir d'acide
tartrique au lieu d'acide sulfurique.

Je ne saurais trop le répéter, toutes les substances qui
contiennent l'un des alcalis du quinquina peut arrêter la

fièvre ; seulement elles le font plus ou moins bien, suivant leur force fébrifuge , et les acides auxquels on unit ces alcaloïdes ne leur ajoutent aucune propriété particulière ; ils ne font que modifier leur puissance, en raison directe de la quantité d'alcali contenue dans le sel et de la solubilité de ce sel.

TABLE DES MATIÈRES.

PREMIÈRE PARTIE.

DEUXIÈME PARTIE.

TROISIÈME PARTIE.

QUATRIÈME PARTIE.

FIN DE LA TABLE.